Lichtenberg/Rexrodt/Toepler

Management der Rehabilitation

Case Management
im Handlungsfeld Rehabilitation

Band 1 – Grundkurs

Impressum

Lichtenberg, Nina
Rexrodt, Christian
Toepler, Edwin

Mit Gastbeiträgen von
Prof. Dr. Hugo S. Mennemann
Prof. Dr. Peter Guggemos,
Prof. Dr. Karl-Heinz Stange,
und RechtsAnwalt Peter Weiss

Hennef, im September 2017
1. Auflage
ISBN 978-3-7450-2434-0

Danksagung

Ein herzlicher Dank geht an Prof. Dr. Hugo S. Mennemann, Prof. Dr. Peter Guggemos, Prof. Dr. Karl-Heinz Stange und RechtsAnwalt Peter Weiss für die Bereicherung durch ihre Beiträge zu diesem Lehrbuch.

Ein großer Dank geht auch an alle KollegInnen des Fachbereichs Sozialversicherung der Hochschule Bonn-Rhein-Sieg, die uns unterstützen und begleiten und somit zum Gelingen dieses Lehrbuchs ebenfalls maßgeblich beigetragen haben. Ein besonderer Dank geht auch an Bernd Lossin und Prof. Bernd Petri für ihre visionären Gedanken sowie an unsere Studierenden für ihre kritischen Fragen und anregenden Diskussionen.

Zuletzt auch ein ganz großer Dank an Prof. Dr. Laurenz Mülheims, der uns als Dekan des Fachbereichs Sozialversicherung den Rücken freigehalten hat.

Inhalt

Impressum IV

Inhalt V

Vorwort 1

1 Gesundheit, Rehabilitation und Teilhabe 3
    1.1 Das Verständnis von Gesundheit und Krankheit 3
    1.2 Die Gesundheitsstrategie „Rehabilitation" 8
    1.3 Die UN-Behindertenrechtskonvention 10
        1.3.1 Inklusion und Integration 13
        1.3.2 Empowerment 15
    1.4 Die ICF und das Bio-psycho-soziale Modell der WHO 16
    1.5 Die Theorie der Krankheitsverarbeitung 19
    1.6 Die Leistungen zur Rehabilitation und Teilhabe, die Träger und die Leistungserbringung 23
        1.6.1 Überblick über die rechtlichen Grundlagen 23
        1.6.2 Die Leistungen zur Teilhabe 25
        1.6.3 Die Leistungserbringer 30
        1.6.4 Das persönliche Budget 32

2 Case Management 34
    2.1 Bedeutung, Ziele und Aufgaben 34
    2.2 Die Leitprinzipien des Case Managements 36
    2.3 Individuelles Fallmanagement versus Standardversorgung 48
    2.4 Der Ablauf des Case Managements 54

2.5 Rollen, Funktionen und Aufgaben im Case Management 58

    2.5.1 Die Rollen und Funktionen 58

    2.5.2 Die Aufgaben 60

2.6 Überblick über die von Case ManagerInnen benötigten Kompetenzen und Schlüsselqualifikationen 62

    2.6.1 Die individuelle Handlungskompetenz 62

    2.6.2 Schlüsselqualifikationen 64

2.7 Beratungskompetenz als zentrale Kernkompetenz 67

    2.7.1 Beratung in Abgrenzung zur Psychotherapie 70

    2.7.2 Verschiedene Typen von Beratung 72

    2.7.3 Motivational Case Management 75

    2.7.4 Die fünf Phasen professioneller Beratung 76

3 Case Management in der Rehabilitation 79

    3.1 Fallebene 82

        3.1.1 Bedarfsermittlung – Intake und Assessment 85

        3.1.2 Zielformulierung 89

        3.1.3 Reha-Planung und Steuerung 97

        3.1.4 Evaluation auf der Einzelfallebene 99

    3.2 Organisationsebene 100

        3.2.1 Leitbild und normative Ausrichtung 101

        3.2.2 Prozessorientierung 102

    3.3 Netzwerkebene 108

        3.3.1 Auswahl der Netzwerkpartner 110

        3.3.2 Netzwerkkoordination 112

        3.3.3 Vergleichende Qualitätsanalysen 114

3.4 Systemebene 120

4 Weitere ausgewählte Aspekte zum Management der Rehabilitation...............124

    4.1 Implementierung von Case Management bei Rehabilitationsträgern – ein Erfahrungsbericht (Hugo Mennemann) 124

    4.2 Das Fallmanagement der Gesetzlichen Krankenversicherung (Karl-Heinz Stange)..129

    4.3 Das Reha-Management der Gesetzlichen Unfallversicherung 134

    4.4 (Schwer-)Behinderung und Inklusion in der Bundesagentur für Arbeit (Peter Guggemos) 139

    4.5 Arbeitsrecht im Management der Rehabilitation - Ein Überblick (Peter Weiss)..147

        4.5.1 Warum „Arbeitsrecht" in einem Lehrbuch für Case Management im Reha-Management?.......................................147

        4.5.2 Was ist überhaupt „Arbeitsrecht"? 148

        4.5.3 Arbeitsrecht im Reha-Management 151

        4.5.4 Das Betriebliche Eingliederungsmanagement (BEM) 154

    4.6 Historische Betrachtung von Gesundheit, Krankheit und Behinderung 159

5 Anhang...171

    5.1 Übersicht über wichtige Behinderungsarten..172

    5.2 Reha-Träger und Leistungen zur Teilhabe 180

    5.3 Wichtige Leistungserbringer von Leistungen zur Teilhabe......................186

    5.4 Definitionen der Schlüsselqualifikationen nach IMBA/MELBA 188

    5.5 Kompetenzprofil der Case ManagerInnen im Feld der Rehabilitation ...194

    5.6 Prozessdiagrammsymbole..195

    5.7 Abbildungsverzeichnis 196

5.8 Tabellenverzeichnis 197

5.9 Literaturverzeichnis 198

Vorwort

Mit dem Paradigmenwechsel im Verständnis von Rehabilitation, weg von der rein defizitorientierten, medizinischen Sichtweise hin zur selbstbestimmten Teilhabe am Leben in der Gesellschaft, der mit dem Inkrafttreten des SGB IX im Jahr 2001 in Deutschland, der Ratifizierung der UN-Behindertenrechtskonvention im Jahr 2009, der Weiterentwicklung des Behindertengleichstellungsrechts und der Verabschiedung des Bundesteilhabegesetztes im Jahr 2016 endgültig vollzogen wurde, haben sich die Anforderungen an die Strukturen und Prozesse derjenigen Institutionen verändert, die mit der Organisation, Durchführung und Finanzierung von Rehabilitation befasst sind.

Rehabilitation entwickelt sich damit von einer nachgelagerten (Teil-)Leistung zu einer der Schlüsselstrategien für die gesundheitliche Versorgung und soziale Sicherung.

Diese neue Sichtweise bedarf auch neuer Vorgehensweisen bei der Planung und Durchführung rehabilitativer Maßnahmen. Um eine effektive und effiziente Rehabilitation planen zu können, müssen einerseits zunächst eine große Zahl an Einflussfaktoren erfasst und beurteilt und andererseits eine Vielzahl an Leistungsträgern und Leistungserbringern koordiniert werden. Eine Herausforderung, der mit dem Handlungskonzept Case Management begegnet werden kann. Wie und warum, das soll in diesem Lehrbuch erläutert werden.

Das neue Verständnis von Rehabilitation erfordert auch verstärkte Anstrengungen in der Aus- und Fortbildung. Rehabilitation ist ein multidisziplinär geprägtes Arbeitsfeld. So wichtig dies angesichts der Breite der Aufgaben ist, so sehr ist die Rehabilitation auf ein gemeinsames Verständnis und übergreifende Verständigung angewiesen. Das Lehrbuch richtet sich daher trägerübergreifend an alle Institutionen, die mit dem Management der Rehabilitation (oft kurz „Reha-Management" genannt) befasst sind. Es dient der grundlegenden Qualifizierung der SachbearbeiterInnen und zukünftigen

Case ManagerInnen, FallmanagerInnen oder RehabilitationsmanagerInnen insbesondere der Sozialversicherungsträger und deren Netzwerkpartnern im Zuge der Erbringung von Leistungen zur Teilhabe.

Wir haben dieses Lehrbuch in vier Hauptteile gegliedert. Die ersten beiden Kapitel bieten einen Überblick über die begrifflichen, theoretischen und gesetzlichen Grundlagen zu den Themen Gesundheit, Rehabilitation und zum Handlungsansatz Case Management. Das dritte Kapitel stellt das Managementmodell der Rehabilitation vor. Zu den einzelnen Ebenen werden jeweils ausgewählte Instrumente und Methoden vorgestellt. Diese sind weder vollständig noch abschließend. Sie sollen einen Grundstock liefern, der im Lauf der beruflichen Erfahrungen ausgebaut und verfeinert wird. Das vierte Kapitel widmet sich der Praxis des Reha-Managements bei unterschiedlichen Reha-Trägern. Auch wenn wir uns freuen würden, wenn das Buch tatsächlich von Anfang bis zum Ende gelesen wird, haben wir darauf geachtet, dass die einzelnen Kapitel für sich aussagefähig sind.

Wir wünschen allen LeserInnen viel Erfolg und Spaß beim Lesen und Lernen.

Nina Lichtenberg
Christian Rexrodt
Edwin Toepler

1 Gesundheit, Rehabilitation und Teilhabe

Bevor wir uns mit Begriffen wie Rehabilitation, Teilhabe oder Case Management befassen, müssen wir uns zunächst des Themas Gesundheit annehmen. Denn alles, was in diesem Lehrbuch dargestellt, erläutert oder diskutiert wird, dreht sich letztendlich um die unser Leben maßgeblich bestimmende Sache: Unsere Gesundheit.

1.1 Das Verständnis von Gesundheit und Krankheit

Worüber reden wir eigentlich, wenn wir über Gesundheit sprechen? Genau genommen hören oder sprechen wir viel häufiger von Krankheit als von Gesundheit. Mal abgesehen von einer Erkältung, die jede oder jeder von uns irgendwann hat, zwickt es doch hier und dort, der eine hat die eine, die nächste eine andere Krankheit. Und wenn wir selbst etwas haben, dann finden sich sehr schnell einige Verwandte und Bekannte, die ebenfalls davon berichten können. Ja, sind wir denn alle krank? Vielleicht sogar chronisch? Wenn wir genau hinsehen, wird das wohl mal mehr mal weniger so sein. Irgendetwas haben wir alle. Ist Gesundheit also ein Idealzustand, von dem wir nur träumen können? In ärztlichen Fachkreisen kursiert daher die Erkenntnis, dass nur derjenige gesund ist, der nicht ausreichend untersucht wurde. Wenn man nur gut genug diagnostiziert, dann wird man auch bei denen etwas finden, die sich selbst als kerngesund bezeichnen. Das ist statistisch bewiesen. Die Zahl der erkrankten Menschen korreliert mit der Zahl der Untersuchungen.

> **Statistisch bewiesen**
>
> Gesund ist, wer nicht ausreichend untersucht wurde.

Gesundheit und Krankheit, Zusammenhänge und die Dynamik von Gesundheit und Krankheit beschäftigten die Menschen bereits in ganz früher Zeit. Die Definitionen sind untrennbar mit der jeweiligen Betrachtungsweise verbunden. So sind spirituelle Betrachtungsweisen ebenso zu finden, wie rein wissenschaftlich-medizinische. Weitergedacht bedeutet das aber auch, dass es sich weder bei dem empfundenen gesunden noch dem kranken Zustand um eine rein individuelle Wahrnehmung handelt, sondern dass hier zusätzlich die gesellschaftliche

Komponente definierend wirkt. Es gibt Ansätze, die diese Thematik von Geschlecht, Alter, Ethnie angehen oder das jeweilige Umfeld in den Vordergrund stellen. Mitte des 19. Jahrhunderts gewannen die Erkenntnisse der Naturwissenschaften so großen Einfluss in weiten Teilen der Welt, dass der Mensch in der Medizin objektiviert wurde. Der Körper wird eine objektiv messbare Größe. Der Organismus wird als ein funktionierendes System reibungsloser Abläufe angenommen. Eine Analogie zu Maschinen kann nicht von der Hand gewiesen werden. Der Krankheitsbegriff verdrängt hier den Gesundheitsbegriff. Jede Störung des Systems wird als krankhaft angenommen.[1]

Eine Definition von Gesundheit liefert uns die Weltgesundheitsorganisation (WHO) in der Ottawa-Charta (1986) mit der folgenden Formulierung:

WHO Definition von Gesundheit

> Gesundheit ist der Zustand des vollständigen körperlichen, seelischen und sozialen Wohlseins und nicht nur das Fehlen von Krankheit und Schwäche.

Zunächst fällt am Gesundheitsbegriff der Ottawa-Charta auf, dass Gesundheit nicht als das einfache Gegenteil von Krankheit beschrieben wird. „Gesundheit wird von Menschen in ihrer alltäglichen Umwelt geschaffen und gelebt: dort, wo sie spielen, lernen, arbeiten und lieben. Gesundheit entsteht dadurch, dass man sich um sich selber und um andere sorgt, dass man in die Lage versetzt ist, selbst Entscheidungen zu fällen und Kontrolle über die eigenen Lebensumstände auszuüben sowie dadurch, dass die Gesellschaft, in der man lebt, Bedingungen herstellt, die all ihren Bürgern Gesundheit ... ermöglichen".[2] Daraus resultiert ein eigenständiger Gesundheitsbegriff, der „in gleicher Weise die Bedeutung sozialer und individueller Ressourcen für die Gesundheit betont wie die körperlichen Fähigkeiten"[3] und sich auch darin äußert, dass der Begriff Krankheit in der Ottawa Charta nicht weiter vorkommt.

Gesundheitsförderung

Gesundheit wird in der Ottawa Charta prozesshaft definiert: „Gesundheitsförderung zielt auf einen Prozess, allen Menschen ein höheres Maß an Selbstbestimmung über

---

[1] Faltmeier, Toni: Grundriss der Psychologie [2017], S. 14ff; https://portal.hogrefe.com/dorsch/gesundheitsbegriff-geschichte/ [Stand: Mai 2017]
[2] Franzkowiak, Peter: Dokumente der Gesundheitsförderung [1998], S. 99f
[3] Ebd., S. 96

ihre Gesundheit zu ermöglichen und sie damit zur Stärkung ihrer Gesundheit zu befähigen".[4] Gesundheit wird über das Ausbleiben von Krankheiten hinaus als „positive Gesundheit" verstanden. In Abgrenzung zum krankheitsorientierten, pathogenetischen Verständnis von Gesundheit wird dieses eigenständige oder positive Gesundheitsverständnis salutogenetisch genannt.

Die Salutogenese beschäftigt sich mit der Entstehung und Entwicklung von Gesundheit und ist verbunden mit dem Namen Aaron Antonovsky[5], einem israelischen Medizinsoziologen und Stressforscher. Er hat untersucht, wie Menschen, u. a. Überlebende aus Konzentrationslagern im dritten Reich, negative und zerstörerische Erfahrungen verarbeitet und ihr weiteres Leben bewältigt haben (1997). In der Erforschung der vielfältigen persönlichen Widerstandsquellen gelangte Antonovsky zu einem Konzept generalisierter Widerstandsressourcen, das er hinter den einzelnen Widerstandskräften, z. B. Immunsystem, Wissen, Ich-Stärke, Bewältigungskompetenzen, soziale Unterstützung, Eingliederung in soziale Netzwerke, soziokulturelle Widerstandsquellen etc., vermutet.

Salutogenese

Dieses Konzept nennt Antonovsky den Kohärenzsinn (Sense of Coherence). Der Kohärenzsinn hat die Qualität einer zuversichtlichen und vertrauensvollen Grundeinstellung zum Leben, dass die Dinge im Leben sich gut entwickeln werden und dass man auf die eigenen Fähigkeiten sowie auch auf die Unterstützung anderer Menschen vertrauen kann. Das Konzept des Kohärenzsinns umfasst die drei Komponenten Verstehbarkeit (comprehensibility), Handhabbarkeit (manageability) und Bedeutsamkeit (meaningfullness):

Kohärenzsinn

- ▶ Verstehbarkeit: Die Ereignisse im Leben sind geordnet, vorhersehbar, und in irgendeiner Weise auch verständlich und nachvollziehbar
- ▶ Handhabbarkeit: Das Vertrauen darauf, dass Lebensaufgaben aus eigener Kraft oder mit Hilfe sozialer Unterstützung gemeistert werden können

---

[4] Franzkowiak, Peter: Dokumente der Gesundheitsförderung [1998], S. 99
[5] Antonovsky, Aaron: Salutogenese [1997], S. 36ff

- Bedeutsamkeit: Die Freude am Leben und das grundlegende Gefühl, dass das Leben auf dieser Welt einen Sinn ergibt.

Hiernach ist ein Mensch gesund, der seine eigene Lebenswelt als verstehbar, sinnhaft und beeinflussbar begreift. Die Ausprägung des Kohärenzsinns ist entscheidend dafür, dass Ressourcen zur Erhaltung der Gesundheit und des Wohlbefindens eingesetzt werden können. Ist der Kohärenzsinn stabil ausgeprägt, entsteht ein positives Selbstbild mit Vertrauen in die eigenen Fähigkeiten. Der Kohärenzsinn wird durch Lebenserfahrungen beeinflusst.

Gesundheit in der Definition der Gesundheitswissenschaften ist ein Balanceakt, ein Abstimmungsakt zwischen drei Anforderungsbereichen[6]:

- Der physische und psychische Bereich des Körpers (Leistungsfähigkeit, Veranlagung, Konstitution etc.) und des Selbst (Selbstbild, Selbstwirksamkeit, Erwartungen etc.)
- Der soziale Bereich der Lebenswelt (der Einflussbereich der Familie, Gruppen, FreundInnen[7], KollegenInnen etc.)
- Der Bereich der gesellschaftlichen und natürlichen Umwelt (Wohnen, Freizeitverhältnisse etc.).

Diese drei Bereiche stellen Anforderungen an die persönliche Gesundheit als der individuellen Balance dieser Anforderungen. Das Maß dieser Balance liegt in der persönlichen Handlungsfähigkeit und Lebensbewältigung.

Bei genauer Betrachtung lässt sich eine hierarchische Gliederung dieser Einflussbereiche erkennen. Wir haben als untere Ebene die individuelle Gesundheit, die beeinflusst wird durch die Arbeits- und Lebensbedingungen, zwar nicht direkt kausal be-

---

[6] Hurrelmann, Klaus: Familienstreß, Schulstreß, Freizeitstreß [1994], S. 58ff; Franke, Alexa: Modelle von Gesundheit und Krankheit [2012], S. 21ff

[7] Zur Vermeidung von den Lesefluss hemmenden Satzkonstruktionen wird in diesem Buch zur Wahrung der Geschlechterneutralität i. d. R. die Pluralform kombiniert mit einem „Innen" verwendet.

einflusst, aber doch in einem hierarchischen Verhältnis. Und ganz oben steht die soziale und gesellschaftliche Umwelt, die wiederum die Lebens- und Arbeitsbedingungen beeinflusst und darüber die individuelle Gesundheit beeinflusst.

Der Gesundheitswissenschaftler Klaus Hurrelmann letztendlich definiert Gesundheit wie folgt (2000):

> Gesundheit bezeichnet den Zustand des objektiven und subjektiven Befindens einer Person, der gegeben ist, wenn diese Person sich in den physischen, psychischen und sozialen Bereichen ihrer Entwicklung in Einklang mit den Möglichkeiten und Zielvorstellungen und den jeweils gegebenen äußeren Lebensbedingungen befindet. Gesundheit ist beeinträchtigt, wenn sich in einem oder mehreren dieser Bereiche Anforderungen ergeben, die von der Person in der jeweiligen Phase im Lebenslauf nicht erfüllt und bewältigt werden können. Die Beeinträchtigung kann sich, muss sich aber nicht, in Symptomen der sozialen, psychischen und physisch-physiologischen Auffälligkeit manifestieren.

gesundheitswissenschaftliche Definition

Diese Definition behalten wir im Hinterkopf, wenn wir uns im Folgenden der Rehabilitation, der UN-Behindertenrechtskonvention und der Frage zuwenden, was eigentlich der Begriff „Behinderung" besagt.

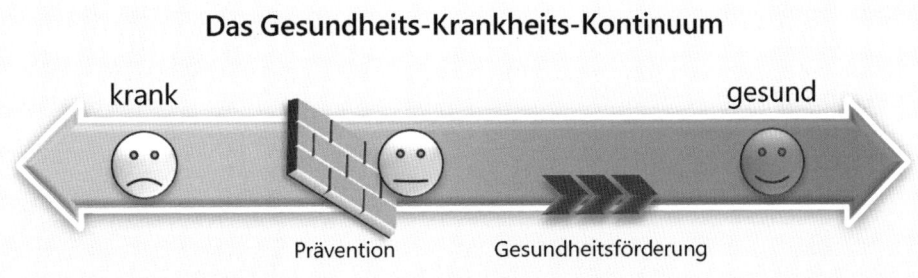

Abbildung 1: Das Gesundheits-Krankheits-Kontinuum in Anlehnung an Antonovsky

Prävention

Ein weiterer im Kontext von Gesundheit oftmals verwendeter Begriff ist „Prävention". Prävention zielt im Gegensatz zur Gesundheitsförderung nicht auf eine verbesserte

Gesundheit, sondern hat die Aufgabe, eine Verschlechterung der Gesundheit zu verhindern. Präventive Maßnahmen können als „Schutzmauer" vor Einflüssen dargestellt werden, die die Gesundheit bedrohen. In Abbildung 1 sind Gesundheit und Krankheit als Kontinuum im Zusammenhang mit Gesundheitsförderung und Prävention dargestellt.

Gesundheit und Krankheit sind demnach als die Endpunkte eines Kontinuums zu sehen. Jeder Mensch bewegt sich in seinem Leben innerhalb dieses Kontinuums. Er ist immer gesund und krank zugleich und mal überwiegt das Gefühl gesund zu sein, mal das Gefühl krank zu sein.

1.2 Die Gesundheitsstrategie „Rehabilitation"

Im Folgenden wenden wir uns der „Rehabilitation" zu und gehen auf die Begriffe Beeinträchtigung, Behinderung, Teilhabe und Selbstbestimmung, Inklusion und Integration sowie Empowerment ein.

„Rehabilitation" wird in Quellen seit 1493 mit dem spätlateinischen Wort rehabilitatio genannt[8], übersetzt also Wiederherstellung. Gemeint ist die Gesamtheit aller Maßnahmen medizinischer, schulisch-pädagogischer, beruflicher und sozialer Art, die erforderlich sind, um chronisch kranken Menschen oder solchen mit Behinderungen die bestmöglichen körperlichen, seelischen und sozialen Bedingungen zu schaffen.

Das Bundesministerium für Arbeit und Soziales stellt folgende Definition vor[9]:

> „Menschen mit Behinderungen oder eingeschränkter Erwerbsfähigkeit haben Anspruch auf Unterstützung zur Teilhabe am gesellschaftlichen Leben. Diese umfasst Leistungen zur medizinischen Rehabilitation (z. B. ärztliche Behandlungen, Kuren,

---

[8] Jochheim, Kurt-Alphons: Lehrbuch der physikalischen Medizin und Rehabilitation [1995], S. 607; http://bidok.uibk.ac.at/bibliothek/archiv/krueppel/der-krueppel-1930-7_8.pdf (Stand: Mai 2017)

[9] Glossar der Homepage des Bundesministeriums für Arbeit und Soziales [Stand: Mai 2017] https://www.bmas.de/DE/Service/Glossar/Functions/glossar.html;jsessionid=AED26025E4407ED2D40CFB2906D16EF3?cms_lv2=75982#collapse86392

> Therapien), Leistungen zur Teilhabe am Arbeitsleben und am Leben in der Gesellschaft [sic!]. Alle Rehabilitationsträger (in Deutschland, beispielsweise die Bundesagentur für Arbeit, Träger der gesetzlichen Krankenversicherung und Träger der öffentlichen Kinder- und Jugendhilfe) sind verpflichtet, Menschen mit Behinderungen umfassend über mögliche Maßnahmen zu informieren und zu beraten."

Der Begriff Rehabilitation kann als der gesamte Prozess verstanden werden, der zur Herstellung oder Wiederherstellung sowie auch zur Erhaltung vollumfänglicher Teilhabe erforderlich ist. In diesem Prozess der Rehabilitation werden, idealerweise exakt aufeinander abgestimmt, verschiedene Leistungen zur Teilhabe erbracht. Welche Leistungen genau unter „Leistungen zur Teilhabe" zu verstehen sind, ist vor allem im neunten Buch (SGB IX) des deutschen Sozialgesetzbuchs festgehalten. Die einzelnen Leistungsgesetze der jeweiligen Sozialversicherungszweige konkretisieren bzw. ergänzen dies.

> **Rehabilitation**
>
> Rehabilitation bezeichnet den Prozess, der zur Herstellung, Wiederherstellung und Erhaltung vollumfänglicher Teilhabe erforderlich ist.

Das SGB IX definiert dabei als Zielgruppe für Leistungen zur Teilhabe „behinderte oder von Behinderung bedrohte Menschen". Als von Behinderung bedroht gilt bereits jeder, bei dem eine Beeinträchtigung der Teilhabe zu erwarten ist. Wichtig ist, dass dies bereits nach einem gar nicht allzu schweren Unfall oder einer mittelschweren Erkrankung der Fall sein kann. Im Rahmen dieses Lehrbuchs spielt dies eine besondere Rolle, da beim „Management der Rehabilitation" der Fokus immer auf den Menschen mit Behinderung und den von Behinderung bedrohten Menschen liegt.

Zielgruppe: Behinderte und von Behinderung bedrohte Menschen

Zu beachten ist weiterhin, dass Leistungen zur Teilhabe nur dann erbracht werden können, wenn prognostiziert wird, dass sich dadurch der aktuelle Gesundheitszustand und die Teilhabesituation verbessern lassen. In jedem Fall gilt das Prinzip „Reha vor Rente". Wenn nach Ausschöpfung aller Möglichkeiten, die Rehabilitation bieten kann, doch noch eine Beeinträchtigung verbleibt, ist in Abhängigkeit von deren Ausprägung ggf. eine Rente zu zahlen.

Reha vor Rente

Wichtig also ist zunächst festzuhalten, dass mit Rehabilitation der Prozess gemeint ist, der notwendig ist, um selbstbestimmte Teilhabe herzustellen und zu sichern, dass die damit verbundenen Leistungen zur Teilhabe allen behinderten und von Behinderung bedrohten Menschen zustehen.

1.3   Die UN-Behindertenrechtskonvention

Eine wichtige Rolle im Kontext der Rehabilitation stellt das Übereinkommen über die Rechte von Menschen mit Behinderungen der Vereinten Nationen (UN-BRK) dar.

Die UN-BRK fordert eine Gesellschaft, in der es selbstverständlich ist, dass Menschen mit Behinderung die gleichen unveräußerlichen Rechte wie alle anderen Menschen genießen. Allem voran gehört die gleichberechtigte Teilhabe und Selbstbestimmung in freier Entfaltung dazu.

Paradigmenwechsel mit dem SGB IX

> **selbstbestimmte Teilhabe**
>
> Teilhabe beschreibt die Fähigkeit am Leben in der Gesellschaft teilnehmen zu können. Das bedeutet z. B. zur Schule, zur Arbeit, zum Sport, ins Theater o. ä. gehen zu können und nicht durch Krankheit oder Behinderung daran gehindert zu werden. Und jeder soll selbst entscheiden können, was, wie mit ihm geschieht.

Noch im ausgehenden 20. Jahrhundert wurden Menschen mit Behinderung als, Behinderte, Schwer- oder Schwerstbehinderte bezeichnet und im Sinne einer umfassenden Fürsorge fremdbestimmt und entmündigt. Nicht selten wurden Menschen mit Behinderungen ungeachtet ihrer tatsächlichen Beeinträchtigungen und vor allem ihrer Fähigkeiten in Heimen und Anstalten separiert. Das Führen eines selbstbestimmten Lebens wurde ihnen viel weniger zugetraut, als es eigentlich bei geeigneter Förderung möglich gewesen wäre.

Mit der Jahrtausendwende wurde diesbezüglich in Deutschland ein klarer Paradigmenwechsel eingeleitet. Mit Inkrafttreten des neunten Sozialgesetzbuches (SGB IX) am 1. Juli 2001 ist der Begriff der selbstbestimmten Teilhabe in die Sozialgesetze eingezogen. Durch die Ratifizierung der UN-BRK am 26. März 2009, die damit in den Rang eines einfachen Bundesgesetztes gehoben wurde, ist ein weiterer großer Schritt in Richtung gleichberechtigter Teilhabe für Menschen mit Behinderung getan worden. Am 16. Dezember 2016 wurde vom Deutschen Bundestag das Bundesteilhabegesetz (BTHG) verabschiedet, das als Artikelgesetz eine Reihe der durch die UN-BRK aufgestellten Forderungen für die deutsche Sozialgesetzgebung konkretisiert.

Die UN-BRK definiert Behinderung in Artikel 1 Satz 2 wie folgt:

> Zu den Menschen mit Behinderungen zählen Menschen, die langfristige körperliche, seelische, geistige oder Sinnesbeeinträchtigungen haben, welche sie in Wechselwirkung mit verschiedenen Barrieren an der vollen, wirksamen und gleichberechtigten Teilhabe an der Gesellschaft hindern können.

Beeinträchtigung und Behinderung

In der Präambel der UN-BRK ist allgemein festgelegt:

„...dass das Verständnis von Behinderung sich ständig weiterentwickelt und dass Behinderung aus der Wechselwirkung zwischen Menschen mit Beeinträchtigungen und einstellungs- und umweltbedingten Barrieren entsteht". [10]

Behinderung ist also keine Eigenschaft, die an einen Menschen gebunden ist, wie sein Alter, seine Hautfarbe oder sein Fingerabdruck. Behinderung ist vielmehr das Ergebnis einer Wechselwirkung von bestimmten Eigenschaften eines Menschen mit seiner Umwelt.

> **Behinderung**
> ... ist keine Eigenschaft eines Menschen sondern resultiert aus der Wechselwirkung einer Beeinträchtigung mit der Umwelt. Umweltbedingungen, die eine Behinderung hervorrufen können, werden Barrieren genannt.

Eine Gesellschaft gestaltet ihre Umwelt in der Regel orientiert an bestimmten Normwerten. Da aber keine Norm alle Besonderheiten einzelner Individuen berücksichtigen kann, wird es immer Personen geben, für die die auf diese Weise gestalten Rahmenbedingungen ungeeignet sind. So werden Menschen, die über

---

[10] http://www.behindertenrechtskonvention.info/definition-von-behinderung-3121/ [Stand: Mai 2017]

eine außergewöhnliche große Körperhöhe verfügen zum Beispiel ständig mit zu niedrigen Türen konfrontiert und können in Bussen, Bahnen und Flugzeugen kaum aufrecht stehen und gehen oder ergonomisch sitzen. Sie treffen also in unserer Umwelt ständig auf sogenannte Barrieren, die ihnen Probleme bereiten. Dies lässt sich auf andere besondere Merkmale und Eigenschaften übertragen. Denken wir nur an die Barrieren, denen hör- oder sehbeeinträchtigte wie auch gehbeeinträchtigte Menschen ausgesetzt sind. Die Behinderung entsteht dabei erst durch die Wechselwirkung mit der Umwelt. Wären Türen und Betten grundsätzlich 2,20 hoch bzw. lang, würde ein 2,10 Meter „großer" Mensch wesentlich weniger behindert.

Für die Rehabilitation in Deutschland ist der Behinderungsbegriff maßgebend, wie er im §2 Abs. 1 SGB IX verankert ist. Dieser hat zum 1.1.2018 durch das BTHG eine Neuformulierung erfahren. Bislang galt folgene Definition:

> Menschen sind behindert, wenn ihre körperliche Funktion, geistige Fähigkeit oder seelische Gesundheit mit hoher Wahrscheinlichkeit länger als sechs Monate von dem für das Lebensjahr typischen Zustand abweicht und daher ihre Teilhabe am Leben in der Gesellschaft beeinträchtigt ist.

Mit dem BTHG wurde der Begriff der Behinderung dem Verständnis der UN-BRK entsprechend angepasst. Im Fokus steht nun nicht mehr ausschließlich die funktionelle Beeinträchtigung des Menschen und die dadurch verursachten Einschränkungen, sondern es werden die oben genannten Wechselwirkungen mit der Umwelt einbezogen. Menschen mit Behinderungen sind gemäß §2 Abs. 1 SGB IX (neu) demnach

Definition von Behinderung ab 1. Januar 2018

> Menschen, die körperliche, seelische, geistige oder Sinnesbeeinträchtigungen haben, die sie in Wechselwirkung mit einstellungs- und umweltbedingten Barrieren an der gleichberechtigten Teilhabe an der Gesellschaft mit hoher Wahrscheinlichkeit länger als sechs Monate hindern können. Eine Beeinträchtigung liegt vor, wenn der Körper- und Gesundheitszustand von dem für das Lebensalter typischen Zustand abweicht.

1.3.1 Inklusion und Integration

Eine wesentliche gesellschaftliche Aufgabe, die sich durch all die genannten Neuerungen in der Gesetzgebung betont und die durch eine Reihe nationaler Aktionspläne gefördert wird, ist die Schaffung einer inklusiven Gesellschaft, in der alle Menschen in allen Bereichen des Lebens gleichberechtigte Teilhabe genießen.

Wichtig ist daher auch einen Blick auf die Bedeutung der Begriffe Inklusion und Integration, deren Beziehung zueinander und den Umgang damit zu werfen. Nach Einführung des Begriffes Inklusion wurde in hektisch wirkender Betriebsamkeit in vielen Kontexten bis in die Gesetzgebung hinein der Begriff Integration einfach nur durch den Begriff Inklusion ersetzt. Bei einer genauen Betrachtung sollte jedoch die Erkenntnis wachsen, dass beide Begriffe nebeneinanderstehen können, ja sogar müssen.

Inklusion bezeichnet weniger einen Prozess, sondern vielmehr einen idealtypischen Soll-Zustand. In einer vollständig inklusiven Gesellschaft gibt es keinerlei Barrieren mehr. Alle Menschen können in dieser Idealgesellschaft ungehindert an allem teilhaben. Es darf demnach in einer inklusiven Gesellschaft zum Beispiel keine – wie oben beschrieben – zu niedrigen Türen mehr geben oder auch keine Treppen, die für Menschen mit Einschränkungen in der Mobilität unüberwindbare Hindernisse darstellen. Alles muss auch für seh- und hörbeeinträchtigte Menschen gestaltet und sämtliche Informationen müssen in einfacher Sprache verfügbar sein, damit auch Menschen mit geistiger Beeinträchtigung nicht benachteiligt werden. Bei der Vielzahl menschlicher Eigenschaften kann hier nur ein winziger Ausschnitt dessen aufgezählt werden, was alles notwendig wäre, um eine vollinklusive Gesellschaft zu schaffen. Es handelt sich realistisch betrachtet also um einen nicht erreichbaren Idealzustand.

Auch bei allen Anstrengungen Inklusion tatsächlich umfassend zu verwirklichen, wird es immer eine Zahl an Menschen geben, die aufgrund ihrer individuellen Beeinträchtigungen Barrieren erfahren und an ihrer Teilhabe gehindert werden. Hier ist die Gesellschaft gefordert, individuelle Maßnahmen bereit zu halten, mit deren Hilfe auch diesen Menschen mit Behinderungen die Teilhabe ermöglicht wird. Je weniger inklusiv eine Gesellschaft ist, umso mehr bedarf es individueller Spezialmaßnahmen. Diese

Inklusion und Integration gehen Hand in Hand

Spezialmaßnahmen lassen sich nach wie vor mit dem Begriff „Integration" oder als „integrative Maßnahmen" am besten beschreiben. Integration dient Einzelnen dort den Weg in eine inklusiv orientierte Gesellschaft zu finden, wo der Wandel zu einer inklusiven Gesellschaft noch nicht vollzogen ist oder Inklusion an ihre Grenzen stößt. Und diese Grenzen wird es immer geben.

Die inklusive Gesellschaft als Idealzustand

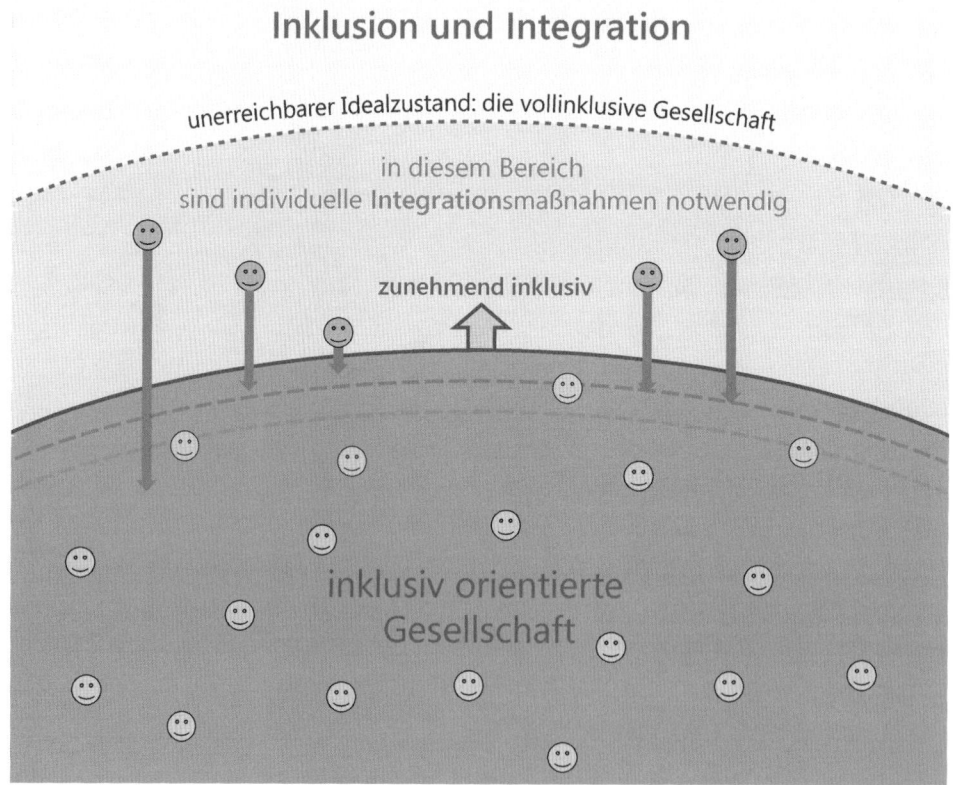

Abbildung 2: Die Bedeutung von Integration auf dem Weg zu einer inklusiven Gesellschaft (eigene Darstellung)

Inklusion und Integration ergänzen sich demnach. Der Begriff Inklusion verbietet Stigmatisierung und die Konzentration auf ein Individuum. Wird eine Gruppe von

Menschen mit bestimmten Eigenschaften gebildet, ist dies bereits nicht mehr inklusiv gedacht.

An dieser Stelle sei noch auf die leider noch immer übliche aber grundfalsche Verwendung des Begriffs der „behinder**ten**gerechten" Gestaltung eingegangen. Oftmals verbirgt sich dahinter einfach nur die Zugänglichkeit für Rollstuhlfahrer. Das greift viel zu kurz und von den „Behinderten" zu sprechen verbietet sich ohnehin. Ebenso falsch und mit einem völlig falschen Tenor verbunden ist der Begriff „leidensgerechte" Gestaltung oder „leidensgerechter" Arbeitsplatz. Eine Beeinträchtigung oder Behinderung ist keineswegs mit einem Leid gleichzusetzten, das wohlmöglich auch noch Mitleid auslöst und das von den angesprochenen Personen auch nicht unentwegt als solches empfinden werden möchte. In öffentlichen Räumen sollte es „barrierefrei" (meistens ein theoretischer Wunschzustand), korrekter „barrierearm" bzw. speziell „rollstuhlgerecht" heißen und bei der individuellen Gestaltung von Arbeitsplätzen und häuslichen Umgebungen „behinderungsbezogen", „behinder**ungs**gerecht" oder noch besser „fähigkeitsgerecht", da eine Behinderung eben immer auf die Wechselwirkung individueller Eigenschaften und Fähigkeiten mit den Umgebungsbedingungen zurückzuführen ist.

behinderungsgerechte Gestaltung

1.3.2 Empowerment

Die UN-BRK wurde vom Direktor des Deutschen Instituts für Menschenrechte Heiner Bielefeldt als „Empowerment-Konvention" bezeichnet.[11] Ziel einer Empowerment-Strategie ist, dass Menschen in der Lage sind ihren Lebensalltag autonom zu bewältigen und zu organisieren und dies aufgrund eigener Maßstäbe passiert. Dies führt zu einer Befreiung aus Bevormundung und Abhängigkeit aus eigener Kraft und eigenem Willen.

Empowerment

---

[11] Bielefeldt, Heiner.: Zum Innovationspotenzial der UN-Behindertenrechtskonvention [2001], S. 4ff

Empowerment hat ferner eine politische Dimension. Historisch betrachtet sind die internationalen Bürgerrechtsbewegungen das Resultat eines Empowerment-Prozesses. Betroffene und Unterstützende kämpften für eigene Hoheitsgewalt für das eigene Leben und Handeln, Selbstbestimmung und uneingeschränkte Teilhabemöglichkeit. Hinzu tritt die individuelle, psychologisch-soziologische Ebene. Das Individuum strebt als soziales Wesen nach Autonomie und persönlicher Aneignung von Ressourcen in der Gesell- oder Gemeinschaft.

Teilhabe statt Fürsorge

Menschen mit Behinderung müssen wie alle anderen auch mit all ihren Eigenschaften, Möglichkeiten Fertig- und Fähigkeiten gesehen werden. Die Geschichte zeigt, dass durch alle Epochen hindurch stets die Defizite in den Fokus gestellt worden sind. Werden jedoch im Sinne einer Empowerment-Strategie Ressourcen, Bedürfnisse und Möglichkeiten anstatt der Defizite gesehen, kann ein selbstbestimmter Prozess in Gang gebracht werden. Unterstützung ist bedarfsgerecht in geeigneter Weise zu leisten und nicht in Form überbordender Fürsorge. Diese Vorgehensweise fordert Empathie, Zeit, Geduld, Verständnis und ein Umdenken bezüglich des Umgangs mit Menschen mit Behinderung.

1.4 Die ICF und das Bio-psycho-soziale Modell der WHO

Dem genannten Paradigmenwechsel von der Orientierung an den Defiziten und Krankheiten sowie dem Fürsorgeprinzip hin zur Teilhabe und Selbstbestimmung liegt ein theoretisches Modell zugrunde, das seit seiner Einführung in Deutschland die Grundlage für unser Handeln in der Rehabilitation darstellt. Es handelt sich hierbei um die Internationale Klassifikation der Funktionsfähigkeit, Behinderung und Gesundheit (ICF – „International Classifikation of Functioning, Diability and Health"). Die ICF ist zunächst einmal eine Klassifikation, die Krankheitsfolgen bezeichnet, gruppiert und nummeriert. Sie setzt auf der in der Medizin weltweit etablierten Internationalen (statistischen) Klassifikation der Krankheiten und verwandter Gesundheitsprobleme (ICD – International Statistical Classification of Diseases and Related Health Problems) auf, die im Jahr 1989 eingeführt wurde und mit der heutzutage (aktuell ICD 10, in absehbarer Zeit ICD 11) sämtliche medizinische Diagnosen geschlüsselt werden. Wer sich im Gesundheitswesen ein wenig auskennt oder schon einmal eine Arbeitsunfähigkeitsbescheinigung vom Arzt überreicht bekommen hat, der müsste einen ICD-Schlüssel schon gesehen haben.

Die ICF nun befasst sich mit den Auswirklungen dieser mit der ICD geschlüsselten Erkrankungen auf unser Leben. Dies geschieht gestützt auf das „Bio-psycho-soziale Modell", das die WHO gemeinsam mit der ICF im Jahr 2001 in seiner derzeit aktuellen Fassung veröffentlicht hat.

das Bio-psycho-soziale Modell

Das Bio-psycho-soziale Modell bietet für alle an der Rehabilitation beteiligten Disziplinen eine wissenschaftlich untermauerte Grundlage für ein gemeinsames Verständnis von Rehabilitation und Teilhabe.

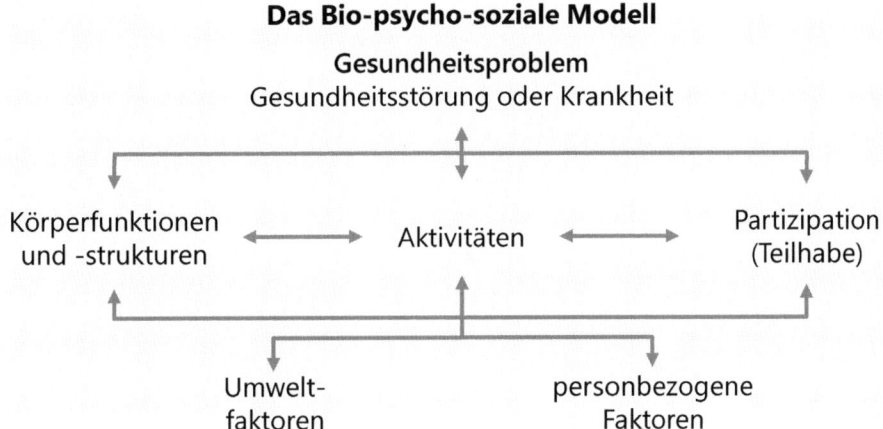

Abbildung 3: Das Bio-psycho-soziale Modell der WHO

Nach diesem Modell gilt ein Mensch als funktional gesund[12], wenn vor seinem gesamten Lebenshintergrund

- seine körperlichen Funktionen (einschließlich des geistigen und seelischen Bereichs) und Körperstrukturen allgemein anerkannten (statistischen) Normen entsprechen (Konzept der Körperfunktionen und -strukturen),
- er alles das tut oder tun kann, was von einem Menschen ohne Gesundheitsproblem (Gesundheitsproblem im Sinn der ICD) erwartet wird (Konzept der Aktivitäten), und
- er zu allen Lebensbereichen, die für ihn wichtig sind, Zugang hat und sich in diesen Lebensbereichen in der Weise und dem Umfang entfalten kann, wie es von einem Menschen ohne Beeinträchtigung der Körperfunktionen oder -strukturen oder der Aktivitäten erwartet wird (Konzept der Teilhabe an Lebensbereichen).

Kontextfaktoren

Eine wesentliche Bedeutung kommt dabei den sogenannten Kontextfaktoren zu, die im Modell als „Umweltfaktoren" und „personbezogene Faktoren" verankert sind. Das bedeutet, dass alle externen Gegebenheiten des Lebensumfeldes des Menschen, wie auch seine ganz persönlichen Eigenschaften, in die Betrachtung seiner Teilhabe einbezogen werden. Umweltfaktoren sind dabei z. B. technische Geräte oder sonstige Hilfsmittel sowie auch die Wohn- und Arbeitsumgebung des Menschen. Personbezogene Kontextfaktoren stellen sein Alter, sein Bildungsstand oder auch seine Coping-Strategien, das heißt, seine Fähigkeiten zur Bewältigung schwieriger Situationen, dar.

Schuntermann liefert in seinem Grundkurs zur ICF zur Erläuterung dieses Denkkonzepts das folgende sehr anschauliche Beispiel:

> Eine aufgrund bestimmter Funktionsstörungen und Strukturschäden des Bewegungsapparates im Gehen stark eingeschränkte Person (erhebliche Aktivitätseinschränkung im Gehen) möchte selbst (Wille als Kontextfaktor) bei der Post ein Paket aufgeben (Wunsch nach Teilhabe am üblichen Alltagsleben, hier: ein Paket bei der

---

[12] Schuntermann, Michael: Einführung in die Internationale Klassifikation der Funktionsfähigkeit [2009]

Post aufgeben), wozu sie physisch und psychisch in der Lage ist (keine Einschränkung der Aktivität „ein Paket bei der Post aufgeben können"). Sie verfügt über einen Rollstuhl (Rollstuhl als Kontextfaktor) und kann damit allein zur Post fahren (keine Aktivitätseinschränkung in der Mobilität mit Hilfsmittel, Kontextfaktor „Rollstuhl" wirkt sich positiv aus). Dort angekommen trifft sie auf eine für sie unüberwindbare Treppe, die zur Schalterhalle führt (Treppe als Kontextfaktor, der sich negativ auswirkt). Ein Aufzug für Rollstuhlfahrer ist nicht vorhanden (Aufzug als Kontextfaktor). Diese Gegebenheit ihrer Welt lässt nicht zu, dass sie selbst das Paket aufgibt (Aufzug als positiv wirkender Kontextfaktor nicht vorhanden). Wäre das Postamt barrierefrei, hätte sie keine Probleme mit der Aufgabe des Paketes.

Das Bio-psycho-soziale Modell liegt fortan allen Überlegungen und Betrachtungen zugrunde, die im Case Management in der Rehabilitation vorgenommen werden.

Zum vertiefenden Selbststudium sei hier der bereits erwähnte Grundkurs „Einführung in die Internationale Klassifikation der Funktionsfähigkeit, Behinderung und Gesundheit (ICF) der Weltgesundheitsorganisation (WHO)" von M. F. Schuntermann wärmstens empfohlen.

1.5 Die Theorie der Krankheitsverarbeitung

Auf Grundlage des Bio-psycho-sozialen Modells haben Gerdes und Weis das Theoriemodell der Rehabilitation entwickelt, in dem der Bewältigungsprozess eine zentrale Rolle spielt.

Alle externen Kräfte, die Einfluss auf den Rehabilitationsprozess nehmen können, stellen nach dem Bio-psycho-sozialen Modell Umweltfaktoren dar. Dazu gehören alle beteiligten Leistungsträger und Leistungserbringer, Arbeitgeber, Freunde und Familie etc.

Diese wirken durch entsprechende Unterstützung sowie durch medizinische, berufliche und soziale Rehabilitationsmaßnahmen direkt auf den Bewältigungsprozess sowie auf die Aktivitäten und Teilhabe ein. Unter besonderer Berücksichtigung der personbezogenen Faktoren, hier verbergen sich auch die persönlichen Ressourcen der

Bewältigungsprozess

RehabilitandInnen, wird ebenfalls das Gesundheitsverhalten beeinflusst was letztendlich auch zur Intervention am Gesundheitsschaden führt.

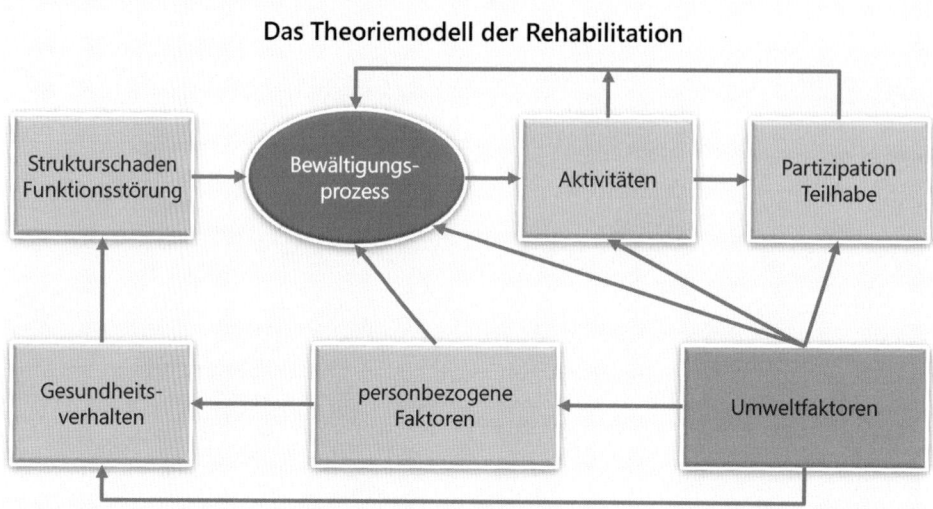

Abbildung 4: Das Theoriemodell der Rehabilitation (Quelle: Gerdes und Weis 2000)

Krankheitsbewältigung

Wichtig ist, dass die richtigen Maßnahmen zum jeweils richtigen Zeitpunkt den Bewältigungsprozess anregen. Wird z. B. zu früh im Bewältigungsprozess die Akzeptanz einer dauerhaften Veränderung im Leben und damit verbunden die Anpassung wesentlicher Lebensziele gefordert, wird dies möglicherweise zu Blockadehaltungen und schwerwiegenden Rückschlägen führen.

Um dies zu verdeutlichen werden im Folgenden die Phasen der Krankheitsverarbeitung genauer betrachtet.

Phase 1: Schock und Verleugnung

Die Konfrontation mit der Diagnose einer schweren Erkrankung oder auch einem schweren Unfall, welcher mit bleibenden Beeinträchtigungen einhergeht, führt bei den allermeisten Menschen zu einem Schockzustand. Das Passierte kann nicht in Einklang mit der bis zuvor bestandenen Realität gebracht werden. Lebensziele verschwinden in der Unerreichbarkeit, die einst stabilen Säulen, auf denen die Lebensqualität beruht, schwanken oder sind bereits eingestürzt. Die Reaktionen sind meist bis zur Panik gesteigerte Angst und eine anhaltende innere Unruhe. Die ablehnende Haltung gegenüber dem Geschehen ist eine sinnvolle Reaktion des menschlichen Geistes, um den nun vorherrschenden Zustand langsam und Schritt für Schritt annehmen zu können. In Krankheitsfällen besteht zudem die Gefahr, dass aufgrund des „Nichtwahrhabenwollens" eine Fehldiagnose oder auch ein vertauschtes Laborergebnis angenommen wird. Dies kann dazu führen, dass eine Behandlung seitens der PatientInnen abgelehnt wird. So kann wertvolle Zeit verstreichen.

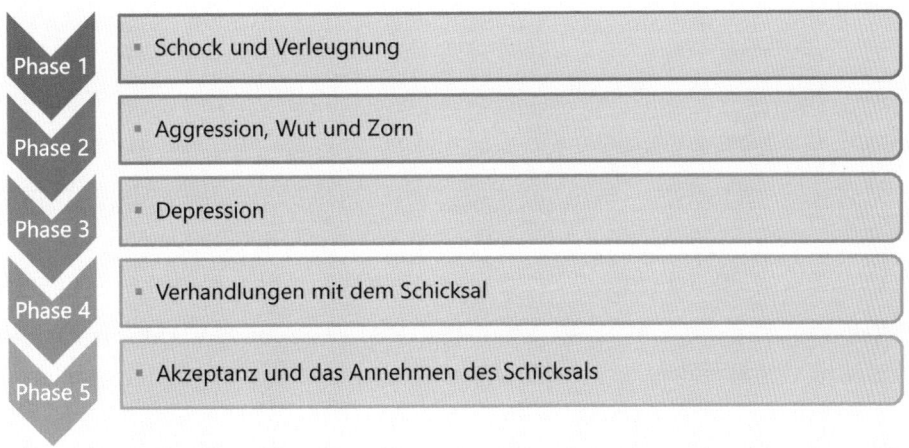

Abbildung 5: Die Phasen der Krankheitsverarbeitung (in Anlehnung an Kübler-Ross)

Phase 2: Aggression, Wut und Zorn

Das einsetzende Hadern mit dem Schicksal („Warum gerade ich?") und den Mächten, die dem Menschen verborgen bleiben, tritt bei durch einen Unfall verletzten Menschen ebenso ein, wie bei einer Krankheitsdiagnose. Betroffene Menschen reagieren mit Wut und Aggression. Diese gelten der Krankheit bzw. dem Unfallgeschehen, entladen sich jedoch bei Angehörigen, Ärzten, Pflegepersonal, Therapeuten und nicht zuletzt oftmals bei sich selbst.

Phase 3: Die Depression

Ein verändertes Selbstbild übernimmt die Führung. Beispielsweise muss ein Familienversorger sich nun anders definieren. Ein Gefangensein in der aussichtslos scheinenden Aufgabe, umgehend einen Ausweg finden zu müssen, stellt eine belastende Situation dar. Der Verlust der bislang bestehenden Rolle ist ein äußerst schmerzhafter Prozess. Das Selbstwertgefühl ist auf einem äußerst niedrigen Niveau. Neue Perspektiven und Hilfen können nur sehr schwer, vielleicht auch noch gar nicht angenommen werden.

Phase 4: Verhandlungen mit dem Schicksal

In dieser Phase kommt es oft vor, dass die betroffenen Personen sich zu zweifelhaften Wunderheilungen, extremer Hinwendung zu Gott oder anderen Göttern sowie nicht empirisch begründeter Behandlungsmethoden hingezogen fühlen. Sie sind bereit, alles zu geben, um ihr Schicksal abwenden zu können.

Phase 5: Akzeptanz und Annehmen des Schicksals

Die betroffene Person nimmt seine Erkrankung an. Das eigene Rollenverständnis wird überdacht und es können neue Perspektiven gefunden werden.

Diese fünf Phasen verlaufen nicht chronologisch. Die Art und Dauer der Verarbeitung ist höchst individuell und muss auch individuell begleitet und unterstützt werden. Oftmals werden z. B. nach Rückschlägen einzelne Phasen mehrfach durchlaufen. Auch ist anzumerken, dass es leider nicht selten dazu kommt, dass Betroffene mit ihrem Schicksal keinen Frieden schließen können.

Die grafische Darstellung des Traumaverarbeitungsprozesses nach Haiss bzw. Schmidt-Tanger stellt diese Zusammenhänge ergänzt um ein paar zusätzliche Aspekte sehr anschaulich dar (Abbildung 6).

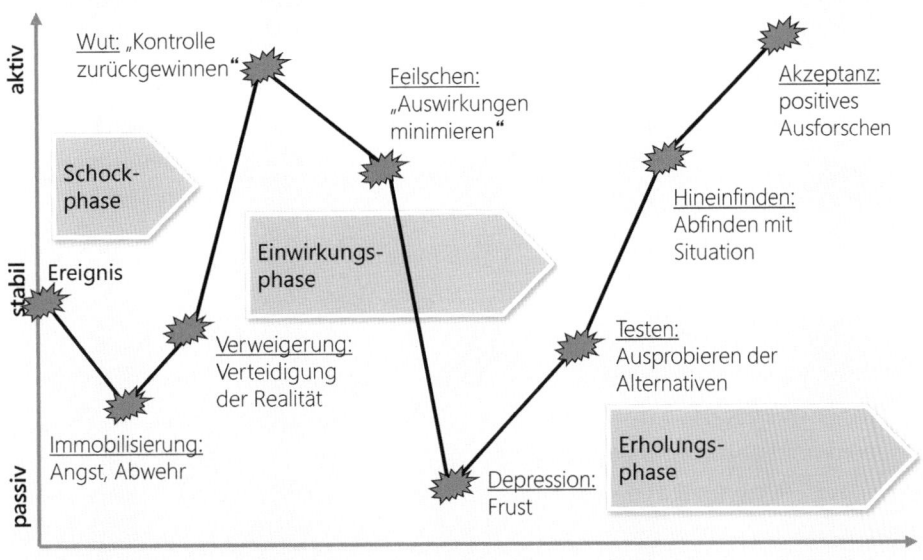

Abbildung 6: Der Traumaverarbeitungsprozess (vgl. Haiss, Schmidt-Tanger)

1.6 Die Leistungen zur Rehabilitation und Teilhabe, die Träger und die Leistungserbringung

1.6.1 Überblick über die rechtlichen Grundlagen

Unser soziales System verfolgt, wie bereits in den vorangegangenen Kapiteln erläutert, ein wesentliches Ziel: Alle Mitglieder unserer Gesellschaft, sprich die BürgerInnen dieses Staates, sollen größtmögliche und selbstbestimmte Teilhabe am Leben in unserer Gesellschaft erfahren. Das heißt, jeder Mensch soll so selbstständig wie möglich sein Leben gestalten können. Sollte das aus bestimmten Gründen nicht möglich sein, z. B. weil die Fähigkeit zur Teilhabe durch eine Krankheit oder einen Unfall beeinträchtigt wird, greift unser solidarisches Sozialsystem. Jede und jeder Einzelne soll

Leistungen zur Rehabilitation und Teilhabe

dann an seinem persönlichen Bedarf orientiert die Unterstützung bekommen, die benötigt wird, um zur Schule oder zur Arbeit gehen und am gemeinschaftlichen Leben teilnehmen zu können. Diese Unterstützung wird durch die Gesellschaft nach dem Solidarprinzip gewährt und besteht bei Unfällen oder Erkrankungen vor allem aus den sogenannten Leistungen zur Rehabilitation und Teilhabe, oft kurz zusammenfassend auch nur als Leistungen zur Teilhabe (LzT) bezeichnet. Diese Leistungen helfen die Gesundheit zu verbessern, die Arbeitsfähigkeit herzustellen bzw. wiederherzustellen und die Möglichkeit zur selbstbestimmten Teilhabe am gemeinschaftlichen Leben zu sichern.

Am 16.12.2016 hat der Bundestag mit Zustimmung des Bundesrats das Gesetz zur Stärkung der Teilhabe und Selbstbestimmung von Menschen mit Behinderung – das Bundesteilhabegesetz (BTHG) verabschiedet. Das BTHG folgt in seiner Orientierung der UN-BRK in Zielsetzung und Ausgestaltung. Mehrere Erneuerungen stellen gleichzeitig einen Systemwechsel dar: Beispielsweise Veränderungen bei den Leistungen und dem Zugang zu Leistungen gehen mit den neuen gesetzlichen Vorschriften einher.

Für die Leistungen zur Teilhabe sind in unserem sozialen System verschiedene Institutionen zuständig. Das sind zum einen die Sozialversicherungsträger mit den Zweigen Kranken-, Renten-, Unfall-, Arbeitslosenversicherung und zum anderen die Träger der Jugend- und Sozialhilfe und der Kriegsopferfürsorge bzw. Kriegsopferversorgung. Daher werden diese Institutionen, sofern sie unmittelbar zur Finanzierung dieser Leistungen gesetzlich verpflichtet sind, auch Rehabilitationsträger genannt.

Rehabilitationsträger

Gesetzliche Grundlage für die Rehabilitation bilden die einzelnen Bücher des Sozialgesetzbuches: Zentral ist dabei als Querschnittgesetz für alle Reha-Träger und als Spezialgesetz für Leistungen für Menschen mit Behinderungen – wie bereits ausführlich dargestellt – das SGB IX „– Rehabilitation und Teilhabe von Menschen mit Behinderungen" zu sehen.

Darüber hinaus sind die einzelnen trägerspezifischen Leistungsgesetze zu nennen. Dies sind:

- SGB III und SGB II für die Bundesagentur für Arbeit (BA)

- SGB V für die gesetzliche Krankenversicherung (GKV),
- SGB VI für die gesetzliche Rentenversicherung (DRV),
- SGB VII für die gesetzliche Unfallversicherung (GUV),
- SGB VIII für die Jugendhilfe,
- SGB XII für die Sozialhilfe resp. Eingliederungshilfe[13],
- BVG für die Versorgungsverwaltung

Eine besondere Herausforderung in der Rehabilitation stellt die Zuständigkeit unterschiedlicher Kosten- und Leistungsträger dar, die bei längeren Behandlungsverläufen durchaus mehrfach wechseln kann. In erster Linie sind dies Krankenversicherungen für die Akutbehandlung und die Deutsche Rentenversicherung für die medizinische Rehabilitation. Bei berufsbedingten, traumatischen Erkrankungen sind die gesetzlichen Unfallversicherungsträger zuständig. Bei Kindern und Jugendlichen kann eine Leistungsverpflichtung des örtlichen Jugendhilfeträgers vorliegen. Für Menschen mit einer anerkannten Schwerbehinderung ist die örtliche Eingliederungshilfe zuständig. Führt die Störung zu einer beruflichen Problematik, ist die Arbeitsagentur der richtige Ansprechpartner. Bei Unfällen kann auch eine private Unfallversicherung in der Leistungspflicht stehen.

Herausforderung Zuständigkeit

Im weiteren Verlauf werden die unterschiedlichen Leistungen zur Teilhabe im Einzelnen vorgestellt. Eine kurze Erläuterung zu den Trägern der Leistungen zur Teilhabe findet sich im Anhang (Kapitel 5.2).

1.6.2 Die Leistungen zur Teilhabe

Leistungen zur medizinischen Rehabilitation

Unter Leistungen zur medizinischen Rehabilitation sind alle Leistungen zu verstehen, die der Abwendung, Beseitigung, Minderung oder dem Ausgleich einer Behinderung oder Pflegebedürftigkeit, der Verhütung ihrer Verschlimmerung oder Milderung ihrer Folgen dienen. Konkreter ausgedrückt bedeutet dies, dass eine aus gesundheitlichen Gründen bedrohte oder beeinträchtigte Teilhabe durch Rehabilitationsmaßnahmen

---

[13] Hier bringt das BTHG in den kommenden Jahren einige Veränderungen

wiederhergestellt, verbessert oder vor Verschlimmerung behütet wird. Rehabilitations- und Vorsorgeleistungen können ambulant und stationär erfolgen. Es ist zu prüfen, ob eine Rehabilitationsleistung medizinisch notwendig erscheint und Rehabilitationsfähigkeit gegeben bzw. eine positive Rehabilitationsprognose möglich ist. Im nächsten Schritt entscheidet der zuständige Sozialversicherungsträger über die Bewilligung der Rehabilitationsmaßnahme. Art, Dauer, Umfang, Beginn und Durchführung der Leistung sowie die Rehabilitationseinrichtung gemäß bestehendem Versorgungsvertrag bestimmt die Krankenkasse im Einzelfall.

Stufenweise Wiedereingliederung

Eine besonders zu erwähnende Maßnahme der medizinischen Rehabilitation stellt die stufenweise Wiedereingliederung ins Arbeitsleben (auch als „Hamburger Modell" bekannt) dar. Hierbei werden Rehabilitanden nach Krankheit oder Unfall über mehrere Wochen oder sogar Monate nach und nach wieder an einen vollen Arbeitstag gewöhnt. Zunächst z. B. für zwei Stunden pro Tag, dann für vier und sechs. Offiziell gelten die Beschäftigten in dieser Zeit als arbeitsunfähig und erhalten Lohnersatzleistungen, wie Verletztengeld oder Krankengeld.

Sollte es notwendig sein, können ergänzende Leistungen erbracht werden. Eine Anschlussrehabilitation oder Anschlussheilbehandlung (AHB) ist die im unmittelbaren Anschluss an einen Krankenhausaufenthalt erforderliche weitere Behandlung der PatientInnen in einer besonders spezialisierten Rehabilitationseinrichtung.

Leistungen zur medizinischen Rehabilitation erbringen

- die gesetzlichen Krankenkassen (GKV)
- die Träger der gesetzlichen Unfallversicherung (GUV)
- die Träger der gesetzlichen Rentenversicherung (GRV)
- die Träger der Alterssicherung der Landwirte
- die Träger der Kriegsopferfürsorge und -versorgung
- die Träger der öffentlichen Jugendhilfe
- die Träger der Eingliederungshilfe

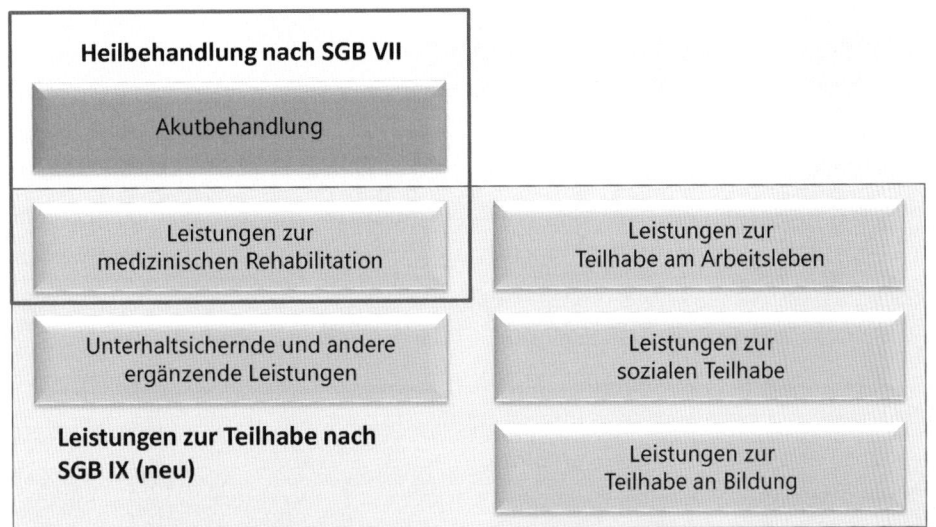

Abbildung 7: Sonderfall gesetzliche Unfallversicherung (eigene Darstellung)

Bei der gesetzlichen Unfallversicherung ist eine Besonderheit zu beachten (Abbildung 7). Da diese ihre Leistungen „wie aus einer Hand" erbringt, werden in der sogenannten Heilbehandlung nach SGB VII die Akutversorgung und die medizinische Rehabilitation zusammengeführt. Daher lassen sich diese Leistungsbereiche bei der gesetzlichen Unfallversicherung mitunter nicht scharf trennen, was sich letztendlich positiv auf die Nahtlosigkeit der Leistungserbringung auswirkt.

Leistungen zur Teilhabe am Arbeitsleben

„Leistungen zur Teilhabe am Arbeitsleben" (LTA) ist der sozialrechtliche Begriff für die Leistungen zur beruflichen Rehabilitation. Davon sind alle Rehabilitationsmaßnahmen eingeschlossen, die die Arbeits- und Berufstätigkeit von erkrankten Menschen sowie von Menschen mit Behinderung wiederherstellen oder fördern. Es werden Leistungen erbracht, um einen Arbeitsplatz zu erhalten oder zu erlangen. Im Einzelnen können Vorbereitungs-, Bildungs- und Ausbildungsmaßnahmen genehmigt werden. Daneben gibt es die Möglichkeit, Zuschüsse an Arbeitgeber zu zahlen. Leistungen können aber auch für beispielsweise Lehrgänge, Lernmittel, Arbeitskleidung, Prüfungen, Unterkunft und Verpflegung erbracht werden. Leistungen in Werkstätten für behinderte Menschen sind ebenfalls möglich.[14] Im Rahmen der Leistungen zur Teilhabe am Arbeitsleben können ferner medizinische, psychologische und pädagogische Hilfen in Anspruch genommen werden. Hiermit sind beispielsweise Hilfen zur Aktivierung von Selbsthilfepotentialen, zur seelischen Stabilisierung oder aber auch der Erwerb von Schlüsselkompetenzen nach Einzelfallprüfung gemeint. Erbracht werden Leistungen zur Teilhabe am Arbeitsleben in der Regel von

- der Agentur für Arbeit
- den Trägern der gesetzlichen Unfallversicherung
- den Trägern der gesetzlichen Rentenversicherung

Mögliche Leistungsträger sind aber auch

- die Träger der Kriegsopferfürsorge und -versorgung
- die Träger der öffentlichen Jugendhilfe
- die Träger der Eingliederungshilfe
- das Integrationsamt

Leistungen zur sozialen Teilhabe

Die Leistungen zur sozialen Teilhabe waren bis zum Inkrafttreten des BTHG unter der Bezeichnung „Leistungen zur Teilhabe am Leben in der Gemeinschaft" bekannt. Diese Leistungen werden erbracht, damit Menschen möglichst selbstbestimmt und gleichberechtigt am sozialen Leben in der Gesellschaft teilhaben können. Möglich sind Kommunikationshilfen, Hilfen zum bedarfsgerechten Umbau der Wohnung oder des Hauses und zum selbstbestimmten Leben in spezifischen Wohnformen sowie zur Teilhabe am kulturellen und gesellschaftlichen Leben. Träger sind

- die Träger der gesetzlichen Unfallversicherung
- die Träger der Kriegsopferfürsorge und -versorgung
- die Träger der öffentlichen Jugendhilfe

---

[14] Eikötter, Mirko: Inklusion und Arbeit [2017], S. 33ff

- die Träger der Eingliederungshilfe

Leistungen zur Teilhabe an Bildung

Durch eine frühzeitige, inklusive Ausbildung können mehr Menschen mit Beeinträchtigung in den ersten Arbeitsmarkt eingebunden werden.[15] Gemeint sind Hilfen zu einer Schulbildung, speziell im Rahmen der allgemeinen Schulpflicht, einschließlich der Vorbereitung zur Teilnahme am Schulunterricht. Es sind ebenfalls Hilfen gemeint, die zur schulischen oder hochschulischen Ausbildung oder Weiterbildung gereichen. Maßnahmen zum Ausgleich von Benachteiligungen von Menschen mit Behinderung sind im Hochschulbereich entscheidend. Bildungsbedarf besteht für behinderte wie für nicht behinderte Menschen über die gesamte Lebensspanne. Deshalb werden Leistungen der Berufsfindung und Arbeitserprobung, berufsvorbereitende Bildungsmaßnahmen und behinderungsspezifische, spezielle Grundausbildungen gewährt. Träger der Leistungen zur Teilhabe an Bildung sind

- die Träger der gesetzlichen Unfallversicherung (bei Kindern, Schülern und Studierenden)
- die Träger der Kriegsopferfürsorge und -versorgung
- die Träger der öffentlichen Jugendhilfe
- die Träger der Eingliederungshilfe

Unterhaltssichernde und andere ergänzende Leistungen

Bei diesen Leistungen handelt es sich um finanzielle oder auch medizinische Leistungen, welche vom Rehabilitationsträger begleitend zu einer von ihm bewilligten Leistung zur medizinischen Rehabilitation oder zur Teilhabe am Arbeitsleben erbracht werden können, sofern die Voraussetzungen nach einer Prüfung dafür erfüllt sind. Gemeint sind Leistungen wie Kranken- und Übergangsgeld, die Übernahme von Beiträgen bzw. Beitragszuschüsse zur Sozialversicherung, Rehabilitationssport, Funkti-

---

[15] http://www.reha-recht.de/fachbeitraege/beitrag/artikel/beitrag-d52-2016/ [Stand: Mai 2017]; BMAS Broschüre „Rehabilitation und Teilhabe behinderter Menschen" [2016], S. 88ff

onstraining, Kosten für Unterkunft und Verpflegung bei beruflichen Rehabilitationsmaßnahmen, eine Betriebs- oder Haushaltshilfe, Kinderbetreuungskosten, Ausbildungsgeld und Reisekosten. Sonstige Leistungen zur Teilhabe sind Leistungen zur Eingliederung in das Erwerbsleben. Hierbei sind nachgehende Leistungen zur Sicherung des Erfolges der Leistungen zur Teilhabe hervorzuheben. Ferner sind stationäre medizinische Leistungen zur Sicherung der Erwerbsfähigkeit, Leistungen zur onkologischen Rehabilitation (auch der Angehörigen), zur Kinderrehabilitation als auch Leistungen für diejenigen Einrichtungen, die auf dem Gebiet der Rehabilitation forschen oder die Rehabilitation fördern. Speziell für Mädchen, die behindert oder von Behinderung bedroht sind, werden die Kosten von Leistungen zur Stärkung des Selbstbewusstseins getragen.[16] Träger dieser Leistungen sind

- die gesetzlichen Krankenkassen
- die Agentur für Arbeit
- die Träger der gesetzlichen Unfallversicherung
- die Träger der gesetzlichen Rentenversicherung
- die Träger der Alterssicherung der Landwirte
- die Träger der Kriegsopferfürsorge und -versorgung

1.6.3 Die Leistungserbringer

Ein Charakteristikum der Rehabilitation stellt die Vielfalt und Breite der benötigten Leistungserbringer dar, die über den engen Bereich der gesundheitlichen Versorgung hinausgeht. Dieses Lehrbuch liefert nur einen kleinen Einblick in diese umfangreiche Landschaft der Leistungserbringer. Ein Überblick über einige wichtige Institutionen findet sich im Kapitel 5.3 im Anhang.

Es zeigt sich eine Vielfalt, die sich entsprechend der sektoralen Gliederung des deutschen Gesundheitssystems entlang der Koordinaten „stationäre bzw. ambulante Ver-

medizinischer Sektor

---

[16] http://www.talentplus.de/lexikon/U/unterhaltssichernde_leistungen_html [Stand: Mai 2017]

sorgung" und „Akutmedizin bzw. Rehabilitation" ausprägt, wobei in einigen Bereichen Überlappungen und Zuordnungsunterschiede auftreten. So kann das Angebot, welches in dem einen Bundesland dem Akutsektor zugerechnet wird in dem anderen Bundesland ein Reha-Angebot darstellen mit weitreichenden Unterschieden bei Zuweisung und Finanzierung. Und auch auf der erstgenannten Koordinate existieren mit teilstationären, mobilen, integrierten und Intervall-Angeboten unterschiedlichste Ausprägungen.

Auf der ambulanten Ebene finden sich die dem akutstationären Versorgungssystem der gesetzlichen Krankenversicherung zugeordnete haus- und fachärztliche Versorgung, die auch psycho-, physio- und ergotherapeutische Angebote umfasst. Der Bereich der ambulanten Rehabilitation wird neben der gesetzlichen Krankenversicherung von der gesetzlichen Rentenversicherung getragen. Die Angebote sind in der Regel indikationsorientiert und decken insbesondere Krankheiten des muskulo-skelletalen Bereichs ab. In geringerem Umfang stehen auch ambulante Rehabilitationsformen zu den Indikationen Psychosomatik, Onkologie und Neurologie zur Verfügung.

Stationär spannt sich das Angebot von den Krankenhäusern mit postakuten Angeboten über Rehabilitationskliniken in den o. g. Indikationsbereichen bis hin zu spezialisierten Kliniken, wie Kliniken für Essstörungen oder Kliniken bzw. Abteilungen für verhaltensmedizinische Orthopädie.

Neben den genannten Leistungserbringern des medizinischen Sektors sind die Anbieter von Leistungen aus dem beruflichen Bereich zu nennen, die Leistungen zur Teilhabe am Arbeitsleben erbringen. Zunächst sind da die Berufsbildungswerke zu nennen, die vor allem für die Erstausbildung zuständig sind. Dort werden junge Menschen mit speziellem Unterstützungsbedarf für ihre berufliche Zukunft mit Hilfe individuell abgestimmter Angebote qualifiziert und erhalten einen anerkannten Abschluss. Die Berufsförderungswerke hingegen haben die Aufgabe RehabilitandInnen, die sich aufgrund ihrer gesundheitlichen Beeinträchtigung als Folge einer Erkrankung oder eines Unfalls beruflich neu orientieren müssen, zu qualifizieren und dabei therapeutisch zu begleiten.

beruflicher Bereich

Ebenfalls zu erwähnen sind die Werkstätten für Menschen mit Behinderungen, in denen vor allem Menschen, die aufgrund der Art und Schwere ihrer Behinderung auf dem ersten Arbeitsmarkt keine oder zunächst keine Beschäftigung finden, einer beruflichen Tätigkeit nachgehen können und dabei, wenn möglich, für den ersten Arbeitsmarkt qualifiziert werden.

Weiterhin leisten berufliche Trainingszentren und Rehabilitationseinrichtungen für psychisch kranke Menschen Unterstützung bei der Bewältigung des Alltags.

Ein umfassender Überblick über Leistungsanbieter im Kontext der Teilhabe am Arbeitsleben und über weitere Angebote zur Beratung und Unterstützung findet sich im Internetportal REHADAT[17], eine von den für Arbeit und Soziales zuständigen Bundesministerien geförderte Informationsplattform des Instituts der deutschen Wirtschaft, die ein umfassendes Angebot an Informationen, die die berufliche Teilhabe von Menschen mit Behinderung betreffen, zur Verfügung stellt.

Die Zusammenarbeit der Leistungserbringer im Netzwerk wird im Kapitel 0 weitergehend betrachtet.

1.6.4 Das persönliche Budget

Als ein besonderes Instrument zur Stärkung von Teilhabe und Selbstbestimmung im Zuge der Rehabilitation, soll an dieser Stelle das Persönliche Budget herausgehoben werden.

Das Persönliche Budget stellt eine besondere Form der Leistungserbringung dar. Seit dem 1. Januar 2008 haben rehabilitationsbedürftige Menschen gegenüber dem zuständigen Rehabilitationsträger Anspruch auf Ausführung von Teilhabeleistungen durch ein Persönliches Budget (§§17 Abs. 2, 159 Abs. 5 SGB IX). Grundsätzlich besteht für alle Leistungen zur Teilhabe ein Anspruch auf ein persönliches Budget. Rehabili-

---

[17] REHADAT: http://www.rehadat-adressen.de/de/index.html

tandInnen können auf Antrag damit für Leistungen, die üblicherweise als Sachleistungen gewährt werden, ein Budget bekommen und sich damit die benötigten Hilfsmittel und Dienstleistungen selbst beschaffen.

Im laufenden Rehabilitationsprozess kann die Selbstbestimmung und Teilhabe des Leistungsberechtigten gefördert und somit die Wirksamkeit der Rehabilitation gestärkt werden. Dabei steht die Förderung einer selbstbestimmten Lebensführung im Fokus.

In der gesetzlichen Unfallversicherung zum Beispiel wird das persönliche Budget gerne bei regelmäßigen Routinetätigkeiten, z. B. bei wiederkehrenden Abrechnungen von Fahrtkosten, bei der Haushaltshilfe oder zur Sicherstellung von Pflegedienstleistungen genutzt. Im Projekt Pro-Budget wurde das Persönliche Budget im Hinblick auf das Ziel der selbstbestimmten Teilhabe von RehabilitandInnen positiv beurteilt[18].

Das Budget ist im Vorfeld zu bemessen und sollte in etwa den gleichen finanziellen Umfang, wie eine entsprechende Sachleistung haben. Es wird in der Regel auf Basis einer Zielvereinbarung und eines privatrechtlichen Vertrages gewährt.

Leider wird das Persönliche Budget noch immer sehr zurückhaltend zur Stärkung der Teilhabe eingesetzt.

Zielvereinbarung privatrechtlicher Vertrag

---

[18] http://www.dguv.de/de/reha_leistung/pers-budget/probudget/index.jsp

2 Case Management

2.1 Bedeutung, Ziele und Aufgaben

Nachdem wir uns im ersten Kapitel der Rehabilitation zugewendet haben, steht nun im zweiten das Case Management im Focus. Zu Beginn gilt es, sich mit einer Definition von Case Management vertraut zu machen, damit wir unsere Betrachtungen vom gleichen Standpunkt aus angehen können.

Grundsätzlich gilt, dass mit CM ein Handlungsansatz bezeichnet wird, bei dem Menschen unterstützt werden, die in eine problematische Lebenssituation geraten sind, aus der sie ohne professionelle Hilfe nicht mehr herausfinden. Case Management hat zum Ziel, dass diese Personen in die Lage sind, wieder vollständig selbstständig, ohne fremde Unterstützung im Leben zurechtzukommen. Der Weg dorthin soll so transparent und nachvollziehbar wie möglich ausgestaltet und der Erfolg so genau wie möglich messbar sein.

> **Case Management**
>
> bietet Menschen Unterstützung in problematischen Situationen, in denen sie ohne professionelle Hilfe nicht alleine zurechtkommen.

Definition

Versuchen wir den englischen Begriff „Case Management" ins Deutsche zu übertragen, kommen wir auf den Begriff Fallmanagement. Diese Eins-zu-Eins-Übersetzung ist leider nicht sinnvoll, da Fallmanagement streng genommen nur einen Teilbereich des Case Managements ausmacht, das Management auf der Fallebene. Hinzu kommt noch das Management auf der Systemebene (Organisations- und Netzwerkebene), das über einen ebenso hohen Stellenwert verfügt. Dies bliebe unbeachtet, wenn wir Case Management nur mit Fallmanagement übersetzen würden. Ein Blick in die Praxis zeigt uns, dass das aber nicht überall so gehandhabt wird. So bezeichnen zum Beispiel einige Rentenversicherungsträger ihre Case Management-Programme als Fallmanagement. Ist dies bekannt, lässt sich damit umgehen.

Fallebene
Organisationsebene
Netzwerkebene

In unserem Sprachgebrauch, wie in diesem Buch, bezeichnet Fallmanagement zunächst die unmittelbare Einzelfallarbeit, die im persönlichen Dialog mit einer unterstützungsbedürftigen Person stattfindet. Fallmanagement ist hochgradig individuell und orientiert sich an der konkreten Situation, in der sich die unterstützungsbedürftige Person befindet.

Das Management auf der Systemebene beinhaltet die Gestaltung und Pflege der Strukturen, Prozesse und Netzwerke, die zur Problembewältigung im Fallmanagement benötigt werden. Diese müssen im Bedarfsfall verzögerungsfrei und qualitätsgesichert funktionieren.

Dabei ist Case Management als ein subsidiäres, also nachrangiges Angebot zu verstehen. Das bedeutet, dass individuelles Fallmanagement immer nur dann zum Einsatz kommt, wenn wirklich keine einfache Beratung oder singuläre Dienstleistung mehr hilfreich ist. Grundsätzlich gilt das Prinzip der Förderung von Selbstbestimmung und Teilhabe im Sinne einer Hilfe zur Selbsthilfe. Geleistet wird immer so viel wie nötig, damit der Mensch wieder eigenständig aktiv und nachhaltig am Leben in der Gesellschaft teilhaben kann. Wie im Kapitel 1.3.2 bereits im Kontext der UN-BRK erläutert, ist Eigeninitiative zu fördern statt Überfürsorge zu praktizieren. Mut machen und „empowern" statt bemitleiden und „verunselbstständigen". *Hilfe zur Selbsthilfe*

Wenn wir partout einen Begriff fordern, mit dem Case Management am treffendsten ins Deutsche übersetzt werden kann, dann würde sich vielleicht mit einigen Abstrichen der Begriff Unterstützungsmanagement anbieten, der bereits in der Frühzeit des Case Managements in Deutschland von der Sozialarbeit genutzt wurde.

Suchen wir nach einem Bild, mit dem wir Case Management am treffendsten verdeutlichen können, mögen wir an einen Werkzeugkoffer denken. Eine Sammlung von Methoden, Instrumenten und Verfahren, die je nach Bedarfslage zum Einsatz kommen. Hier kommen die Case ManagerInnen ins Spiel. Ihre Professionalität besteht darin, diese Methoden zu beherrschen und zu wissen, was, wann, wie zum Einsatz kommen muss, um möglichst effektiv und effizient zum Ziel zu gelangen. *Aufgabe für Case ManagerInnen*

Auch kann die Einzelfallhilfe zum Vergleich herangezogen werden. Diese wird in der sozialen Arbeit in unterschiedlichen Handlungsfeldern zur Anwendung gebracht. *Einzelfallhilfe*

Dies kann eine beratende Tätigkeit sein, die Vermittlung materieller Hilfen, aber auch der Anstoß und die Realisierung von präventiven, unterstützenden, therapeutischen oder rehabilitierenden Schritten. Allen Konzepten der Einzelfallhilfe ist – wie auch im Case Management – gemein, dass das Individuum im Sinne der „Hilfe zur Selbsthilfe" dergestalt gestärkt wird, dass es ferner keiner weiteren professionellen Unterstützung mehr bedarf. Grundlegende Voraussetzung ist hierbei Freiwilligkeit, Einverständnis und Mitwirkungsbereitschaft der betroffenen Person.

Im Case Management ist jedoch darüber hinaus das Bemühen um eine Messbarmachung der Effektivität und Effizienz implementiert. In Abgrenzung zur Einzelfallhilfe handelt es sich nicht mehr ausschließlich um ein individuelles Hilfsangebot, sondern Case Management folgt überprüfbaren und festgesetzten Standards in einem definierten Dienstleistungsverhältnis.

festgesetzte Standards

Fallmanagement innerhalb des Case Managements ist also als eine professionelle Unterstützungsdienstleistung mit transparenter Vorgehensweise und messbaren Erfolgen im konkreten Einzelfall zu verstehen, wohingegen das Systemmanagement die Optimierung der Versorgungsstrukturen im Blick hat, auf die im konkreten Einzelfall zurückgegriffen werden kann. Die Management-Komponente des Begriffes sagt aus, dass es sich um die zielgerichtete Koordination und Steuerung der Zusammenarbeit von Netzwerkpartnern handelt.

Von entscheidender Bedeutung ist, dass der betroffene Mensch auch im Prozess des Case Managements selbstbestimmt handelt und an allen Entscheidungen beteiligt ist, soweit es seine Situation zum jeweiligen Zeitpunkt zulässt.

2.2 Die Leitprinzipien des Case Managements

Die wichtigsten Akteure im Case Management sind in jedem Fall die Menschen, die in eine problematische Lebenslage geraten sind und ein Case Management benötigen. Um sie geht es, sie stehen im Zentrum allen Handelns. Je nach Anwendungskontext des Case Management sind dies z. B. KlientInnen, KundInnen, Versicherte oder PatientInnen. Übergeordnet hat es sich im Case Management etabliert von „den

AdressatInnen" zu sprechen. In diesem Buch wird im Folgenden im Kontext der Rehabilitation der Begriff „RehabilitandInnen" und bei allgemeineren Zusammenhängen überwiegend der Begriff „KlientInnen" verwendet.

Der Erfolg des Case Managements ist stark davon abhängig, wie gut es den Case ManagerInnen gelungen ist, eine tragfähige, auf gegenseitigem Vertrauen basierende Arbeitsbeziehung zu den RehabilitandInnen aufzubauen. Ein offenes Miteinander ist der Schlüssel zum Erfolg. Ohne dieses Vertrauen ist kein Case Management möglich. Dieses Vertrauen aber entsteht nicht einfach so von selbst, sondern bedarf eines grundlegenden beruflichen Selbstverständnisses, das im Folgenden betrachtet werden soll.

offenes Miteinander

Jede Profession definiert für sich bestimmte Regeln und trifft Vereinbarungen, die es bei der Arbeit zu beachten und einzuhalten gilt. Es werden Struktur- und Prozesskriterien formuliert, die bestimmte Anforderungen und Vorgehensweisen beschreiben. Das können zum Beispiel Qualifizierungsanforderungen an das Personal und eine vorgegebene Mindestausstattung an Geräten (Strukturen) wie auch definierte Handlungsabläufe sein (Prozesse). Auch ein Grundverständnis über die übergeordneten strategischen Ziele allen Handelns gehört dazu, auch Berufsethos genannt.

Die Deutsche Gesellschaft für Care und Case Management (DGCC) hat sich mit diesen Fragen befasst und entsprechende Leitprinzipien für Case ManagerInnen formuliert [Urversion: Deutsche Gesellschaft für Sozialarbeit, 2004[19]). Diese Leitprinzipien sind die Basis für das berufliche Selbstverständnis professioneller Case ManagerInnen. Case ManagerInnen müssen sich mit ihnen auseinandersetzen und sollten ihr Handeln entsprechend ausrichten und reflektieren.

Berufsethos

Die Leitprinzipien sind in zwei Bereiche gegliedert. Zum einen in „Leitprinzipien mit Blick auf ... a. den Adressaten, b. die Fachlichkeit und c. gesellschafts- und sozialpolitische Ordnungsgesichtspunkte sowie zum anderen in Leitprinzipien zur inhaltlichen

---

[19] seit 2006 Deutsche Gesellschaft für Soziale Arbeit (DGSA),

Bestimmung, welche sich mit der Zielgruppe, den Zielen und dem Handlungsrahmen des Case Management befassen.

Im Folgenden werden die Leitprinzipien der DGCC in einer überarbeiteten Fassung dargestellt und erläutert.

Leitprinzipien mit Blick auf ...

... den Adressaten

Case Management dient dem Adressaten und berücksichtigt dabei die folgenden Grundlagen:

Adressatenorientierung (Klientenorientierung) ...

... beinhaltet die Einbeziehung des Adressaten in die Feststellung des individuellen Bedarfs an Leistungen sowie die strikte Ausrichtung der Unterstützungsangebote an seinem Bedarf. Der Adressat wird möglichst umfassend in alle Abläufe des Case Management einbezogen und zur Verantwortungsübernahme ermutigt.

Mit der Adressatenorientierung soll sichergestellt werden, dass die Formulierung von Zielen und die Auswahl von Maßnahmen nicht durch Interessen Dritter geleitet wird, sondern sich ausschließlich an der Situation und somit am Bedarf der RehabilitandInnen orientiert. Die Interessen der unterstützenden Organisation sind dem Bedarf der RehabilitandInnen unterzuordnen. Dies ist nur möglich, wenn die RehabilitandInnen im größtmöglichen Umfang bei der Analyse der Situation und der Lösungsfindung einbezogen werden und „als Subjekt" aktiv am Prozess mitwirken.

Lebensweltnähe ...

... bedeutet, dass die Lebenssituation des Adressaten, seine soziale und örtliche Lebensumwelt zu jedem Zeitpunkt Berücksichtigung findet. Wichtig ist das Nachvollziehen der spezifischen Sicht, Denk- und Gefühlswelt des Adressaten aus seiner Lebenswelt heraus.

Ein wesentlicher Erfolgsfaktor für das Case Management ist die Akzeptanz individueller Lebenskonstruktionen. Case ManagerInnen müssen bei ihrer Arbeit, ggf. auch gegen persönliche Vorlieben, Normen und Werte, Andersartigkeit akzeptieren und diese bei der Zieldefinition wertneutral zugrunde legen. Hierbei spielen unter anderem auch kulturelle Besonderheiten eine Rolle, die von den Case ManagerInnen transkulturelle Kompetenzen fordern.

Mehrdimensionalität des Menschen ...

... sagt aus, dass nicht z. B. Körper und Psyche eines Menschen isoliert betrachtet werden dürfen, sondern er immer in seiner Gesamtheit zu sehen ist. Das heißt, alle relevanten psychischen (seelischen, emotionalen und kognitiven), physischen, sozialen, organisationsbezogenen und örtlichen Merkmale sind zu berücksichtigen.

Der Mediziner und Begründer der Psychosomatik Thure von Uexküll[20], war im 20 Jahrhundert einer der führenden Verfechter ganzheitlicher medizinischer Ansätze. Der Körper funktioniert nicht ohne die Seele und die Seele nicht ohne den Körper. Ist der Körper krank, leidet die Seele und umgekehrt. Zum Beispiel kann ein isolierter Blick auf die Wiedererlangung eingeschränkter Körperfunktionen ohne jegliche Berücksichtigung möglicher psychischer Auswirkungen den Interventionserfolg beeinträchtigen.

Ressourcenorientierung ...

... bezeichnet im Gegensatz zur Defizitorientierung (an den Schwächen und Einschränkungen orientiert) die vorrangige Ausrichtung des Hilfeangebotes an allen vorhandenen Fähigkeiten und Fertigkeiten des Adressaten und den vorhandenen personellen und materiellen Hilfen. Die Fähigkeiten und Fertigkeiten sind zu erhalten und zu stärken.

Es ist so weit wie möglich vom positiven Leistungsbild der RehabilitandInnen auszugehen. Es ist vor allem die Frage zu stellen „Was geht?" und nicht „Was geht nicht?". Vielfach werden mögliche Potenziale nicht erkannt, weil die Auseinandersetzung mit der Problematik einer Situation den Blick auf vorhandenen Möglichkeiten verstellt.

---

[20] (1908–2004); von Uexküll, Thure: Psychosomatische Medizin [1979], S. 3ff

Empowerment ...

... beinhaltet die Förderung selbstbestimmten Handelns durch Ermutigung, Informationsvermittlung, Beratung und Unterstützung. Wichtig ist die Stärkung der Motivation notwendige Leistungsangebote in Anspruch zu nehmen. Die Unterstützung im Sinne einer Hilfe zur Selbsthilfe steht im Vordergrund und falls notwendig kommt anwaltschaftliches Handeln hinzu.

Der gesamte Unterstützungsprozess des Case Management steht unter dem Motto „Nie so viel wie möglich, immer nur so viel wie nötig". Überfürsorge entmündigt und verunselbstständigt die RehabilitandInnen. Aktive, selbstständige Teilhabe und Selbstbestimmung sind übergeordnete strategische Ziele, deren Erreichung durch einen Prozess der Ermutigung sowie des Anspornens und Unterstützens, da wo Hilfe wirklich notwendig ist, unterstützt wird.

... Fachlichkeit

Dem Case Manager kommt eine autorisierte Stellung im lokalen Versorgungsgefüge zu. Die Anwendung von Case Management setzt die Akzeptanz des Case Managers als Mit-Initiator und Mit-Gestalter von Netzwerkverbindungen und die fachliche Anerkennung seiner Einrichtung in der regionalen Versorgungslandschaft voraus. Von der eigenen Einrichtung der des Case Managers muss das Case Management durch die Bereitstellung der notwendigen Strukturen und der Zuweisung erforderlicher Handlungsfreiheiten an die den Case Manager ermöglicht und unterstützt werden.

Hier wird deutlich, dass Case Management über die unmittelbare Fallarbeit hinausgeht. Case Management erfordert das Initiieren und Gestalten von Netzwerken im regionalen Umfeld. Darüber hinaus ist es zwingend erforderlich, dass der Case Management von seiner eigenen Institution unterstützt wird. Dazu zählen neben Entscheidungskompetenzen, die langwierige Genehmigungsprozesse vermeiden helfen, auch räumliche und zeitliche Freiheiten, die Arbeitsorganisation betreffend.

Case Management wird gemäß dem aktuellen Stand der fachlichen Erkenntnisse auf qualitätsvolle Weise erbracht. Hierzu zählen:

Interprofessionalität ...

... steht für fachübergreifendes Denken und Handeln und die Zusammenarbeit mit anderen Fachdisziplinen

Wenn man im Blick hat, welche Professionen an einem komplexen Case Management-Prozess beteiligt sind – im Fall der Rehabilitation können das z. B. der Rehabilitand, Ärzte, Psychologen, Therapeuten, Pädagogen, Arbeitgeber und Sachbearbeiter des Trägers sein – ist schnell klar, dass es hier einer koordinierenden, moderierenden Kraft bedarf, die eine gemeinsame Verhandlungsebene schafft und Verständnis für die Situation aller am Prozess beteiligter Parteien mitbringt.

Neutralität ...

... bedeutet, dass alle Maßnahmen vorrangig am Bedarf des Adressaten ausgerichtet werden müssen und dies zunächst ohne Rücksicht auf die Eigeninteressen des Case Managers oder seines Trägers.

Vor dem Hintergrund, dass Case ManagerInnen, die in der Rehabilitation tätig sind, in der Regel von einem Reha-Träger finanziert werden oder in Diensten des selbigen stehen, ist dies ein nicht unkritisches Prinzip. Da aber auch der Träger letztendlich davon profitiert, wenn die Rehabilitation bedarfsgerecht ausgerichtet wird, sollte es bei einem entsprechend professionellen Verständnis von Case Management hier keine Probleme geben. Es bedarf aber eben einer Case Management fördernden Ausrichtung der Organisation, in der die Case ManagerInnen eingebunden sind. Genießen sie nicht die notwendige Freiheit und Unterstützung, das Prinzip Neutralität zu wahren, ist ein Case Management letztendlich nicht qualitätsvoll zu leisten.

Effektivität ...

... steht für den Grad der Wirksamkeit erbrachter Unterstützungsleistungen. Je besser mit einer Maßnahme ein vorab definiertes Ziel erreicht werden kann, umso wirksamer bzw. effektiver ist sie.

> **Effizienz ...**
>
> ... kennzeichnet den zeit- und kostensparenden, ökonomischen Einsatz der Unterstützungsleistungen z. B. durch vernetzte Zusammenarbeit.

An dieser Stelle werfen wir einen Blick auf die Begriffe Effektivität und Effizienz, die umgangssprachlich sehr beliebt sind, die aber auch sehr unterschiedlich definiert werden.

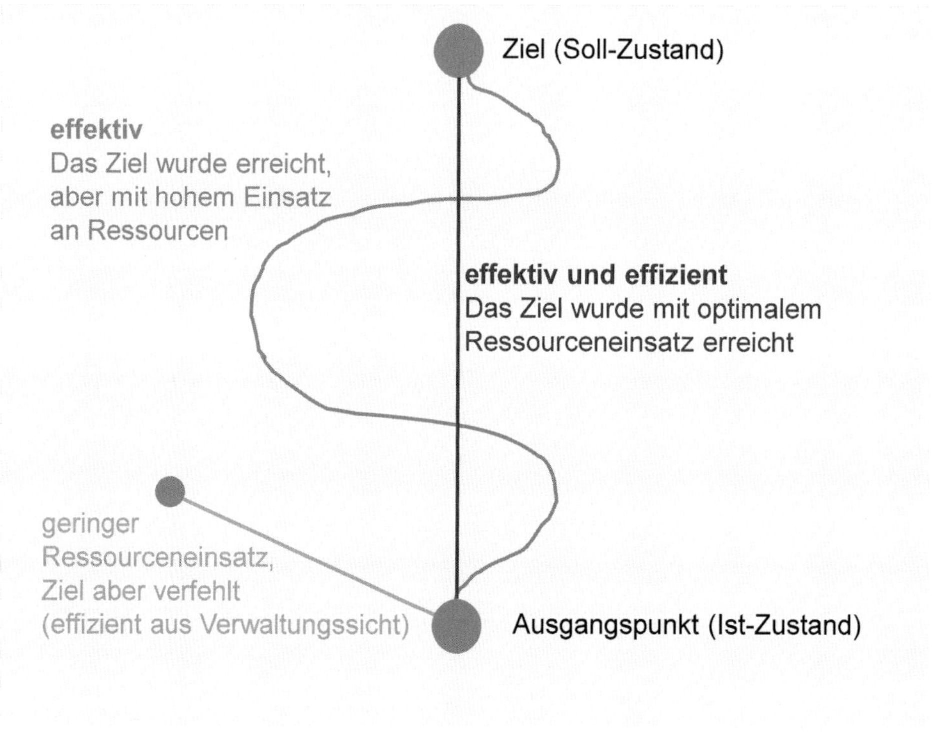

Ziel (Soll-Zustand)

effektiv
Das Ziel wurde erreicht, aber mit hohem Einsatz an Ressourcen

effektiv und effizient
Das Ziel wurde mit optimalem Ressourceneinsatz erreicht

geringer Ressourceneinsatz, Ziel aber verfehlt (effizient aus Verwaltungssicht)

Ausgangspunkt (Ist-Zustand)

Abbildung 8: Effektivität und Effizienz (eigene Darstellung)

Effektivität heißt Grad der Wirksamkeit

Effektivität ist als der Grad der Wirksamkeit einer Handlung definiert. Möchte ich von einem Ausgangspunkt (Ist-Zustand) zu einem definierten Ziel (Soll-Zustand) gelangen und erreiche diesen Soll-Zustand letztendlich irgendwie, so war ich effektiv. Der

Weg dorthin spielt bei der Betrachtung der Effektivität keine Rolle. Er kann also ziemlich lang und ziemlich teuer, sprich mit hohem Ressourceneinsatz gestaltet worden sein.

Die Effizienz hingegen ist laut Online-Verwaltungslexikon das Verhältnis von dem, was ich in einen Prozess hineingegeben habe, zu dem, was ich herausbekommen habe. Also „Input" zu „Output".[21]

Der „Output" stellt in einem Prozess das Produkt dar. Damit ist jedoch noch kein Bezug zur Wirkung oder zur Nützlichkeit des Produkts hergestellt. Diese kommt erst dann ins Blickfeld, wenn wir von „Outcome" sprechen.

Es kann also sein, dass etwas getan wird, das sehr wohl effizient aber noch lange nicht effektiv ist. Denken wir an ein verabschiedetes Gesetz (Output der Regierungsarbeit) das seine Wirkung aber verfehlt und somit keinen „Outcome" produziert. Oder eine von der Arbeitsagentur an einen Arbeitssuchenden vergebene Qualifizierungsmaßnahme, die jedoch letztendlich keinen Mehrwert im Hinblick auf dessen Beschäftigungsfähigkeit liefert, sondern lediglich die Statistiker erfreut.

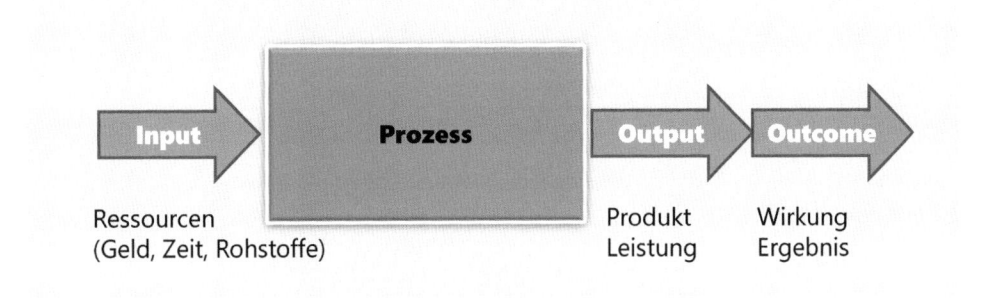

Input → **Prozess** → **Output** → **Outcome**

Ressourcen (Geld, Zeit, Rohstoffe) — Produkt Leistung — Wirkung Ergebnis

Abbildung 9: Eigene Darstellung in Anlehnung an Pfaff [22]

---

[21] http://www.olev.de/e/effekt.htm [Stand: Mai 2017]
[22] www.imvr.de/uploads/Vorträge/Pfaff_H_2010_Wissens-Update2.PDF [Stand: Mai 2017]; Pfaff, Holger: Lehrbuch Versorgungsforschung [2017], S.2ff

Achtung: effizient muss nicht unbedingt immer auch effektiv sein

Oftmals wird lediglich von einer „effizienten Vorgehensweise" gesprochen und dabei implizit vorausgesetzt, dass diese Vorgehensweise natürlich auch effektiv sein muss. Gerade aber in einem Bereich wie z. B. der Rehabilitation, bei der naturgemäß auch diverse Behörden oder Verwaltungen eine Rolle spielen, ist – wie erläutert - ein genauer Blick gefordert.

Es sei an dieser Stelle auch erwähnt, dass sich die betriebswirtschaftliche Sichtweise auf die Effizienz von der verwaltungsseitigen unterscheidet. Hier wird tatsächlich das Verhältnis von „Input" zu „Outcome" als Effizienz bezeichnet.

Im Case Management sprechen wir zur Sicherheit daher lieber immer von effektiver und effizienter Arbeit, um allen Missverständnissen vorzubeugen.

Leistungstransparenz ...

... für den Adressaten, damit er zu jedem Zeitpunkt darüber informiert ist, zur Erreichung welches Ziels eine bestimmte Leistung erbracht wird.

... für die Leistungserbringer und Träger, um möglichst ohne zeitliche Verzögerungen ein abgestimmtes, vernetztes Maßnahmenpaket anbieten zu können.

Ein Hilfeplan dient als gemeinsames, verbindliches Dokument. Die vereinbarungsgemäße Erbringung der Leistungen kann von der dem Case Manager lückenlos überwacht (Monitoring) und die Wirksamkeit bewertet werden (Evaluation).

Case Management ist ein interdisziplinär angelegtes Handlungskonzept. Entscheidend ist, dass es dem Case Management gelingt, die durch fachspezifische Besonderheiten der einzelnen am Prozess beteiligten Professionen entstehenden Herausforderungen zu managen. Unkoordiniert und unmoderiert würde es zwangsläufig zu Missverständnissen kommen und Kompetenzgerangel würde begünstigt.

... gesellschafts- und sozialpolitische Ordnungsgesichtspunkte

Case Management ist ein Handlungskonzept im Kontext des Sozial- und Gesundheitswesens.

Nachrangigkeit

Case Management greift nachrangig dort, wo Eigenhilfe und informelle Hilfe nicht ausreichen.

Wie bereits erläutert fördert Case Management selbstbestimmte Teilhabe auch bereits im Case Management-Prozess und liefert Unterstützung, wo entsprechender Bedarf besteht, aber nicht überfürsorgend darüber hinaus.

Welfaremix

Case Management ist ausgerichtet am Prinzip des Welfaremix: Dies bedeutet, dass je nach Bedarf und Angebot neben professionellen Dienstleistungen ebenso auch auf bürgerschaftlichem, z. B. nachbarschaftlichen Engagement basierende Hilfeangebote genutzt werden, wenn diese der Zielerreichung dienlich sind.

Vor allem in infrastrukturell schwachen Regionen erfordert eine wohnortnahe Versorgung mangels professioneller Netzwerkpartner vor Ort individuelle Lösungskonzepte. Hier gilt es auch Netzwerke zu knüpfen die sich nachbarschaftlicher Hilfsangebote oder auch der Unterstützung durch Angehörige bedient. Wichtig ist, dass in einem solchen Fall die Professionalisierung dieser Unterstützer durch entsprechende Schulungsangebote gefördert wird.

Bedarfsorientierung

Eine am Bedarf orientierte komplexe Unterstützungsdienstleistung erfordert es oftmals Schnittstellen sowohl zwischen Leistungsträgern als auch zwischen Leistungserbringern zur Sicherstellung einer nahtlosen und verzögerungsfreien Leistungserbringung zu überbrücken.

Der Begriff „Bedarf" spielt beim Case Management eine zentrale Rolle. Entsprechend häufig ist er in diesem Buch zu lesen. Doch was genau ist ein Bedarf? Und was ist demgegenüber ein Bedürfnis? Um dies zu klären schauen wir einmal auf das Bio-psycho-soziale Modell der ICF.

Der Bedarf ergibt aus der Teilhabestörung, die eine Rehabilitation erforderlich macht. Der Bedarf ist also das Ergebnis aus der Wechselwirkung einer funktionellen oder strukturellen Einschränkung, (die wiederum eine Aktivitätsstörung mit sich bringt, die ihrerseits zu einer Teilhabestörung führt) mit der gesamten Lebenssituation des betroffenen Menschen. Dabei ist der Bedarf immer objektiv. Der Bedarf ergibt sich also ganz neutral, von einer Metaebene betrachtet, aus dem, was tatsächlich notwendig ist, um die Teilhabestörung so weit wie möglich abzuwenden bzw. so gering wie möglich zu halten.

Bedürfnis

Ein Bedürfnis demgegenüber resultiert aus persönlichen, subjektiven Vorlieben und Wünschen, individuellen Lebenszielen und Gewohnheiten. Entscheidend ist, dass bei der Ermittlung des „objektiven" Bedarfs die „individuellen" Bedürfnisse nicht außer Acht gelassen werden, denn sie stellen wichtige personbezogene Kontextfaktoren dar, deren Missachtung im Ernstfall zu einem Scheitern der Rehabilitation führen könnte.

Daher ist es an den Case ManagerInnen, diesen objektiven Bedarf unter Beachtung individueller Bedürfnisse zu ermitteln, damit der Reha-Prozess effektiv und effizient gestaltet werden kann.

Ambulant vor stationär, Teilhabe vor Pflege

Case Management folgt den gesetzlichen Grundsätzen: Ambulant vor teilstationär, teilstationär vor stationär und Teilhabe vor Pflege.

Dieses „altbewährte", im §8 SGB IX verankerte und auch von der UN-BRK nochmals betonte Prinzip der Rehabilitation gilt natürlich auch im Case Management.

Inhaltliche Bestimmung

Anlass/Zielgruppe

Case Management soll nur nach entsprechender fachlicher Begründung eingesetzt werden: Case Management greift bei Menschen in komplexen Problemlagen, zu deren Unterstützung verschiedene Akteure und unterschiedliche Leistungen koordiniert werden müssen. Ist die Problemsituation durch eine einzelne Maßnahme zu beheben, handelt es sich nicht um ein Case Management, sondern um einen allgemeinen Beratungsprozess.

Der erste Absatz der inhaltlichen Bestimmung lässt sich als Definition von Case Management interpretieren. Hier wird nochmals deutlich, dass Case Management immer ein koordinierender Prozess ist, der nur dann zum Tragen kommt, wenn tatsächlich mehrere Leistungen zusammenkommen, die miteinander in Einklang zu bringen sind.

Ziele

Die Ziele berücksichtigen den individuellen und gesellschaftlichen Kontext:

Der individuelle Versorgungsbedarf eines Menschen soll mittels direkter Kommunikation, Umgebungsanpassung und externer Leistungserbringung abgedeckt werden.

Der Adressat und seine Umwelt sollen befähigt werden, soziale und gesundheitliche Herausforderungen körperlich, geistig und seelisch dauerhaft und selbstständig verarbeiten und bewältigen zu können.

Dem Adressaten soll die volle Teilhabe am gesellschaftlichen Leben, sprich am Arbeitsleben und am kulturellen Leben sichergestellt werden. Die ICF (Internationale Klassifikation der Körperfunktionen, Behinderung und Gesundheit der WHO) spricht in diesem Kontext von Aktivitäten und Partizipation und ist der Arbeit im Case Management zugrunde zu legen.

Hier findet sich in den Leitprinzipien des Case Managements der Bezug zur ICF und damit zum Bio-psycho-sozialen Modell, das der Arbeit im Case Management zugrunde zu legen ist.

Handlungsrahmen

Case Management umfasst die Einzelfall- und die Systemebene, die sich wiederum in die Organisationsebene und institutionelle Netzwerkebene gliedern lässt.

Einzelfallebene

Die Einzelfallebene ist in mehrere Phasen gegliedert:

- Intake (Fallzuweisung bzw. -identifikation)
- Assessment (Analyse der Problemlage)
- Hilfeplanung (Zielformulierung und Maßnahmenplanung)

- Durchführung und Leistungssteuerung (Linking, Monitoring, ggf. Re-Assessment)
- Evaluation (Wirksamkeitsprüfung, Qualitätssicherung)

Im Case Management werden Versorgungsangebote und Dienstleistungen mit Blick auf den Einzelfall erhoben, geplant, implementiert, koordiniert, überwacht und evaluiert.

Systemebene (Organisations- und Netzwerkebene)

- Die Organisationsebene beinhaltet die Gestaltung der Organisation, in die die Case ManagerInnen unmittelbar eingebunden sind. Die Organisation muss Strukturen aufweisen, die einzelfallorientiertes Case Management ermöglichen.
- Die Netzwerkebene beinhaltet die Schaffung und Pflege von Netzwerken und Kooperationen im Feld der Leistungsträger und Leistungserbringer.

Die Systemebene unterscheidet Case Management wesentlich von anderen Beratungsformen. Case Management hat den Anspruch, einzelfallübergreifend Einfluss auf die strategische und politische Ebene zu nehmen, um durch leistungsstarke Netzwerke und Versorgungsstrukturen individuellen Bedarfen mit entsprechenden Unterstützungsangeboten effektiv und effizient begegnen zu können.

Der bereits im Zuge der Definition von Case Management im Kapitel 2.1 skizzierte Handlungsrahmen des Case Managements wird im Kapitel 3 "Case Management in der Rehabilitation„ nochmals im Anwendungskontext Rehabilitation genauer dargestellt.

2.3 Individuelles Fallmanagement versus Standardversorgung

Case Management erfordert eine differenzierte Analyse der Problemsituation, eine individuelle Zielformulierung und eine bedarfsgerechte Planung der hinzuzuziehenden Leistungsangebote, damit der Prozess möglichst effektiv und effizient gestaltet werden kann. Dies ist naturgemäß nicht „mal eben" zu erledigen, sondern bedarf eines gewissen Zeitaufwands. Um dieser Anforderung in jeder Bedarfssituation auch in der geforderten Qualität gerecht werden zu können ist es erforderlich, dass alle anderen, weniger komplexen Problemsituationen mit möglichst geringem Koordinationsaufwand bedarfsorientiert „gemanaged" werden können.

Grob überschlagen sollten deutlich über 90% aller Leistungen in Form von Standardprogrammen erbracht werden, damit sich das Case Management auf die wirklich komplexen Problemlagen konzentrieren kann bei denen sich individuelle Vorgehensweisen jenseits „bekannter Pfade" erforderlich zeigen. Das ist natürlich stark vom Anwendungskontext des Case Managements abhängig.

Zur Unterstützung eines individuellen Fallmanagements ist es daher wichtig, dass das Versorgungssystem möglichst vernetzt aufgestellt ist. Es ist also erforderlich Standardprogramme aus miteinander harmonierenden Leistungspaketen aufzulegen, die bei ähnlich gelagerten Problemen die nötige Behandlung und Unterstützung leisten können. Diese Standardprogramme müssen durch Kooperationen und Verfahrensabsprachen festgelegt werden. Ein typisches Beispiel für solche Standardprogramme sind die Disease-Management-Programme (DMP) der Gesetzlichen Krankenversicherung. Disease-Management-Programme sind strukturierte Behandlungsprogramme, die chronisch erkrankten Menschen dabei helfen sollen ihre Lebensqualität und Teilhabe zu verbessern und langfristig zu erhalten.

Um diese Zusammenhänge zu veranschaulichen, dient die im Folgenden dargestellte Bausteinanalogie. Die Bausteine, die uns allen bekannt sein dürften, haben bestimmte Eigenschaften, die analog zu den Eigenschaften der genannten Standardprogramme stehen können: Sie sind klar definiert in Umfang und Größe, haben kompatible Schnittstellen und lassen sich passgenau aneinanderfügen. Sie ergänzen einander und ergeben sinnvoll kombiniert ein stimmiges Gesamtbild.

Das Häuschen im jeweils rechten Bildteil steht stellvertretend für den individuellen Bedarf einer Person. Diesen gilt es mit den vorhandenen Angeboten möglichst passgenau zu decken. Die weiteren Formen, die neben den Bausteinen in Abbildung 10 dargestellt sind, stehen für eine Vielzahl an Leistungsangeboten auf dem Markt, die nicht in Netzwerken organisiert und auch keine Bestandteile von koordinierten Leistungspakten sind. Es existieren keine oder lediglich inkompatible Schnittstellen.

Übersetzt bedeutet dies, dass gemeinsame Kommunikations-, Dokumentations- und Qualitätsstandards, wie in einem Netzwerk üblich bzw. erforderlich, nicht vorliegen.

Leistungsangebote „ungemanaged"

Vielfältige, unkoordinierte Leistungsangebote ohne kompatible Schnittstellen

Bedarf

kaum bedarfsorientiert

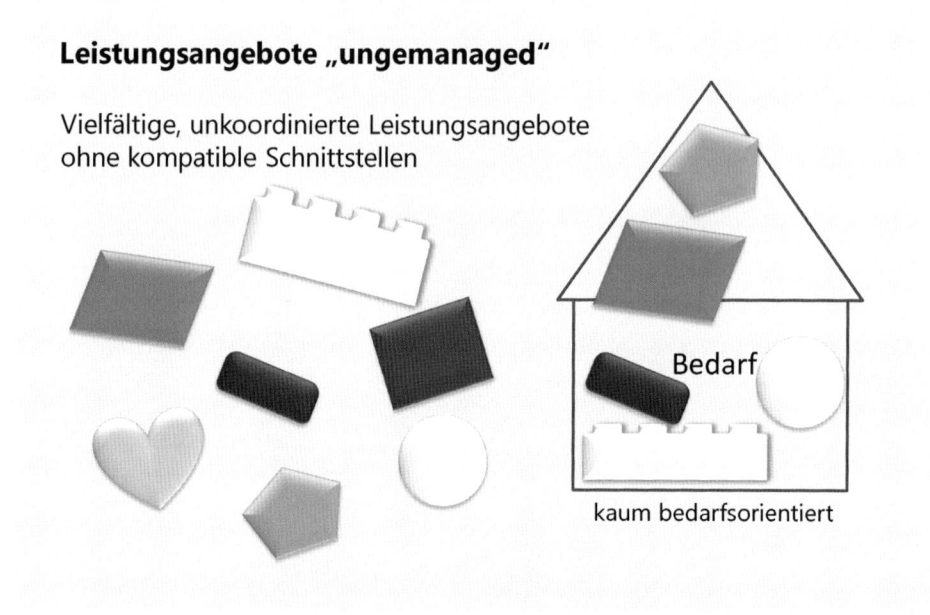

Abbildung 10: Unkoordinierte Leistungsangebote (eigene Darstellung)

Wird versucht aus diesen Angeboten ein passgenaues Leistungspaket zusammenzustellen, wird dies den Bedarf nur unter größerem Koordinationsaufwand und mit Lücken behaftet decken können. Diese zeigen sich vor allen in zeitlichen Verzögerungen in der Leistungserbringung und geringer Bedarfsorientierung.

Abbildung 11 stellt Leistungsangebote dar, deren Anbieter sich im Netzwerk organisiert haben und einheitliche Qualitätsstandards auf Struktur- und Prozessebene, wie Kommunikations-, Dokumentations- und Übergabestandards, definiert haben. Diese Standardangebote richten sich an spezielle Bedarfskonstellationen, die durch bestimmte Indikationen oder Problemsituationen gekennzeichnet sind.

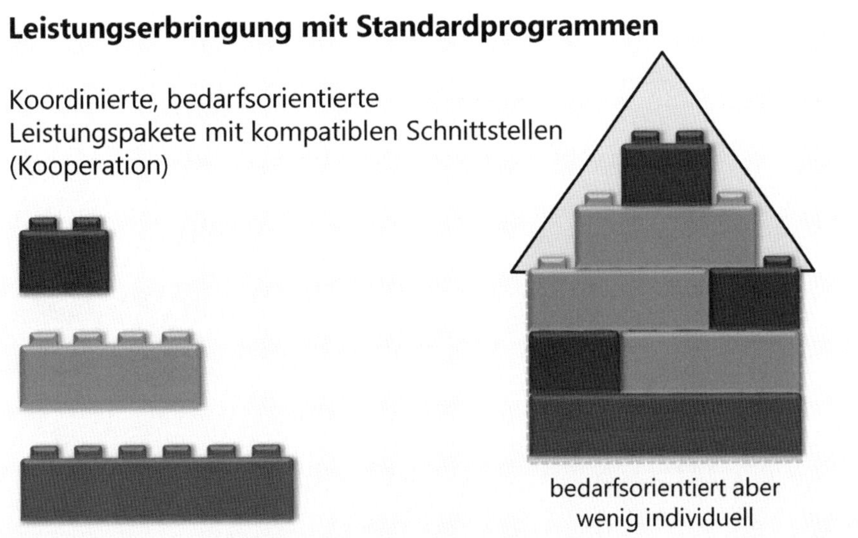

Leistungserbringung mit Standardprogrammen

Koordinierte, bedarfsorientierte
Leistungspakete mit kompatiblen Schnittstellen
(Kooperation)

bedarfsorientiert aber
wenig individuell

Abbildung 11: Standardprogramme mit kompatiblen Schnittstellen und Bedarfsorientierung (eigene Darstellung)

Typische Beispiele für solche Standardprogramme sind besagte Disease-Management-Programme der gesetzlichen Krankenversicherung oder auch Programme zur medizinisch-beruflich-orientierten Rehabilitation (MBOR), wie sie von der gesetzlichen Rentenversicherung vorgehalten werden.

Standardprogramme

Auch die gesetzliche Unfallversicherung hat diverse Standardprogramme im Angebot. Beispiele hierfür sind in Abbildung 12 dargestellt. Die GUV hat mit dem „Durchgangsarztverfahren" (DAV), dem „Verletzungsartenverfahren" (VAV) und dem „Schwerstverletzungsartenverfahren" (SAV) drei Programme definiert, die im Akutbereich zum Einsatz kommen. Abhängig von Art und Schwere der Verletzung kommt den RehabilitandInnen eines dieser drei Programme zugute. Auf Ebene der Strukturen und Prozesse sind darin spezielle Anforderungen an die leistenden Einrichtungen definiert.

	Akut →	Weiterbehandlung	
	Durchgangsarztverfahren (**DAV**)	Erweiterte Ambulante Physiotherapie (**EAP**) Psychotherapeutenverfahren (**PT**)	
	Verletzungsartenverfahren (**VAV**)	Berufsgenossenschaftliche Stationäre Weiterbehandlung (**BGSW**)	Arbeitsplatzbezogene Muskuloskelettale Rehabilitation (**ABMR**)
	Schwerstverletzungsartenverfahren (**SAV**)	Komplexe Station. Rehabilitation (**KSR**)	BGSW	ABMR

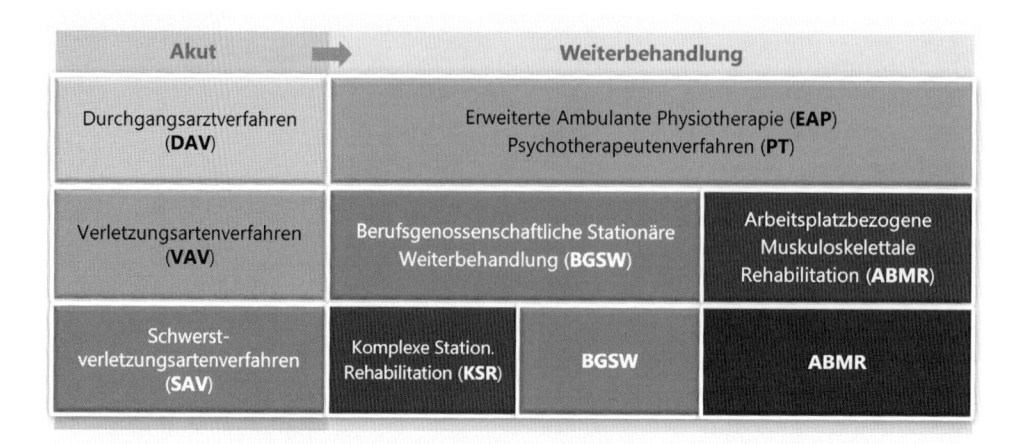

Abbildung 12: DAV, VAV und SAV- der gesetzlichen Unfallversicherung (eigene Darstellung in Anlehnung an Auhuber/Oberscheven/Kranig/Bühren)

Im Anschluss an die Akutphase kommen weitere Standardprogramme zum Einsatz. Das können stationäre Verfahren, wie die „Komplexe Stationäre Rehabilitation" (KSR) oder die „Berufsgenossenschaftliche Stationäre Weiterbehandlung" (BGSW) sein. Im ambulanten Bereich stehen die „Erweiterte Ambulante Physiotherapie" (EAP) und das Psychotherapeutenverfahren (PT) zur Verfügung. Sind während der medizinischen Rehabilitation bereits berufliche Aspekte zu beachten, kommt auch eine „Arbeitsplatzbezogene Muskuloskelettale Rehabilitation" (ABMR) in Frage, bei der im ambulanten oder stationären Bereich bestimmte beruflich relevante Fähig- und Fertigkeiten trainiert und geübt werden. All diese Programme verfügen über definierte Behandlungspfade, Dokumentationsvorgaben und Kommunikationswege der Leistungserbringer untereinander und mit der Verwaltung.

Case Management ist hochgradig individuell

Führen in komplexen Einzelfällen Standardprogramme nicht zum Ziel, ist eine individuelle Leistungserbringung im Sinne eines Case Managements angesagt. Hierbei werden die einzelnen Leistungsangebote bedarfsgerecht und hochgradig individuell zusammengestellt und koordiniert, um eine möglichst hohe Passgenauigkeit zu erreichen (Abbildung 13).

individuelle, bedarfsgerechte Leistungserbringung

Spezielle, individuell kombinierbare, koordinierte Leistungsangebote mit kompatiblen Schnittstellen im Netzwerk

bedarfsgerecht
hochgradig individuell

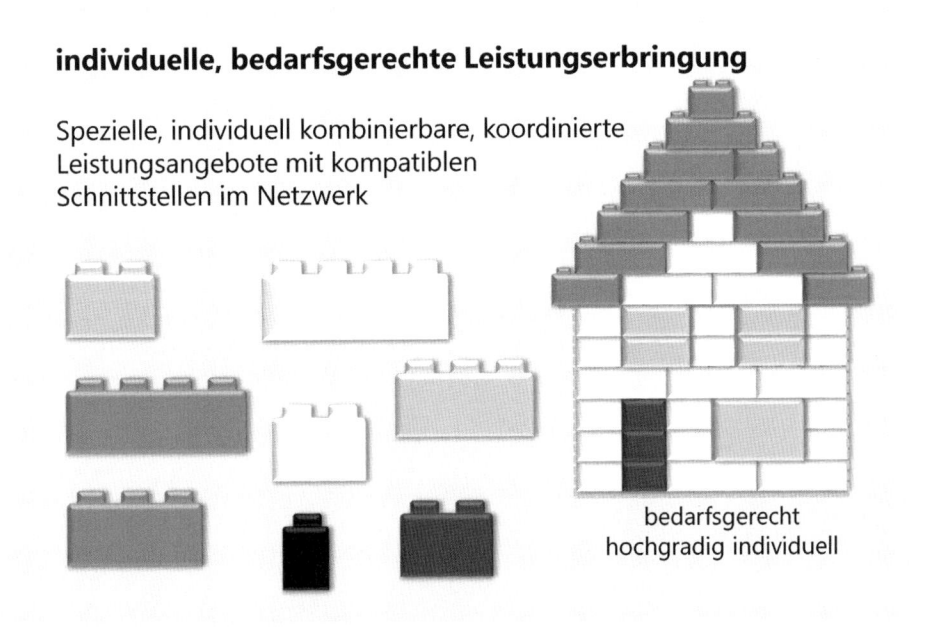

Abbildung 13: individuelle bedarfsgerechte Zusammenstellung kompatibler Leistungsangeboten (eigene Darstellung)

Das Besondere hierbei ist, dass uns all unsere Erfahrungswerte aus Einzelfällen, die wir zur Generierung effektiver und effizienter Standardprogramme einsetzen, im individuellen Einzelfall nur bedingt helfen können. Für die Ermittlung des individuellen Bedarfs im Einzelfall können diese Erfahrungswerte mitunter sogar schädlich sein. Denn es bedarf eines gehörigen Maßes an Professionalität der Case ManagerInnen, aufgrund von Erfahrungswerten nicht in ein völlig unprofessionelles Schubladendenken zu verfallen. Gewisse äußere Merkmale und bestimmte Kontextfaktoren einer Person, die vermeintlichen Mustern entsprechen und zu vorschnellen Schlüssen und Mutmaßungen verleiten wollen, können fatale Fehleinschätzungen nach sich ziehen. Woran erkennt man einen schlechten Case Manager? Daran, dass er sagt: „Mir reicht ein Blick, dann weiß ich schon Bescheid". Wenn ein „Klischee" bei 99 von 100 Menschen zutrifft, so haben wir aktuell vielleicht genau diesen einen 100sten vor uns. Dies herauszufinden macht das Intake im Case Management aus.

2.4 Der Ablauf des Case Managements

Grundsätzlich verläuft die Vorgehensweise im Case Management angelehnt an den in Abbildung 14 dargestellten Demingkreis.[23]

Der PDCA-Zyklus (Demingkreis)

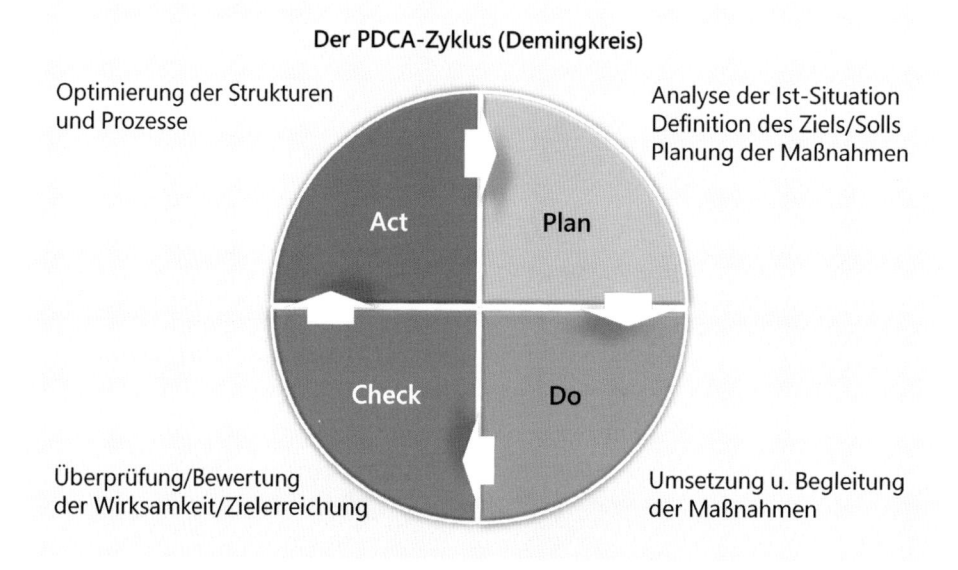

- Optimierung der Strukturen und Prozesse (Act)
- Analyse der Ist-Situation / Definition des Ziels/Solls / Planung der Maßnahmen (Plan)
- Überprüfung/Bewertung der Wirksamkeit/Zielerreichung (Check)
- Umsetzung u. Begleitung der Maßnahmen (Do)

Abbildung 14: Der Demingkreis nach Deming (eigene Darstellung)

PDCA-Zyklus

Der Demingkreis ist auch unter anderen Begriffen wie PDCA-Zyklus, Deming-Rad oder Shewhart Cycle bekannt und beschreibt einen drei- bzw. vierphasigen Prozess. Er stellt eine klassische Methode u. a. im Qualitäts- und Prozessmanagement bzw. in der Qualitätsentwicklung dar. Der amerikanische Physiker und Statistiker William Deming griff nach seinem Studium bei Walter Shewhart dessen Ideen auf, fügte dem dreistufigen Prozess Walter Shewharts einen weiteren Schritt hinzu und beeinflusste

---

[23] Deming, William Edwards: Out of the Crisis [1994]

in Folge das Qualitätsmanagement in prägender Weise. Die in Deutschland populärere Bezeichnung ist die Abkürzung PDCA-Zyklus, welche die vier Schritte des Zyklus darstellen.

P – Plan: In der Planungsphase werden Maßnahmen zur Qualitätsverbesserung entwickelt. Eine Bewertung der Ist-Situation wird vorgenommen und eine entsprechende Hypothese oder auch Strategie formuliert, um die zu erreichenden, messbaren Ziele genau zu definieren. Die akkurate Zielformulierung ist in dieser Phase von großer Bedeutung.

D – Do: In dieser Phase findet die Umsetzung der geplanten Verbesserungs- oder Lösungswege durch entsprechende Maßnahmen statt. Sind die geplanten Ziele erreicht, ist diese Phase abgeschlossen.

C – Check/Control: In dieser Phase wird der Erfolg der Maßnahmen überprüft. Hierzu wird der verbesserte Ist-Zustand analysiert und die Wirksamkeit der Korrektur überprüft. Erfolg vorausgesetzt, kann der nun verbesserte Zustand in einem nächsten Schritt als Standard eingeführt werden.

A – Act: Auf Grundlage des Check-Ergebnisses werden eventuelle Korrekturmaßnahmen eingeleitet. Standards werden neu definiert oder neue Strategien konstituiert.

Der Kreis endet niemals, sondern bewegt sich dreidimensional gedacht, wie in einer nach oben gewandten Spirale. Jedes Resultat eines durchlaufenden Kreises hebt die Entwicklung auf eine höhere Ebene. Auch wenn diese abstrakte Darstellung des PDCA-Zyklus profan und alltäglich klingt, ist dieser ein unverzichtbares Werkzeug im Sinne einer beständigen Optimierung der Prozesse. Sofern nacheinander fortwährend nur eine Verbesserung auf einmal den PDCA-Zyklus durchläuft, wird der Erfolg sich kontinuierlich einstellen.

Kontinuierliche Verbesserung

Der Phasenkreis des Case Managements basiert auf dem PDCA-Zyklus und stellt den Ablauf des Case Managements im Zusammenhang dar. In der Literatur finden sich verschiedene Darstellungsformen mit leicht unterschiedlich bezeichneten Phasen. Wir bedienen uns einer eigenen Darstellung, die erstmals im Jahr 2005 in die Lehre Einzug gehalten und sich dort bewährt hat.

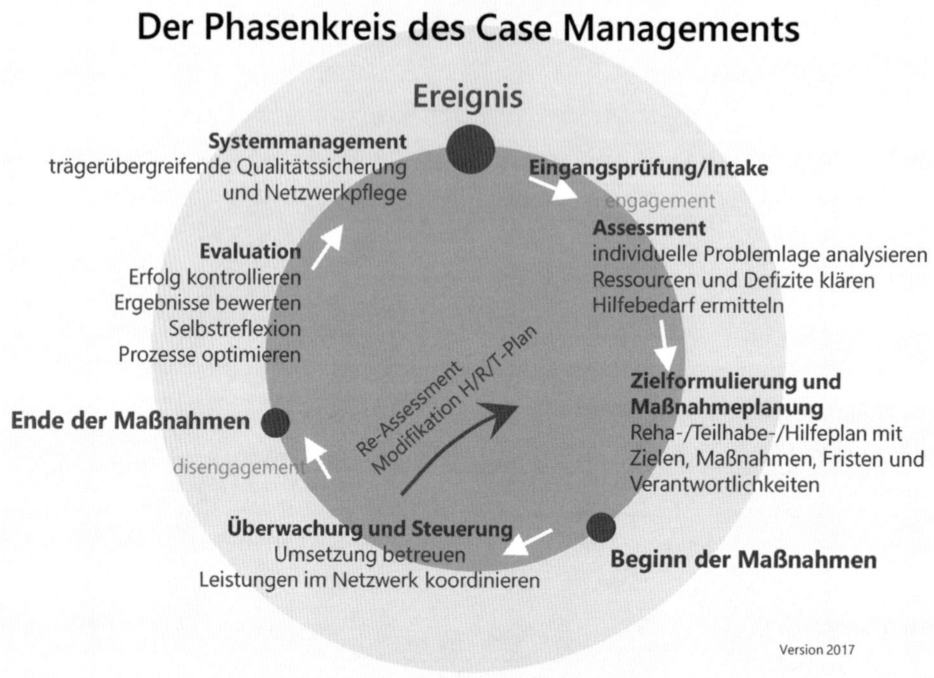

Der Phasenkreis des Case Managements

Ereignis

Systemmanagement
trägerübergreifende Qualitätssicherung und Netzwerkpflege

Eingangsprüfung/Intake
engagement

Assessment
individuelle Problemlage analysieren
Ressourcen und Defizite klären
Hilfebedarf ermitteln

Evaluation
Erfolg kontrollieren
Ergebnisse bewerten
Selbstreflexion
Prozesse optimieren

Re-Assessment
Modifikation H/R/T-Plan

Ende der Maßnahmen
disengagement

Zielformulierung und Maßnahmeplanung
Reha-/Teilhabe-/Hilfeplan mit Zielen, Maßnahmen, Fristen und Verantwortlichkeiten

Überwachung und Steuerung
Umsetzung betreuen
Leistungen im Netzwerk koordinieren

Beginn der Maßnahmen

Version 2017

Abbildung 15: Der Phasenkreis des Case Managements (eigene Darstellung)

fünf Phasen

Im Folgenden werden die einzelnen Phasen und Ablaufschritte im Case Management überblicksartig erläutert. Eine differenziertere Betrachtung findet sich direkt im Kontext der Rehabilitation im Kapitel 3.

Grundsätzlich gliedert sich das Case Management in fünf Phasen. Wobei die Phase „P" des Demingkreises hier in zwei Phasen, nämlich das „Assessment" und die „Zielformulierung und Maßnahmeplanung" unterteilt wird.

Intake oder Eingangsprüfung

Assessment

Im Anschluss an die „Eingangsprüfung" (auch „Intake"), die einen vorgeschalteten Verfahrensschritt darstellt innerhalb dessen geprüft wird, ob ein Case Management angezeigt ist oder nicht, folgt das „Assessment". Im Assessment wird ein objektives

Bild der Ist-Situation gezeichnet. Die vorliegende komplexe Problemlage wird sorgfältig analysiert und beurteilt (to assess = analysieren/beurteilen). Ebenfalls werden die Einschränkungen (Defizite) validiert und die persönlichen Ressourcen aufgedeckt, die für die anstehende Planung von Bedeutung sind. Der individuelle Hilfebedarf wird ermittelt.

Im Anschluss daran gilt es, die individuellen Ziele zu formulieren, die mit dem Case Management-Prozess erreicht werden sollen und Maßnahmen festzulegen, mit denen diese erreicht werden können. In einem Hilfe-, Reha, oder Teilhabeplan wird dies alles verbindlich festgehalten und mit Zeitangaben und Verantwortlichkeiten ergänzt und von den Beteiligten unterzeichnet.

Zielformulierung und Planung der Maßnahmen

Ist die Planung abgeschlossen folgt die Umsetzung. Während dieser wird der Prozess engmaschig überwacht. Mögliche Störfaktoren müssen frühzeitig erkannt werden, damit bei gefährdeter Zielerreichung im Zuge eines Re-Assessments rechtzeitig interveniert, die Situation neu beurteilt und der Prozess neu geplant werden kann. Die Leistungserbringung ist entsprechend transparent zu machen und zu koordinieren.

Überwachung und Steuerung

Nach Abschluss der Maßnahmen ist das Ergebnis zu evaluieren. Neben der Effektivität des Vorgehens und der Zufriedenheit der Beteiligten ist auch ein Blick auf die Effizienz zu werfen. Zudem ist eine Selbstreflexion der Arbeit der Case ManagerInnen angezeigt und die Frage zu beantworten, ob die Vorgehensweise auf der Fallebene in Zukunft möglicherweise anzupassen ist.

Evaluation

Abschließend muss darauf aufbauend überprüft werden, ob gegebenenfalls Prozesse oder Strukturen auf der Organisations- oder der Netzwerkebene zu optimieren sind? Wurden Absprachen eingehalten und hat die Übergabe an den Schnittstellen reibungslos funktioniert? Funktionieren die gewählten Kommunikationswege und Dokumentationsinstrumente? Wie hat sich die trägerübergreifende Zusammenarbeit dargestellt, sofern dies von Belang war?

Netzwerk und Systemmanagement

Von Bedeutung ist ebenfalls die Nachhaltigkeit des Case Managements. Auch über das Ende der Maßnahmen hinaus ist zu prüfen, ob das erreichte Ziel auch dauerhaft Bestand hat.

Die gewonnenen Erkenntnisse und Optimierungen dienen im Sinne eines kontinuierlichen Verbesserungsprozesses dazu, die Arbeit im Case Management fortwährend weiter zu entwickeln und flexibel auf Veränderungen in der Versorgungslandschaft reagieren zu können.

2.5 Rollen, Funktionen und Aufgaben im Case Management

2.5.1 Die Rollen und Funktionen

Charakteristisch für ein Case Management ist, dass die Fallverantwortung und Koordination in den Händen einer Person und zwar der Case Managerin bzw. dem Case Manager liegt, die allen Beteiligten als AnsprechpartnerIn bekannt ist und allgemein akzeptiert wird. Dabei kommen den Case ManagerInnen situationsbedingt vier verschiedene Funktionen zu. Dafür nehmen sie die Rollen des Unterstützers (supporter), des Fürsprechers (advocate), des Maklers (broker) und des Zuweisers oder Auswählers (gate keeper) ein.[24]

vier Rollen

Keine dieser vier Rollen ist in der Praxis des Case Managements in Reinform anzutreffen. Vielmehr werden diese – miteinander teilweise konkurrierenden – Kernfunktionen je nach Situation miteinander kombiniert und unterschiedlich gewichtet. Die Akzentuierung der Rolle richtet sich nach den Erfordernissen der Situation sowie den Möglichkeiten und Grenzen der RehabilitandInnen und deren Umfeld.

Der Unterstützer (supporter)

Der Unterstützer liefert im Innenverhältnis zu den RehabilitandInnen die notwendige Unterstützung im Sinne eines Empowerments. Wichtige Aufgaben sind das Mutmachen und die Hilfe bei der Entwicklung von Perspektiven. Der Unterstützer fungiert

---

[24] Wendt, Wolf Rainer: Case Management im Sozial- und Gesundheitswesen, S. 190 [2014]; Ewers, Michael: Case Management in Theorie und Praxis [2005], S. 63ff; Wouters, Harry: Case Management [2008], S. 57

als Zuhörer und Coach. Er hilft die problematische Situation zu analysieren, realistische Ziele zu definieren und Bewältigungsstrategien zu entwickeln.

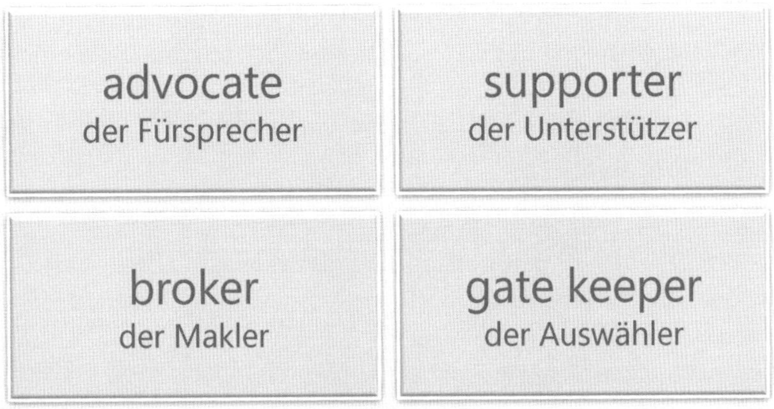

advocate	supporter
der Fürsprecher	der Unterstützer
broker	gate keeper
der Makler	der Auswähler

Abbildung 16: Die Rollen/Funktionen der Case ManagerInnen

Diese Rolle ist beispielsweise bei der Erstellung eines Teilhabeplans in Kooperation mit den KlientInnen, wo es um die Entwicklung neuer Ziele und zugehöriger Umsetzungsstrategien geht, oder bei der ggf. notwendigen Motivation der KlientInnen zur Kontaktaufnahme mit dem Arbeitgeber oder mit Beratungsstellen von Bedeutung.

Der Fürsprecher (advocate)

Die Rolle des Fürsprechers ist nach außen gerichtet und wird eingenommen, wenn es für die RehabilitandInnen berechtige Ansprüche geltend zu machen oder unberechtigte Forderungen abzuwehren gilt. Diese Rolle ist beispielsweise im Kontakt mit dem Arbeitgeber, wenn die Klärung von Konfliktsituationen oder die Erörterung von Möglichkeiten zur Gestaltung des Arbeitsplatzes oder der Arbeitsumgebung im Mittelpunkt steht, von Bedeutung. Der Fürsprecher unterstützt bei der Kommunikation mit den Behörden.

Der Makler (broker)

Der Makler kennt die Versorgungslandschaft und eröffnet den RehabilitandInnen den Zugang zu den benötigten Angeboten und koordiniert deren Zusammenwirken. Dies umfasst zum Beispiel die Planung und Initiierung von Kontakten mit Kooperationspartnern wie beispielsweise dem Arbeitgeber, anderen Sozialleistungsträgern, Beratungsstellen oder Selbsthilfegruppen. Bei Bedarf erschließt der Makler neue Angebote und erweitert somit das Netzwerk.

Der Auswähler oder Zuweiser (gate keeper)

Der Auswähler sorgt dafür, dass ausschließlich qualitätsgesicherte und zielführende Angebote zur Auswahl kommen und verhindert Investitionen mit geringer Effizienz und Effektivität. Er vermeidet zudem Unter- bzw. Überversorgung.

2.5.2 Die Aufgaben

Innerhalb der Rollen übernehmen die Case ManagerInnen spezifische Aufgaben, die sich aus der Vorgehensweise im Case Management ableiten lassen. Zu diesen Aufgaben gehören im Wesentlichen:

Beratung als zentrale Aufgabe

Als Kernaufgabe im Case Management ist zunächst die Beratung zu Fragen der Rehabilitation und Teilhabe zu nennen, wobei insbesondere auch trägerübergreifende Aspekte zu berücksichtigen sind. Im Einzelnen beinhaltet dies die Erstberatung von RehabilitandInnen u. a. zur Ermittlung eines über eine medizinische „Standard"-Reha-Maßnahme hinausgehenden weiterführenden Rehabilitationsbedarfs. Hierzu ist auch der qualifizierte Einsatz von Screening-instrumenten erforderlich. Weitergehend sind bei komplexen Problemlagen individuell ausgestaltete Beratungen mit vertrauensbildendem, planendem und motivierendem Charakter durchzuführen.

Vor-Ort-Besuche mit Analysen und Beratungen in Betrieben, bei den RehabilitandInnen und bei Kooperationspartnern sind während des gesamten Case Managements obligatorisch.

Das Thema „Beratung" wird aufgrund seiner Relevanz für das Case Management im Kapitel 2.7 genauer beleuchtet.

Durchführung und Auswertung von Assessments

Eine weitere Aufgabe besteht in der Durchführung und Ergebnisanalyse von Assessments zur Ermittlung eines Unterstützungsbedarfs, insbesondere bei beruflichen Fragestellungen. Dazu zählt auch die Erhebung von Tätigkeitsprofilen und deren Vergleich mit den Fähigkeiten der RehabilitandInnen.

Zielformulierung und Maßnahmenplanung in interdisziplinären Teams

Bei der Reha- bzw. Teilhabeplanung sind im interdisziplinären Austausch die konsensuale Erarbeitung von Rehabilitationszielen und die Diskussion und Auswahl geeigneter Maßnahmen erforderlich und deren Durchführung zu planen. Im Zuge dessen gehören die Kontaktaufnahme zu Kooperationspartnern, nach Bedarf auch einzelfallabhängig eine Erweiterung der Angebote im Netzwerk, die Initiierung und die Moderation von Reha- bzw. Teilhabekonferenzen sowie die Erstellung individueller Reha- bzw. Teilhabepläne zu den Kernaufgaben der Case ManagerInnen.

Überwachung und Steuerung von Reha-Prozessen

Während der Durchführung der geplanten Maßnahmen steht die Steuerung und Überwachung des Rehabilitationsprozesses im Vordergrund. In einem kommunikativen Prozess gilt es stetig einen Soll-Ist-Abgleich durchzuführen und gegebenenfalls intervenierend tätig zu werden. Hierzu müssen mitunter kurzfristig verantwortungsvolle Entscheidungen getroffen werden.

Qualitätssicherung

Im Anschluss an den einzelnen Reha-Prozess ist eine Qualitätsprüfung durchzuführen. Die Effektivität und Effizienz der erbrachten Leistungen ist zu bewerten und die Qualität auf Struktur-, Prozess- und Ergebnisebene zu prüfen.

Netzwerkmanagement

Zur Sicherstellung einer zügigen, nahtlosen und qualitätsvollen Leistungserbringung sind der Aufbau und die Pflege von Kooperationen mit Leistungsträgern und Leistungserbringern im Sinne eines Netzwerks erforderlich.

Eine weitere bedeutsame Aufgabe stellen der Aufbau und die Pflege von Kontakten zu Arbeitgebern der Region dar. Hier ist auch eine Beratung und Unterstützung von Unternehmen bei der (Wieder-)Eingliederung von Arbeitnehmern unter Nutzung der o. g. Netzwerke zu nennen.

2.6 Überblick über die von Case ManagerInnen benötigten Kompetenzen und Schlüsselqualifikationen

2.6.1 Die individuelle Handlungskompetenz

Die dargestellten Aufgaben in der Beratung, und Koordination des Case Management-Prozesses erfordern von Case ManagerInnen eine umfassende Handlungskompetenz, die sich aus Fach- bzw. Sach- und Systemkompetenz, aus Methodenkompetenz sowie aus Sozial- und Selbstkompetenz zusammensetzt.[25] Im Folgenden soll dargelegt werden, welche speziellen Kompetenzbausteine sich damit verbinden.

Fachkompetenz (Sach- und Systemkompetenz)

Zur Fachkompetenz gehört fachspezifisches Wissen, wie das Wissen über Hintergründe und Rahmenbedingungen des Case Managements, die Kenntnis der Leitprinzipien, das Wissen über die verschiedenen Phasen des Case Managements und deren Ablauf, das Wissen über lokale, regionale und auch überregionale Netzwerke, Kenntnisse organisationsspezifischer und auch sozialer Strukturen und Prozesse und nicht zuletzt kulturelle Kompetenzen. Ebenso gehören zum Fachwissen die Kenntnisse der

---

[25] Pape, Rudolf: Case Management im Krankenhaus [2008], S. 105

eigenen Aufgaben und Rollen sowie Grundlagen des Sozialrechts und zum Datenschutz.

Case ManagerInnen sind vor allem Generalisten. Sie müssen über breites Grundlagenwissen quer durch verschiedene fachliche Disziplinen verfügen, dies aber wiederum nicht bis ins kleinste Detail. Das Wissen muss insoweit ausgeprägt sein, dass die Kompetenzen anderer am Case Management-Prozess beteiligter Professionen richtig eingeschätzt und zum richtigen Zeitpunkt hinzugezogen werden können.

Methodenkompetenz

Die Methodenkompetenz umfasst allem voran die Beratungskompetenz. Des Weiteren sind Moderationskompetenz und Steuerungskompetenz, die Kompetenz zur Nutzung von Instrumenten und zur Umsetzung der Dokumentationsanforderungen und zum ziel- und ergebnisorientierten Handeln erforderlich. Dies beinhaltet Techniken der Problemanalyse, der Zielformulierung, der Konstruktion von Netzwerken, der Kommunikation und Moderation sowie dem Wissensmanagement und der Evaluation.

Sozialkompetenz

Die Sozialkompetenz umfasst eine wertschätzende Grundhaltung, kommunikative Kompetenz, ein empathisches Wesen, eine kooperative Grundhaltung, Verhandlungsgeschick sowie auch Zuverlässigkeit und Verbindlichkeit. Zudem gehört dazu die Kompetenz zur Teamarbeit und die Kompetenz die Umsetzung von Case Management im Rahmen der Organisation zu fördern.

Case ManagerInnen müssen mit anderen Menschen in einer der jeweiligen Situation entsprechenden Art und Weise kommunizieren und das Gleichgewicht zwischen allen in einer Handlungssituation vorliegenden Interessen herstellen können.

Selbstkompetenz

Zur Selbstkompetenz auch Selbstwirksamkeit und Selbstüberzeugtheit letztendlich lassen sich die Rollensicherheit als Case ManagerIn, insbesondere psychische Belastungsfähigkeit, eine selbstkritische und reflektierte Haltung, eine Fähigkeit zur Selbstorganisation und die Bereitschaft zur Selbstreflexion zählen.

Case ManagerInnen benötigen Selbstsicherheit und Selbstbewusstsein ohne „den Boden unter den Füßen zu verlieren". Wichtig ist das Erkennen von Möglichkeiten und Grenzen der eigenen Person.

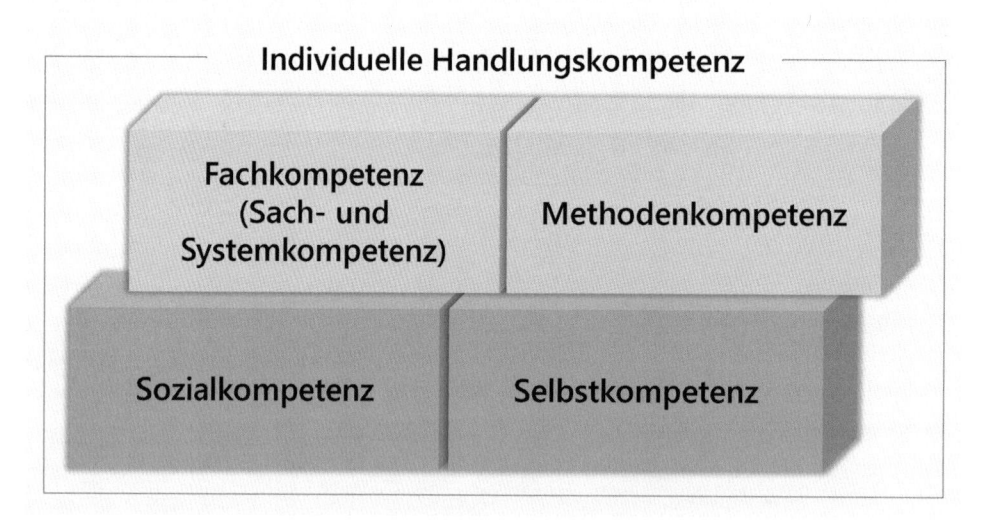

Abbildung 17: Die Individuelle Handlungskompetenz

2.6.2 Schlüsselqualifikationen

Schlüsselqualifikationen bezeichnen Fähigkeiten, die es einem Menschen ermöglichen, sich situationsgerecht zu geben und entsprechend handeln zu können.

Schlüsselqualifikationen können als die elementare Voraussetzung für die Entwicklung einer individuellen Handlungskompetenz angesehen werden.

Ein kleiner Exkurs in die Arbeitswissenschaft soll an dieser Stelle die Bedeutungen der Begriffe Fähigkeiten und Fertigkeiten erläutern, da diese umgangssprachlich oftmals nicht korrekt gehandhabt werden, sie aber in unserem Kontext von Bedeutung sind.

Fähigkeiten sind demnach angeboren und können trainiert werden, während Fertigkeiten erlernte Kompetenzen darstellen, die geübt werden können.

Fähigkeiten und Fertigkeiten

Bei der Körperfunktion „Sehen" handelt es sich um eine angeborene Fähigkeit, die bereits im Säuglingsalter durch Training verbessert wird. „Lesen" hingegen ist eine Fertigkeit, die erlernt werden muss und durch Übung verbessert werden kann. Voraussetzung dafür ist in der Regel die Fähigkeit „Sehen".

Es gibt verschiedene Modelle, um Schlüsselqualifikationen zu kategorisieren und zu definieren. Im Folgenden befassen wir uns mit den Schlüsselqualifikationen, wie sie in den Instrumenten IMBA und MELBA definiert sind. Bei IMBA (Integration von Menschen mit Behinderung in die Arbeitswelt) und MELBA (Merkmalprofile zur Eingliederung Leistungsgewandelter und Behinderter in Arbeit) handelt es sich um im Auftrag der für Soziales zuständigen Bundesministerien entwickelte Profilvergleichsinstrumente, die einen Abgleich von menschlichen Fähigkeiten mit den Anforderungen einer Tätigkeit ermöglichen. Sie dienen der Ermittlung eines Handlungsbedarfs in Hinblick auf die Anpassung der Arbeit an die Fähigkeiten eines Menschen und eine beruflich orientierte medizinische Rehabilitation zur Verbesserung der individuellen Fähigkeiten.[26] Die Anwendung von IMBA als Instrument in der medizinisch-beruflichen Rehabilitation oder im Kontext der Erbringung von Leistungen zur Teilhabe am Arbeitsleben bedarf einer Einführung in den Umgang mit den Instrumenten in Form einer Schulung, damit die grundlegenden Zusammenhänge und die Bedeutung der gemeinsamen Sprache deutlich werden.

IMBA und MELBA

---

[26] vgl. http://www.talentplus.de/lexikon/P/profilmethode.html [Stand: Mai 2017]

In diesem Lehrbuch dienen die innerhalb dieser Instrumente definierten Schlüsselqualifikationen zunächst einmal dazu, die Anforderungen differenziert zu beschreiben, die die oben genannten Funktionen und Aufgaben an Case ManagerInnen stellen.

Schlüsselqualifikationen lassen sich nach IMBA/MELBA in 29 tätigkeitsrelevante und behinderungsbezogene Merkmale untergliedern, die wiederum fünf Bereichen zugeordnet sind:

- *Kognitive Merkmale:* Arbeitsplanung, Auffassung, Aufmerksamkeit, Konzentration, Lernen/Merken, Problemlösen, Umstellung, Vorstellung
- *Soziale Merkmale:* Durchsetzung, Führungsfähigkeit, Kontaktfähigkeit, Kritikfähigkeit, Kritisierbarkeit, Teamarbeit
- *Art der Arbeitsführung:* Ausdauer, Kritische Kontrolle, Misserfolgstoleranz, Ordnungsbereitschaft, Pünktlichkeit, Selbstständigkeit, Sorgfalt, Verantwortung
- *Psychomotorische Merkmale:* Reaktionsgeschwindigkeit, Feinmotorik, Antrieb
- *Kulturtechniken/Kommunikation:* Lesen, Rechnen, Schreiben, Sprechen

Unter strenger Beachtung der jeweiligen Definitionen (siehe Kapitel 5.4) der einzelnen Merkmale und der Beurteilungshilfen, lassen sich diese Merkmale nach einem fünfstufigen Schlüssel beurteilen, der die folgenden Stufen umfasst:

- 1 „sehr gering"
- 2 „gering"
- 3 „durchschnittlich"
- 4 „hoch"
- 5 „sehr hoch"

Demnach stellt die Tätigkeit des Case Managements bei wenigen Ausnahmen überwiegend hohe Anforderungen an Case ManagerInnen und bei den Merkmalen „Kontaktfähigkeit" und „Problemlösen" sogar sehr hohe Anforderungen.

2.7 Beratungskompetenz als zentrale Kernkompetenz

Beratungskompetenz ist neben dem Management von Netzwerken die entscheidende Kernkompetenz im Case Management. Wenn von Beratung gesprochen wird, muss, der Klarheit geschuldet, zunächst aber definiert werden, was darunter genau zu verstehen ist. Denn es gibt durchaus ähnliche, angrenzende Unterstützungsformen. Dies sind zum einen die Information und zum anderen die Therapie oder auch die Erziehung. Information und Therapie sind der Beratung in Elementen ähnlich, wobei die Information sicher auch Bestandteil einer Beratung ist, die Therapie aber geht über Beratung deutlich hinaus. Dies soll im Folgenden genauer betrachtet werden

Die gesetzliche Grundlage für die Beratung im Case Management im Kontext der Rehabilitation bildet der §14 SGB I Beratung. Dort heißt es, dass jede und jeder Anspruch auf Beratung über seine Rechte und Pflichten hat. Zuständig für die Beratung sind die Leistungsträger, denen gegenüber die Rechte geltend zu machen oder die Pflichten zu erfüllen sind. Etwas konkreter wird dies im SGB IX: Nach §12 i. V. mit den §§1 und 4 SGB IX sind die Rehabilitationsträger verantwortlich, dass Beratung geleistet wird mit den Aufgaben Einschränkungen zu vermeiden und deren Folgen zu mildern, die Teilhabe am Arbeitsleben zu sichern, die persönliche Entwicklung zu fördern. Dies mit dem Ziel, dass die selbstbestimmte Teilhabe am Leben in der Gesellschaft gesichert ist.

Definition von Beratung

Beratung bedeutet, dass einem Menschen in einer bestimmten Situation etwas gegeben wird, was er in seinem eigenen Interesse als neue Handlungsoption, Wissenszuwachs oder als eine Kombination aus beiden Komponenten nutzen kann. Beratung ist eine mannigfaltige, immerfort variierende und durch viele interne und externe Parameter beeinflusste Form der Hilfe. Immer dann, wenn es um Entscheidungen und die Bewältigung von Problemen und Krisen innerhalb individueller Lebensgestaltung oder auch existentieller sozialer Integration geht, kann Beratung ein sinnvolles Unterstützungsangebot darstellen.

Wissenszuwachs und Handlungsoptionen

In manchen Bereichen sind die Abgrenzungskriterien zwischen Information, Beratung und Therapie sehr schwer zu formulieren. In vielen Fällen sind die Übergänge fließend und werden auch bewusst zum Wohle des Individuums fließend praktiziert. In Tabelle

Abgrenzung von Information, Beratung und Therapie

1 sind charakteristische Abgrenzungsmerkmale von Information, Beratung und Therapie gegenübergestellt.

Den Anlass für eine Beratung stellt in der Regel ein nicht unerheblicher Problemdruck in einer Lebenssituation dar für dessen Lösung eine einfache Information nicht ausreichend wirkt. Bei einer Erkrankung hingegen, die mit einem Leidensdruck einhergeht, ist die Beratung alleine nicht zielführend. Hier bedarf es therapeutischer Interventionen.

AdressatInnen der Beratung lassen sich insofern am ehesten als KlientIn oder KundIn verstehen, gegenüber den InteressentInnen oder den Informationsbedürftigen bei der Information oder den PatientInnen in der Therapie.

Information ist unidirektional

Die Information ist in der Regel unidirektional ausgerichtet. Das heißt, die informierenden Personen erfahren nicht mehr über die AdressatInnen als die konkrete Fragestellung. Bei der Beratung und Therapie hingegen werden weitergehende Informationen benötigt, um eine Einschätzung und Beurteilung der benötigten Unterstützungsleistung vornehmen zu können. Sie sind also bidirektional ausgerichtet. Die Therapie wirkt über die Beratung hinaus quasi „invasiv". TherapeutInnen nehmen auf den Körper und die Psyche ihrer PatientInnen unmittelbar Einfluss, während Berater zur Selbstwirksamkeit verhelfen und Hilfe zur Selbsthilfe leisten.

Beratung ist bidirektional

Beratung unterstützt den Prozess der Problembewältigung durch Förderung der Fähigkeiten und Fertigkeiten und somit der Kompetenzen. Die Verbesserung der Gesundheit in psychischer und physischer Hinsicht ist Aufgabe der Therapie. Eine Information hat lediglich die Weitergabe von Wissensbestandteilen zur Aufgabe.

verschiedene Ziele

Ziele sind bei der Information, dass das Wissen wie gewünscht erweitert ist, bei der Beratung, dass die ursprüngliche Problemsituation erfolgreich bewältigt ist und bei der Therapie, dass der bestmögliche Gesundheitszustand erreicht und soweit wie möglich stabilisiert ist.

Tabelle 1: Abgrenzungsmerkmale von Information, Beratung und Therapie

	Information	Beratung	Therapie
Anlass	Wissensdefizit	Problemdruck	Krankheit, Leidensdruck
Rolle des Adressaten	Informationsbedürftige/r InteressentIn	KlientIn, KundIn	PatientIn
Charakter	orientierend, unidirektional	unterstützend/ begleitend bidirektional	heilend/kurativ „invasiv" bidirektional
Aufgabe	Weitergabe von Wissen	Unterstützung durch Erarbeitung von Bewältigungsstrategien und Kompetenzförder.	Verbesserung der Gesundheit (physisch und psychisch),
Ziel	Wissen ist erweitert	Fähigkeiten und Fertigkeiten zur individuellen Problembewältigung sind vorhanden	bestmöglicher Gesundheitszustand ist erreicht
Dauer	punktuell	kurz- bis mittelfristig, zeitlich begrenzt	mittel- bis langfristig, ggf. unbegrenzt

Die Dauer betreffend ist ein Informationsprozess zeitlich eng begrenzt. Er findet in der Regel zu einem Zeitpunkt statt und ist auf wenige Sekunden bis hin zu einigen Stunden begrenzt. Ein Beratungsprozess hingegen ist deutlich längerfristiger ausgelegt. Bei sehr komplexen Problemlagen kann er auch mehrere Jahre dauern. Wichtig jedoch ist festzuhalten, dass ein Beratungsprozess immer mittelfristig beendet wird.

Eine Therapie kann dagegen nach Bedarf mitunter bis an das Lebensende erforderlich bleiben.

Im Case Management sind Information und Beratung fest verankert. Die Beratung steht dabei im Vordergrund. Es ist aber eine wichtige Aufgabe im Case Management bei Bedarf rechtzeitig die richtigen Therapien zu initiieren. Im Folgenden wird daher ein vertiefender Blick auf das Zusammenspiel von Beratung und Psychotherapie geworfen.

2.7.1 Beratung in Abgrenzung zur Psychotherapie

Generell und ohne Anspruch auf Vollständigkeit kann gesagt werden, dass Beratung auf die Lösung eines unmissverständlich klar skizzierten Problems abzielt. „Psychotherapie" strebt in die Richtung, Veränderungen im Individuum hervorzurufen, die es selbst und seinen Bezug zu seiner Umwelt betreffen.

Aber so einfach kann keine Definition gefunden werden; es treten noch einige Aspekte hinzu:

- Beide können sich an dieselbe Zielgruppe bzw. Zielperson wenden.
- Vertrauen, Verschwiegenheit und gegenseitige Akzeptanz ist das Fundament jeder Form von Beratung und jedem psychologischen Hilfsangebot.
- Die Grundlage der Beratung als auch der Therapie ist eine professionelle Helferbeziehung.

Beratung und Therapie setzen ein bestimmtes Konzept und eine spezielle Wahrnehmung des Menschenbildes voraus. Aus diesen grundsätzlichen Gemeinsamkeiten kann jedoch keine allgemeingültige Definition abgeleitet werden, da es durchaus unterschiedliche Konzepte und Menschenbilder gibt, die diesen Konzepten zugrunde liegen.

Professionelle Beratung und Therapie sind gekennzeichnet durch eine Helferbeziehung zwischen BeraterIn bzw. TherapeutIn und KlientIn. Da es sich um eine Helferbeziehung handelt, muss zwangsläufig ein bestimmtes Menschenbild als auch Bild der Gesellschaft zugrunde gelegt werden.

Eine professionelle Helferbeziehung erfordert immer ein gewisses Maß an Freiwilligkeit und Bereitschaft seitens der KlientInnen, Selbstverantwortung zu übernehmen. Beratung und Therapie beschränken sich lediglich auf einen Teilaspekt des Individuums. Eine vollkommen ganzheitliche Betrachtung wäre nicht zielführend. Helfende laufen Gefahr in unprofessionelles Handeln zu verfallen, würden sie die Erwartung haben, die KlientInnen seien nach Abschluss der Therapie oder Beratung in aller psychischer und physischer Gesamtheit gesund, wiederhergestellt und freudestrahlend. In weiten Teilen sind Methoden und Techniken aus der jeweils anderen Profession entlehnt, die sich im weiteren Prozess in Wirkungsstärke und Intensität bei der Anwendung unterscheiden. Psychotherapie und Beratung teilen sich die Gemeinsamkeit der professionellen Gesprächsführung

Beratung und Therapie fordern Freiwilligkeit und Bereitschaft

Beratung setzt voraus, dass die BeratungsempfängerInnen über ein gewisses Maß an Selbstständigkeit und Mündigkeit verfügt als auch eine Art ExpertInnen des eigenen Selbst bzw. ihrer Interessen und Angelegenheiten sind.

Genau hier liegt auch das Abgrenzungskriterium zur Therapie: Die Durchführung einer Therapie setzt voraus, dass diese Souveränität im Eintreten für die eigenen Interessen und Belange in dieser Stärke nicht gegeben ist. Einige Therapieformen erzeugen zunächst bewusst eine bestimmte Art der Leere und Schwäche, um dort therapeutisch tätig zu werden. Allerdings wird, ganz generell gesagt, Beratung als die kleinere Variante der Therapie betrachtet. Andersherum wird Therapie als hochspezialisierte Variante einer professionellen Beratung betrachtet. Jede Schule besitzt ein eigenes Verständnis von Gemeinsamkeit und Abgrenzung von und zu anderen Schulen, das konsequenterweise nur innerhalb der eigenen Gültigkeit hat.

Ein bedeutsames Abgrenzungskriterium ist der Aspekt der Heilung. Zunächst nur Therapie und Beratung betrachtet, ist es Ziel der Therapie, ein Individuum zu heilen, wohingegen die Beratung dies nicht vermag, aber auch nicht intendiert.

Die Indikation einer Psychotherapie ist durch die Notwendigkeit der KlientInnen angezeigt, Hilfe von außen annehmen zu müssen, da Selbststeuerungsmechanismen nicht mehr ausreichen, um ein Problem selbstständig lösen zu können.

2.7.2 Verschiedene Typen von Beratung

psychoanalytisch

Bei der psychoanalytisch-orientierten Beratung[27] liegt der Ansatz in der individuellen Biographie des Individuums. Zentrale Annahme ist, dass die Vergangenheit sich in Gegenwart und Zukunft prägend und formgebend niederschlägt.

klientenzentriert

Die Basis der klientenzentrierten Beratung bilden (Selbst-)Kongruenz,[28] Empathie und Wertschätzung sowie bedingungsfreie Akzeptanz auf beiden Seiten. Dieser Ansatz befindet sich auf der Grenze zwischen Therapieführung und Lebens- bzw. Beziehungsphilosophie.

verhaltenstheoretisch

Die verhaltenstheoretische Beratung[29] richtet sich an den Lerntheorien aus, d. h., dass jedes Verhalten erlernt ist und die Bedingungen der inneren und äußeren Welt dergestalt verändert werden müssen, dass die Verhaltensschwierigkeiten und Denkmuster sich verlieren oder nachlassen bzw. sich das Verhalten entsprechend verändert.

systemisch

Systemische Ansätze der Beratung betrachten das Individuum im System der menschlichen Beziehungsgefüge und des sozialen Netzes. KlientInnen werden als selbstständige ExpertInnen in eigener Sache gesehen und behandelt und alle förderlichen Aspekte der inneren und äußeren Welt in den Fokus genommen. Im Prozess der systemischen Beratung werden keine Lösungen vorgegeben, sondern es wird davon ausgegangen, dass KlientInnen im Prozess eigenständig Lösungswege herausfinden können.[30]

---

[27] Schnoor, Heike: Psychodynamische Beratung [2011], S.21ff; Nußbeck, Susanne: Einführung in die Beratungspsychologie [2014], S.20ff. Auch benannt als personenzentrierte oder nicht-direktive Beratung

[28] Übereinstimmung von Fühlen, Denken und Handeln; Modell nach Carl Rogers; Rogers, Carl Ransom: Die klientenzentrierte Gesprächspsychotherapie [1972]; ebd.: Der neue Mensch [2015]

[29] Nußbeck, Susanne: Einführung in die Beratungspsychologie [2014], S.20ff

[30] Brüggemann, Helga: Systemische Beratung in fünf Gängen [2006], S.14ff; Schweizer, Jochen: Lehrbuch der systemischen Therapie und Beratung I [2003], S.53ff

Lösungsorientiert beraten bedeutet, dass KlientInnen durch spezielle Fragetechniken in die Lage versetzt werden, die Lösung selbst entdecken zu können. Dabei orientieren sich die BeraterInnen primär an den Stärken und Ressourcen der Person und demotivieren sie nicht durch die Konfrontation mit ihren Schwächen und Defiziten.

Es lassen sich in allen Bereichen Überschneidungen oder Weiterentwicklungen feststellen. Die systemischen Aspekte fanden historisch zuerst Anwendung in der Therapie, wurden dann auf die Beratung erweitert und haben sich bis zum heutigen Tag in den Domänen Wirtschaftspsychologie und Betriebsführung etabliert. Die Übergänge zwischen Beratung und Therapie sind meist verwischt und nicht, wie gewünscht, trennscharf zu formulieren. Auch die Psychoanalyse wurde innerhalb des Feldes der Psychotherapie entwickelt. Aus der Psychoanalyse wiederum entstanden divergierende Schulen der Tiefenpsychologie.

Fachliche Qualifikation

Berufsbezeichnungen wie „Lebensberater", „Trainer" oder auch „Psychologischer Coach sowie Berater" sind in Deutschland keine geschützten Berufsbezeichnungen. Dementsprechend werden keine speziellen Qualifikationen gefordert.

Hingegen setzen Berufsbezeichnungen wie „Diplom-Psychologin" oder auch „Heilpraktikerin (Psychotherapie)" eine ganz bestimmte berufliche bzw. universitäre Qualifikation voraus.

Coaching

Coaching ist eine besondere Form der Beratung.[31] Die häufigste Anwendung findet es in der Beratung für Personen mit Managementaufgaben. Es gibt aber auch durchaus Anwendungsgebiete im privaten Bereich wie beispielsweise Bewerbungs-, Persönlichkeits-, Gesundheits-, Partnerschafts- oder auch Rhetorikcoaching.

---

[31] Migge, Björn: Handbuch Coaching und Beratung [2014], S. 30ff; Radatz, Sonja Einführung in das systemische Coaching [2010], S. 16ff; Fischer-Epe, Maren: Coaching [2011], S. 16ff

Die Berufsbezeichnung **psychologische Beratung** als auch **Coaching** sind rechtlich nicht geschützte Begriffe bzw. Tätigkeiten. Das bedeutet, dass jeder, der es möchte, diese Dienstleistung ohne rechtliche oder fachliche Vorbedingungen anbieten darf. Bei der Psychotherapie allerdings muss eine staatliche Therapieerlaubnis als FachärztIn, psychologische/r PsychotherapeutIn oder HeilpraktikerIn vorhanden sein. Leidensthemen bzw. psychische Störungen des klinischen Bereichs dürfen in der psychologischen Beratung als auch dem Coaching nicht behandelt werden. Hier gibt es klare Kriterien, die in der ICD-10 bzw. 11 geregelt sind. Die Arbeitspraxis jedoch zeigt, dass Trennschärfe trotz klarer Kriterien nicht in allen Fällen exakt eingehalten werden kann. Aus diesem Grund sollte in allen Berufen, die sich mit psychischen Problemstellungen auseinandersetzen, sehr sorgfältig und auf kompetenter Grundlage gearbeitet werden, um KlientInnen an die bestmöglichen Ansprechstellen verweisen zu können.

Coaching ist handlungsorientiert

Coaching stellt sich seine Aufgaben im Bereich der am wenigsten ausgeprägten emotionalen Tiefe. Trotzdem muss ein Verständnis von Coaching vermieden werden, das von einer leichten, ggf. auch seichten Form der Psychotherapie spricht; dies ist falsch. Es wird vielfach in beruflichen Kontexten genutzt, eignet sich in modifizierter Weise aber auch zur Problemlösung und zum Kompetenzgewinn im privaten Bereich. Der Ansatz beim Coaching ist kurz- bis mittelfristig und dabei lösungs-, ressourcen-, ziel- und handlungsorientiert. Die Handlungsorientierung bedeutet, dass sich das Coaching mit stark überwiegendem Anteil auch tatsächlich in aktivem Tun niederschlägt. Dieses Tun beschränkt sich auf einen kleinen Ausschnitt des Lebens der Coachees und benennt ganz klar Ziele innerhalb dieses Ausschnitts. Den Coachees stehen die zu bearbeitenden Probleme klar vor Augen und sie haben den expliziten Wunsch, etwas an der bestehenden Situation zu verändern. Die Probleme, die bestehen, betreffen nur einen kleinen, klar definierten Bereich des Lebens. In diesem Teilbereich ist es den Coachees nicht möglich, mittels ansonsten erfolgreicher Einordnungs- und Bewältigungskompetenzen und -strategien eine Lösung zu finden oder auch die sich darstellende Momentaufnahme adäquat zu vervollständigen. Aus diesem Grund wird das Coaching benötigt.

2.7.3 Motivational Case Management

Bei der Methode des Motivational Case Management[32] verknüpft sich Case Management mit Motivational Interviewing. Es kann als eine spezielle Weiterentwicklung des klientInnenzentrierten Gesprächsführungsansatzes nach Carl Rogers beschrieben werden. In vielen Bereichen der sozialen Arbeit hat diese Methode Einzug gehalten, wird jedoch in der Einzelfallhilfe bzw. der Suchthilfe am häufigsten zur Anwendung gebracht. Auch hier ist es Ziel der Beratung, dass die KlientInnen ermächtigt sind, sich selbst helfen zu können. Die Methode des Motivational Interviewing verbindet sich mit derjenigen des Case Management zu einem dynamischen Modell. Die Symbiose beider Methoden hat die Aufgabe, einen Menschen zu einem bestimmten Verhalten zu motivieren, obwohl dieser innerlich noch nicht dazu bereit ist. Erstes Beratungsziel ist demnach, dass Veränderungsbereitschaft besteht. Es geht für die beratende Person darum, die innere Zerrissenheit zwischen dem Wunsch nach einer Verhaltensänderung und der unbewussten Ausbremsung der konkreten Umsetzung zu erforschen.[33] Am Ende sollen die KlientInnen dazu in der Lage sein, diese Ambivalenz verbal auszudrücken und sie aufzulösen. Dabei werden sie durch die beratende Person unterstützt und erhalten in weiteren Schritten eine individuelle Zielorientierung und einen persönlichen Weg zur Lösung.

Die Anwendung der Methode des Motivational Case Managements eignet sich besonders bei Menschen, die sich, gemäß der Definition des Case Managements, in einer problematischen und komplexen Lebenssituation befinden. Die BeraterInnen und die Ratsuchenden gehen ein Stück des Weges miteinander. Dabei werden bestenfalls Entdeckungen oder Wiederentdeckungen gemacht. Untergegangene Ressourcen und Fähigkeiten können wiederentdeckt werden und durch diesen Prozess und die veränderte Sichtweise auf die eigene Person die Motivation, veränderte Wege zu gehen, gefördert werden. Die beratende Person nutzt dabei mit Empathie

Entdeckungen

---

[32] Auch bekannt unter der Abkürzung MOCA;
[33] Schmid, Martin: Motivational Case Management, S. 21ff

und einem flexiblen Umgang mit Widerständen das vorhandene Potential der Ratsuchenden. Der Weg, den die Ratsuchenden selbstständig wählen, kann ein neuer sein, aber auch ein lange vergessener, wieder bewusst einzuschlagender. Die Ratsuchenden können die nächsten Schritte wieder alleine gehen.[34]

2.7.4 Die fünf Phasen professioneller Beratung

Professionelle Beratung lässt sich in fünf Phasen einteilen, die je nach Komplexität der Situation und des erforderlichen Beratungsprozesses in einer Sitzung durchlaufen oder aber auch auf eine ganze Reihe einzelner Beratungsgespräche aufgeteilt werden können.

In der ersten Phase gilt es den Rahmen für die Beratung abzustecken, den Auftrag und die Kommunikationswege zu klären sowie eine tragfähige Grundlage für die nötige Arbeitsbeziehung zu legen. Zentrale Fragen sind: Was erwarten die Ratsuchenden? Wie definieren sie ihr Anliegen? Wozu ist die beratende Person bereit? Welcher Zeitrahmen steht grundsätzlich zur Verfügung?

Die zweite Phase dient der exakten Klärung des Anliegens. Was hat sich ereignet? Wie stellt sich das Problem genau dar? Wie erleben es die Ratsuchenden? Wer ist alles am Problem beteiligt? Wie erleben ggf. andere Beteiligte das Problem?

Die dritte Phase befasst sich mit der Frage, was die Betroffenen möglicherweise erfolglos bereits unternommen haben, um das Problem zu lösen? Was waren die Folgen dieser Lösungsversuche? Wie sind diese Folgen zu erklären? Diese Klärung ist notwendig, um nicht in Phase 4 möglicherweise auf bereits „verbrannte" Lösungsoptionen abzuzielen, was einen Rückschlag für den Bewältigungsprozess und einen Vertrauensverlust mit sich bringen würde.

Die vierte Phase beinhaltet den kreativen Prozess des Zusammenstellens von Lösungsoptionen. Wo möchten die Ratsuchenden hin und was können sie dafür tun?

---

[34] Stark, Wolfgang: Beratung und Empowerment, S. 540f

Wie würde dieses Tun konkret aussehen? Welche Folgen könnte es haben? Wollen die Ratsuchenden diese Folgen? Sind sie bereit sich darauf einzulassen?

Fünf Phasen der Beratung

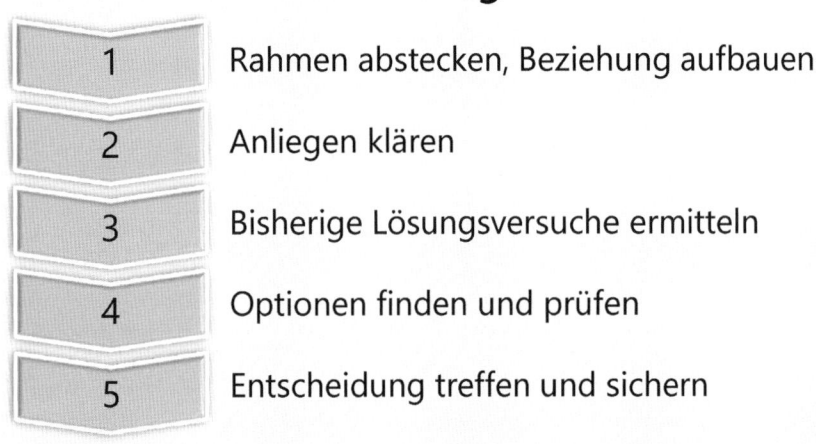

1. Rahmen abstecken, Beziehung aufbauen
2. Anliegen klären
3. Bisherige Lösungsversuche ermitteln
4. Optionen finden und prüfen
5. Entscheidung treffen und sichern

Abbildung 18: Die fünf Phasen der Beratung (eigene Darstellung)

Die fünfte Phase letztendlich dient der Festlegung auf einen Weg. Es wird eine Entscheidung getroffen und fixiert. Für welche Option entscheiden sich die Ratsuchenden? Wie und wann soll dies umgesetzt werden? Wie gestaltet sich in der Durchführungsphase die Kommunikation?

Vergleichen wir die Vorgehensweise beim professionellen Beraten mit der Vorgehensweise im Case Management wird deutlich, dass sich diese Vorgehensweise sehr deutlich in den Case Management-Phasen „Assessment" sowie „Zielformulierung und Maßnahmeplanung" wiederfinden lässt. Case ManagerInnen müssen die Regeln zum professionellen Beraten beherrschen. Sie gehören zur Methodenkompetenz und sind von essenzieller Bedeutung.

Case Management erfordert professionelles Beraten

Abschließend zum Themenkomplex Beratung ist zu sagen, dass entsprechende Angebote in den unterschiedlichsten Formen von Beratung dargeboten werden können.

Heute ebenso konservativ vis-à-vis als auch telefonisch, als Onlineberatung per Chat, Mail, Forumseintrag oder Social-Media-Netzwerke.

Soweit zunächst die Ausführungen zum allgemeinen Verständnis von Case Management und der Bedeutung von Beratung in diesem Kontext. Im folgenden Kapitel wird das Case Management im Anwendungskontext Rehabilitation betrachtet.

3   Case Management in der Rehabilitation

> „Wenn du ein Schiff bauen willst,
> so trommle nicht Leute zusammen,
> um Holz zu beschaffen, Werkzeuge
> vorzubereiten, Aufgaben zu vergeben
> und die Arbeit einzuteilen,
> sondern lehre die Leute die Sehnsucht
> nach dem weiten, endlosen Meer."
>
> Antoine de Saint-Exupéry

Saint-Exupéry hat mit seinem oft zitierten Satz von der „Sehnsucht nach dem weiten, endlosen Meer" ein Verständnis von Management vorweggenommen, das seit den 80er Jahren des vergangenen Jahrhunderts auch in der „Lehrmeinung" Berücksichtigung findet. Unter Management verstehen wir nicht nur das Organisieren von Abläufen und Strukturen, sondern auch Sinnstiftung, Partizipation und Empowerment.

Sinnstiftung
Partizipation
Empowerment

Management meint im Grunde nur, Dinge durch (andere) Personen erledigen zu lassen: „Management is the art of getting things done through people".[35] Dazu kommt noch ein gewisser Problemdruck. Hat man für die Erledigung einer Sache alle Zeit der Welt oder gestaltet sich die Sache eher einfach, stellt sich die Frage nach einem effizienten Management weniger. Damit es sich lohnt „zu managen", also ausgewählte Methoden und Instrumente gezielt anzuwenden, sollten die „zu erledigenden Dinge" schon eine gewisse Komplexität aufweisen und auch der Zeitfaktor sollte eine Rolle spielen.

Diese Voraussetzungen treffen auf ein Case Management in der Rehabilitation zweifellos zu. Treffen medizinische, berufliche und soziale Problemlagen in einem individuellen Fall zusammen, ist die Rehabilitation als System gefordert eine passgenaue Unterstützung zu organisieren. Die Rahmenbedingungen für diese Unterstützung hat

---

[35] Mary Parker Follett wird diese Aussage zugeschrieben

der Blick in rehabilitationsspezifische Gesetze und Modelle (Kapitel 1.5) deutlich gemacht. Die Gesetze und Modelle stecken den Rahmen ab, in dem die Unterstützungsleistungen erbracht werden.

Die Frage, wie die notwendigen Leistungen bezogen auf die Erfordernisse des Einzelfalles geplant und erbracht werden, fällt in die Fachkompetenz der mit dem Fall betrauten Personen. Grundsätzlich steht für die Rehabilitation eine breite Angebotspalette von Leistungen zur Verfügung, die sich über die Bereiche der medizinischen, beruflichen und sozialen Reha erstreckt und eine kaum zu überblickende Zahl von Einzelangeboten umfasst. In Kapitel 1.6.2 findet sich der entsprechende Überblick.

Um diese Leistungen für den Einzelfall nutzbar zu machen bzw. aus ihnen das für den individuellen Bedarf passgenaue Maßnahmenbündel zu schnüren, bedarf es einer eigenen Leistung: dem Case Management in der Rehabilitation.

vier Ebenen

Das Case Management in der Rehabilitation lässt sich in vier Handlungsebenen einteilen: Zum einen die Ebene der persönlichen und bedarfsspezifischen Beratungs- und Koordinationsleistung, welche von einer Reha-Managerin oder einem Reha-Manager erbracht wird. Diese nennen wir Fallebene.

> **vier Managementebenen**
>
> Case Management findet auf der Fall-, der Organisations-, der Netzwerk- und der Systemebene statt

Das Case Management auf der Fallebene benötigt Voraussetzungen und Rahmenbedingungen, die in drei weiteren Ebenen zusammengefasst werden können.

In Abbildung 19 sind die für die Rehabilitation relevanten Managementebenen dargestellt. Neben der Fallebene sind dies die Organisations-, die Netzwerk- und die Systemebene, die über den im Kapitel 2.2 für das Case Management vorgestellten Handlungsrahmen hinausgeht.

Die Organisationsebene betrifft die Einrichtung, in der das Fallmanagement organisatorisch verankert ist. Dies kann einer der Leistungsträger sein. Im Fall der Rehabilitation sind das die gesetzlichen Krankenkassen, Rentenversicherungs- und Unfallversicherungsträger als Körperschaften des öffentlichen Rechts sowie die kommunalen Sozialleistungsträger (vgl. Kapitel 1.5). Dazu kommen mit Versorgungswerken und privaten Versicherungen noch weitere Organisationen auf Landes- und Bundesebene. Falls das Fallmanagement von einem damit beauftragten Leistungserbringer wahrgenommen wird, hat dieser die organisatorischen Voraussetzungen für das Fallmanagement vorzuhalten.

Systemebene
regionale Ebene – Länderebene – Bundesebene

Versorgungsmanagement
(Care Management)

Zulassung
Zugang
Vergütung
Qualitätssicherung

Netzwerkebene

Netzwerkmanagement

Auswahl der Netzwerkpartner
Netzwerkkoordination
Qualitätsanalysen

Organisationsebene

Leitbild und normative Ausrichtung
Strukturen und Prozesse
Bereitstellung von Ressourcen
Qualitätssicherung

Fallebene

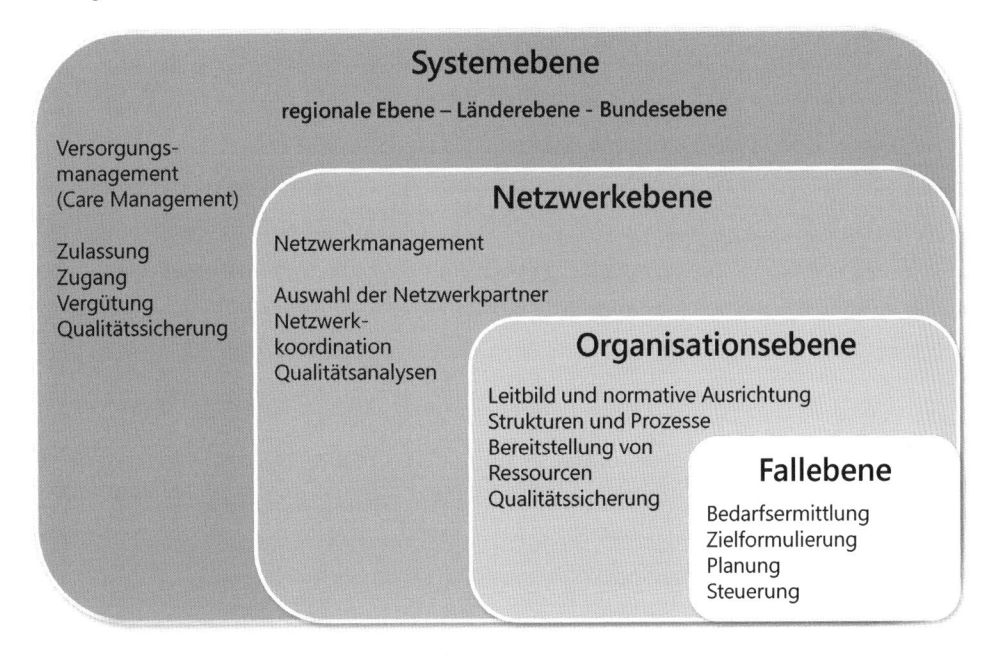

Bedarfsermittlung
Zielformulierung
Planung
Steuerung

Abbildung 19: Management Ebenen im Case Management (eigene Darstellung)

Mit der Netzwerkebene werden die Leistungserbringer bezeichnet (vgl. Kapitel 1.6.3) Das Management bezieht sich hier auf die operative Zusammenarbeit zwischen Leistungsträgern und -erbringern sowie die Zusammenarbeit unter den Leistungserbringern, also den einzelnen ambulanten und stationären Rehabilitationseinrichtungen. Auf der Netzwerkebene werden die Reha-Leistungen direkt an den RehabilitandInnen erbracht. Die Qualität dieser Leistungen hat einen unmittelbaren Einfluss auf die

Zielerreichung und den subjektiven Rehabilitationserfolg bei den betroffenen Menschen.

Die Systemebene bildet den Rahmen. Hier geht es darum ein Reha-System vorzuhalten und weiterzuentwickeln, welches für die – sich verändernden – Bedarfe quantitativ und qualitativ die passenden Leistungen bereitstellt. Dazu gehören Fragen des Zugangs zum System, und der Finanzierung der Leistungen.

Wenn von Case Management in der Rehabilitation gesprochen wird, ist also nicht nur die Fallebene gemeint. Die Case ManagerInnen sollten daher die Zusammenhänge zwischen den Ebenen und die wichtigsten Managementinstrumente jeder Ebene kennen.

Im Folgenden werden zentrale Managementinstrumente auf diesen Ebenen vorgestellt. Für die Praxis des Case Managements ist es von großer Bedeutung, dass auf allen Ebenen methodisch und professionell vorgegangen wird. Dazu gehört es, möglichst standardisierte Instrumente einzusetzen und diese regelmäßig zu überprüfen und weiterzuentwickeln.

Und doch wird dadurch nur die Voraussetzung geschaffen im Einzelfall erfolgreich zu sein. Denn auch das macht der Satz von Saint-Exupery deutlich: die Motivation geht der Organisation voraus. Ohne den Willen aller Beteiligten die Situation zu verbessern und dazu im Einzelfall zusammenzuarbeiten, wird sich das Management auf das bloße Abspulen vorgegebener Standards reduzieren und von den Betroffenen als wenig hilfreich empfunden werden.

3.1 Fallebene

Case Management bedeutet auf dieser Ebene eine belastende Problemsituation zum Besseren zu wenden. Schwere Fallkonstellationen zeichnen sich durch einen hohen Problem- und Leidensdruck aus. Dies können körperliche Schmerzen, Sorgen um die berufliche und persönliche Zukunft oder psychische Belastungen sein. Oft verstärken sich die einzelnen Belastungen wechselseitig. Die chronische Erkrankung führt zu langen Krankheitsphasen, die wiederum zur Angst vor dem Verlust des Arbeitsplatzes führen. Mit dem Arbeitsplatzverlust geht ein deutlicher Rückgang des Einkommens einher, was wiederum zu Existenzängsten führt. Die Existenzängste führen zur Depression, die wiederum die Arbeitsfähigkeit weiter beeinträchtigt: Dieser Teufelskreis muss durch das Case Management durchbrochen werden.

Doch in welchen Fällen wird Case Management tatsächlich gebraucht? Einfacher ist die Feststellung, wann es nicht gebraucht wird. Es besteht keine Notwendigkeit für ein Case Management, wenn der Reha-Bedarf mit Standardleistungen gedeckt werden kann (vgl. Kapitel 2.3). Wenn sich der Rehabilitationsbedarf beispielsweise auf das Erlernen eines veränderten Ernährungsverhaltens nach einer Diabeteserkrankung bezieht, und eine Standardrehabilitationsmaßnahme in einer Diabetesklinik diesen Bedarf erfüllt, ist kein darüberhinausgehendes Case Management notwendig.

Methodisch kann das Case Management in der Rehabilitation, wie bereits im Kapitel 2.4 beschrieben, in fünf Phasen eingeteilt werden, auch wenn diese nicht strikt aufeinanderfolgen und sich überschneiden können. Diese Phasen werden hier nochmals konkret im Kontext der Rehabilitation betrachtet.

Voraussetzung für die Durchführung eines Case Managements in der Rehabilitation ist die Identifikation eines Bedarfs an Case Management (Intake) und ein auf Zeit geschlossenes Arbeitsbündnis zwischen den RehabilitandInnen und den Case ManagerInnen. Ohne eine bewusste Einwilligung der RehabilitandInnen kann das Case Management nicht beginnen.

Intake

Es folgt die Phase des Assessments, in der die individuelle Bedarfssituation umfassend erhoben wird. Welche Gesundheitsprobleme führen zu Einschränkungen der Aktivitäten und der Teilhabe? Im Mittelpunkt stehen ebenso die Analyse der belastenden Kontextfaktoren und auch die Ermittlung vorhandener bzw. möglicherweise verdeckter Ressourcen in der Person oder im sozialen Umfeld der RehabilitandInnen.

Assessment

Ist die individuelle Situation soweit untersucht, dass der gewünschte Soll-Zustand – das Reha- bzw. Teilhabeziel – formuliert werden kann, folgt die Planungsphase. Hier werden die notwendigen Unterstützungsangebote identifiziert. Es werden Kontakte mit Leistungserbringern aufgenommen, Finanzierungsmöglichkeiten geklärt und die notwendigen Maßnahmen in logisch-zeitlicher Folge kombiniert. Besonderer Wert

Zielformulierung

Planung der Maßnahmen

wird auf die Identifizierung möglicher Risiken gelegt, für die nach Möglichkeit antizipativ Lösungsmöglichkeiten entwickelt werden.

Das zentrale Instrument der Ziel- und Maßnahmeplanung stellt der individuelle Teilhabeplan (auch Hilfeplan, Reha-Plan, persönlicher Integrationsplan) dar, der gemeinsam mit den RehabilitandInnen und den beteiligten Reha-Trägern und Leistungserbringern erstellt wird. Der Plan orientiert sich in der Rehabilitation auch an den Anforderungen des Bundesteilhabegesetzes (§19 SGB IX neu) und den entsprechenden Empfehlungen der Bundesarbeitsgemeinschaft für Rehabilitation (BAR). Darüber hinaus finden sich gesetzliche Anforderungen im SGB II und III (Arbeitsförderung), im SGB VIII (Hilfeplanung) und im SGB XI (Pflegeplanung).

Monitoring

In vielen Fällen werden bereits in der Planungsphase Leistungen erbracht, etwa während einer Behandlung in einem Akutkrankenhaus, sodass in der Praxis die einzelnen Phasen oft ineinander übergehen. Nach der Planungsphase werden die geplanten Maßnahmen durchgeführt. Die Aufgabe des Case Managements besteht in dieser Phase im sogenannten Monitoring. Es wird überwacht, ob die Rehabilitation plangemäß umgesetzt wird. Kommt es zu Abweichungen, die die Zielerreichung in Frage stellen, intervenieren die Case ManagerInnen unverzüglich. In erster Linie wird versucht, durch eine Anpassung der Leistungen die Zielerreichung sicherzustellen. Ist dies nicht möglich, kann eine erneute Zielplanung erforderlich sein. Ist es dazu notwendig erneut in die Phase der Bedarfsermittlung einzusteigen, wird von einem Re-Assessment gesprochen.

Evaluation

Rückt die Zielerreichung in absehbare Nähe wird die Intensität der Begleitung zurückgefahren und die Selbstverantwortung der RehabilitandInnen gestärkt. Es beginnt die Evaluation mit der Ergebnismessung, der Reflexion des Arbeitsbündnisses und Ableitung möglicher Anforderungen zur Optimierung des Case Management-Prozesses und des Reha-Settings.

Im Folgenden soll auf die Phasen Assessment (Bedarfsermittlung), Zielformulierung sowie Planung und Steuerung näher eingegangen werden.

Die erste Frage auf der Fallebene widmet sich der Klärung des genauen Bedarfs, wobei davon ausgegangen wird, dass bereits eine Vorsortierung auf der Organisationsebene stattgefunden hat (vgl. Kapitel 3.2.2). Es folgt mit der Zielorientierung das wichtigste Managementinstrument auf der Fallebene: herausfordernde Ziele als Motivatoren für positive Veränderungen. Schließlich geht es noch um das Handwerkzeug für die tägliche Fallarbeit, die Planung und Steuerung.

3.1.1 Bedarfsermittlung – Intake und Assessment

Um den Bedarf ermitteln zu können, sollte er zunächst identifiziert bzw. erkannt werden. Im Case Management wird diese Erstidentifikation Intake genannt. Das Intake stellt methodisch eine große Herausforderung dar. Die Entscheidung einen Fall in das Case Management aufzunehmen ist mit weitreichenden Konsequenzen verbunden.

Abbildung 20 macht dies deutlich. Die Frage lautet: Wie gelingt es, diejenigen mit Unterstützungsbedarf treffsicher zu erkennen und diejenigen ohne Bedarf nicht aufzunehmen? Bedarfe, die nicht identifiziert werden, schwächen genauso die Effizienz des Case Managements, wie ins Case Management aufgenommene Bedarfskonstellationen, die in Wahrheit keines Case Managements bedurft hätten.

	Bedarf	kein Bedarf
in das Case Management aufgenommen	☺	☹
nicht in das Case Management aufgenommen	☹	☺

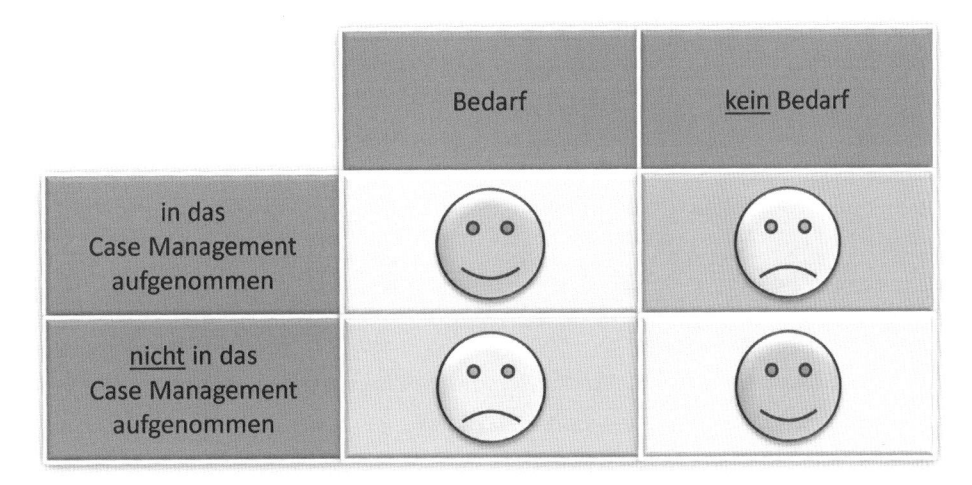

Abbildung 20: Die Problematik der Fallauswahl (eigene Darstellung)

Screening

Die Intake-Entscheidung beruht meist auf einer Prognose der im Zuge der Rehabilitation zu erwartenden Schwierigkeiten. Wie jede andere Prognose auch, kann sie unzutreffend sein. Umso wichtiger ist es, möglichst alle vorliegenden Informationen auszuwerten bzw. fehlende Informationen einzuholen. Diese Sichtung der vorliegenden Informationen wird auch Screening genannt. Das Screening hat genau die Aufgabe, mit möglichst wenig Aufwand eine möglichst treffsichere Auswahl zu schaffen. Diese Auswahl kann durchaus vorläufig sein, da im folgenden Assessment die Situation und die sich daraus ergebende Bedarfslage vertieft analysiert werden. Vorrangig ist vor allem wichtig, Fälle nicht zu früh auszuschließen.

Grundlage des Screenings ist das in Kapitel 1.4 dargestellte Bio-psycho-soziale Modell der ICF. Es dient als Grundstruktur, um die Fallinformationen zu sichten. Die Fragen lauten:

- Welche Informationen liegen auf gesundheitlicher Ebene, auf der Ebene der Aktivitäten und auf der Ebene der beruflichen und sozialen Teilhabe vor?
- Welche Kontextfaktoren haben fördernden und/oder hemmenden Einfluss?
- Lassen diese Informationen einen individuellen Unterstützungsbedarf erkennen?

In der Regel liegen Informationen zum gesundheitlichen Bedarf aus Arztberichten etc. vor. Hier ist wichtig auch Nebendiagnosen und Komorbiditäten einzubeziehen. Zu denken ist auch an psychische Belastungen, die sich z. B. aus der Krankheitsverarbeitung ergeben.

Schwieriger wird es, auf den anderen Ebenen Informationen zur beruflichen Situation, etwa zu belastenden Tätigkeiten, zu Mobbing oder einer schwachen Rückkehrmotivation an den Arbeitsplatz zu bekommen. Auch die psychosoziale Seite, etwa eine fehlende familiäre Unterstützung oder prekäre Einkommensverhältnisse, gehen aus den „Akten" meist nicht hervor.

In der Praxis werden meist Screeninginstrumente eingesetzt, um mit vertretbarem Aufwand relevante Informationen zu erhalten. Diese sollten dort eingesetzt werden, wo potentielle Case Management-Bedarfe erwartet werden können. Im Bereich der Rehabilitation sind dies z. B. Rehabilitationskliniken und andere Facheinrichtungen,

BetriebsärztInnen, niedergelassene ÄrztInnen und natürlich die Stellen von Leistungsträgern, die Kontakt mit RehabilitandInnen haben, etwa Kundenzentren von Krankenkassen.

Häufige Screeninginstrumente in der medizinischen Rehabilitation sind:

- Skala zur Messung der subjektiven Prognose der Erwerbstätigkeit (SPE-Skala) von Mittag & Raspe 2003
- Würzburger Screening von Löffler et al. 2009
- SIMBO (Screening-Instrument zur Erkennung eines medizinisch-beruflichen Rehabilitationsbedarfs bei chronischen Erkrankungen von Streibelt 2009
- SIBAR (Screening-Instrument für Beruf und Arbeit in der Rehabilitation) von Bürger & Deck 2009

Screeninginstrumente

Das Intake ist mit der Aufnahmeentscheidung abgeschlossen. Ist dies geschehen, wird zunächst im Rahmen des Assessments eine umfassende Bedarfsermittlung durchgeführt. Diese beginnt mit der Frage: Was ist das Problem konkret? Wenn die problematische Ausgangssituation nicht genau und zutreffend erkannt und verstanden wird, wird es nicht gelingen die passenden Lösungsstrategien zu entwickeln. Zur Klärung des Bedarfs werden daher professionelle Gesprächstechniken und ausgewählte Assessmentinstrumente eingesetzt.

Dabei ist von Bedeutung, dass die Bedarfsermittlung im Sinne des Bio-psycho-sozialen Modells der ICF ganzheitlich und individuell erfolgt. Es ist die Frage zu klären, welche Auswirkungen auf die Aktivitäten und die Teilhabe sich durch vorhandene Strukturschäden und Funktionseinschränkungen ergeben. Dies zunächst losgelöst von etwaig zu erbringenden Leistungen. Ziel des Assessments ist ein klares Bild der individuellen Problemsituation und den damit verbundenen Herausforderungen. Unter Berücksichtigung vorliegender Rahmenbedingungen und der subjektiven Bedürfnisse ist letztendlich der objektive Bedarf zu ermitteln.

umfassende Analyse des Bedarfs

Die BAR entwickelt derzeit im Rahmen des Projekts b3 – „Basiskonzept für die Bedarfsermittlung in der beruflichen Rehabilitation" ein trägerübergreifendes Konzept für die Bedarfsermittlung. Wesentliche Eckpunkte dabei sind die Definition und Abstimmung von Grundsätzen für die Bedarfsermittlung, die Entwicklung von konzeptuellen Grundlagen für Bedarfsermittlungsprozesse unter Nutzung des Bio-psycho-sozialen Modells, die Analyse und Strukturierung zur Bedarfsermittlung eingesetzter Instrumente und Verfahren in einer übersichtlichen Toolbox.

Auf diese Empfehlungen und die Toolbox kann nach Fertigstellung auch im Case Management im Zuge des Assessments zugegriffen werden.

In den folgenden Phasen des Case Managements ist aufgrund sich ändernder Rahmenbedingungen fortgehend eine Überprüfung des im Assessment ermittelten Bedarfs zu gewährleisten (Re-Assessment). Hierbei sind weiterhin Methoden und Instrumente des Assessments von Bedeutung.

Es sollte im Zuge eines Case Managements bei der Bedarfsermittlung auf qualitätsgesicherte Verfahren zurückgegriffen werden und die Bedarfsermittlung ganzheitlich auf der Basis des Bio-psycho-sozialen Modells stattfinden. Eine Orientierung am Leistungskatalog des aktuell federführenden Reha-Trägers ist weder hinreichend noch gesetzeskonform. Die Bedarfsermittlung ist ein persönlicher Beratungsprozess. Dieser sollte auf Vertrauen basieren und ressourcenorientiert und motivierend ausgerichtet sein.

Assessment ist mehrdimensional, professionsübergreifend mehrperspektivisch und alltagsnah. Fachspezifische Diagnosen können integrierte Teilbereiche sein oder gezielt im Anschluss inhaltlich vertiefend erfolgen. Es geht um die Zusammenführung der mit den RehabilitandInnen erhobenen Bedarfe mit den verschiedenen fachlichen Diagnosen, Befunden, Berichten und Gutachten. Hierzu ist eine weitestgehend standardisierte Informationserhebung, -bewertung und -dokumentation sinnvoll resp. notwendig. Zusammengenommen kann diese Vorgehensweise auch als Assessmentverfahren bezeichnet werden.

Informationsfluss zwischen den Leistungsträgern

Wesentlich ist, dass der federführende Reha-Träger zügig über die Ergebnisse der Bedarfsermittlung informiert wird, um ggf. entsprechend unterstützen zu können, d. h. alle notwenigen Akteure, auch mögliche weitere Träger an der anschließenden Teilhabeplanung rechtzeitig beteiligen zu können. Es ist sicherzustellen, dass die Akteure vor Ort entsprechend informiert, sensibilisiert und qualifiziert sind, eine solche

Vorgehensweise mitzutragen und über die notwendigen Strukturen verfügen, die dafür erforderlich sind.

3.1.2 Zielformulierung

Ziele spielen nicht nur in allen Bereichen des Managements eine große Rolle, sie sind auch eine wesentliche Größe, um Fälle im Reha-Management zu steuern.[36] Sie geben die Richtung vor, bestimmen das Ausmaß der eingesetzten Ressourcen und schaffen eine gemeinsame Motivation bei den Beteiligten. Sind sie der Aufgabe angemessen und werden sie von den Beteiligten getragen, können sie auch manche suboptimale Rahmenbedingung kompensieren, indem sie die Initiative stimulieren und Kräfte freisetzen. Sind sie unangemessen gewählt oder werden von den Beteiligten unterschiedlich interpretiert und nicht ausreichend unterstützt, sind auch professionell erbrachte Leistungen und ein hoher Technikeinsatz kein Garant für Erfolg. Fehlerhafte Zielformulierungen sind mit fortschreitendem Verlauf der Maßnahmerbringung nur schwer zu korrigieren. Darüber hinaus kommt Zielen auch in der Mitarbeiterführung und Teamarbeit eine wesentliche Rolle zu.

> **Ziel**
>
> Ein Ziel ist ein Zustand in der Zukunft. Bewusst gewählt, gewünscht, realistisch und erreichbar.

Unter einem Ziel wird ein gedanklich vorweggenommener Soll-Zustand verstanden,

- der in der Zukunft liegt,
- der real sein soll,
- dessen Erreichen gewollt/gewünscht ist,
- der bewusst gewählt wird,
- der nur durch Handlung erreicht werden kann.

---

[36] Rössler, Wulf: Psychiatrische Rehabilitation [2004], S. 46, 56; Bengel, Jürgen: Psychologie in der medizinischen Rehabilitation [2016], S. 63ff

Ziele werden zu Beginn festgelegt und stellen die Messlatte für den Erfolg dar. So definiert die internationale Norm für Projektarbeit (DIN 69905) ein Projektziel als ein nachzuweisendes Ereignis und/oder eine vorgegebene Realisierungsbedingung der Gesamtaufgabe eines Projekts.

In der Praxis der Rehabilitation steht die Zielsetzung daher vor der Festlegung der Maßnahmen, aber nach der Bedarfsermittlung. Maßnahmen, die im Zuge des Assessments der Informationsgewinnung dienen, dürfen daher auch ohne die Formulierung eines individuellen Reha-Zieles veranlasst werden, da sie ja erforderlich sind, um realistische Ziele formulieren zu können.

Funktionen von Zielen

Im Reha-Management erfüllen Ziele mehrere Funktionen. Sie geben allen Beteiligten und vor allem den RehabilitandInnen eine klare Orientierung. Sie erleichtern es die passenden Maßnahmen auszuwählen (Selektionsfunktion) und haben eine nicht zu unterschätzende koordinierende Funktion. Durch Teilziele wird ein langer Reha-Prozess in einzelne Phasen eingeteilt. Der Übergang zwischen den Phasen kann wiederum an das Erreichen dieser „Übergabeziele" geknüpft werden und stellt damit ein wesentliches Instrument des Netzwerkmanagements dar. Und nicht zuletzt übernehmen Ziele eine Kontrollfunktion, da sie das zu erreichende Ergebnis vorwegnehmen und damit das erreichte Ergebnis überprüfbar machen.

Ziele erzeugen Spannung

Im Alltag der Rehabilitation ist die Motivationsfunktion von Zielen sehr wichtig. Menschliches Handeln ist in vielen Bereichen zielbezogen. Ziele erzeugen die Motivation zu handeln. Wenn wir uns Ziele setzen, nehmen wir uns vor diese zu erreichen. Zielsetzungen sind also mit Vorsätzen verbunden. Wir wissen, wie sich unerledigte Vorsätze, z. B. ein unangenehmes aber wichtiges Telefongespräch zu führen, auswirken können: die unerledigte Handlung kommt uns automatisch immer wieder ins Bewusstsein. Ist das Telefongespräch erledigt, wird auch unser Gedächtnis von diesem Vorsatz entlastet. Es ist also, als ob ein gespanntes System wieder entspannt worden wäre. Ziele erzeugen also eine zum Handeln drängende Spannung. Abbildung 21 stellt die Wirkung von Zielen in einer Beziehung zwischen Zeit und Erfolg dar.

Auf dem Weg zum Ziel

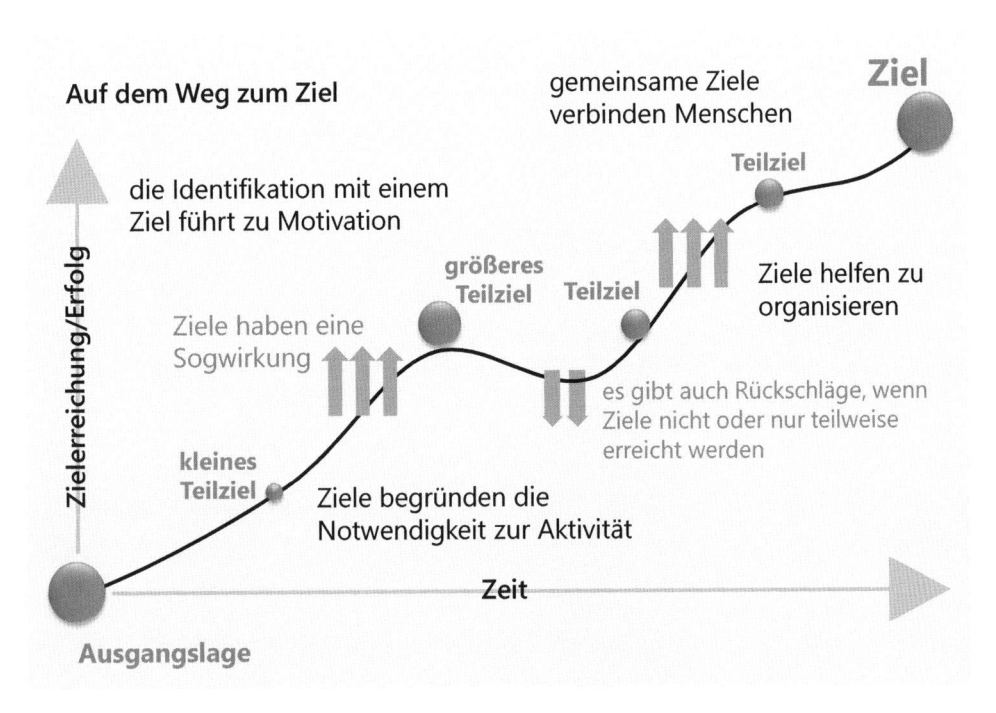

- gemeinsame Ziele verbinden Menschen
- **Ziel**
- Teilziel
- die Identifikation mit einem Ziel führt zu Motivation
- größeres Teilziel
- Teilziel
- Ziele helfen zu organisieren
- Ziele haben eine Sogwirkung
- es gibt auch Rückschläge, wenn Ziele nicht oder nur teilweise erreicht werden
- kleines Teilziel
- Ziele begründen die Notwendigkeit zur Aktivität
- Zielerreichung/Erfolg
- Zeit
- **Ausgangslage**

Abbildung 21: Die Wirkung von Zielen (eigene Darstellung)

Ziele und die damit verbundenen Vorsätze haben demnach drei sehr wesentliche Funktionen. Sie mobilisieren die zum Handeln erforderliche Energie. Sie bauen eine dauerhafte Spannung auf, die erst nach Erreichen des Ziels abgebaut wird. Sie erhöhen die Ausdauer beim Handeln.

Die Wirkung von Zielen ist auch von der individuellen Wahrnehmung der Zielsetzung durch die Betroffenen abhängig. Treffen Ziele auf vorhandene Motive können sie eine starke Motivation auslösen. Werden die Ziele dagegen als unrealistisch und als Überforderung wahrgenommen, führen sie zu Abwehrverhalten. Tragfähige und „wohlformulierte" Ziele sollten daher von den Betroffenen gemeinsam entwickelt werden.

realistische Ziele als Motivatoren

Für komplexere Vorhaben, wie einen Rehabilitationsprozess, ist es sinnvoll Ziele in Teilziele zu unterteilen und in einem Zielsystem zusammenzuführen. Dazu können drei Zielebenen unterschieden werden:

Zielsystem

Zielebenen

- Oberziele oder strategische Ziele stellen die oberste Kategorie dar. Sie liefern die übergreifende Zielsetzung. In der Rehabilitation betreffen sie meist alle Bereiche der Teilhabe, also eine verbesserte gesundheitliche, berufliche und soziale Situation.
- Operative Ziele konkretisieren das strategische Ziel in Handlungsfelder für die Zielerreichung. Sie vermitteln einen Eindruck von den Aufgabenbereichen, die zur Zielerreichung notwendig sind ohne die Aufgaben bereits konkret zu benennen bzw. vorwegzunehmen.
- Operationalisierte Ziele benennen klar und eindeutig das gewünschte Ergebnis anhand messbarer Indikatoren.

Über die Ebenen nimmt die Detaillierung der Ziele zu. Das strategische Ziel wird in mehrere operative Ziele aufgeteilt, die sich auf der operationalisierten Ebene weiter aufgliedern.

Zielarten

Weiter können Zielarten unterschieden werden, etwa Ziele, die das angestrebte Ergebnis zu einem diskreten Zeitpunkt X beschreiben (Ergebnisziele) und Ziele, die einen Prozess beschreiben, der zu mehreren in der Zukunft liegenden Zeitpunkten X, Y, Z in der definierten Form abläuft (Prozessziele). Monetäre und nichtmonetäre Ziele sind auch verschiedene Zielarten. Darüber hinaus kann es sinnvoll sein Zielbereiche wie Formal- und Sachziele zu unterscheiden. Sachziele beschreiben die inhaltliche Seite des Vorhabens. Formalziele nennen wesentliche Rahmenbedingungen, wie Zeitrahmen, Termine, Budget, Ressourcen.

Werden die Zielebenen und Zielbereiche im Zusammenhang grafisch dargestellt, spricht man von einem Zielsystem oder auch Zielbaum. In Abbildung 22 ist ein solches Zielsystem schematisch dargestellt.

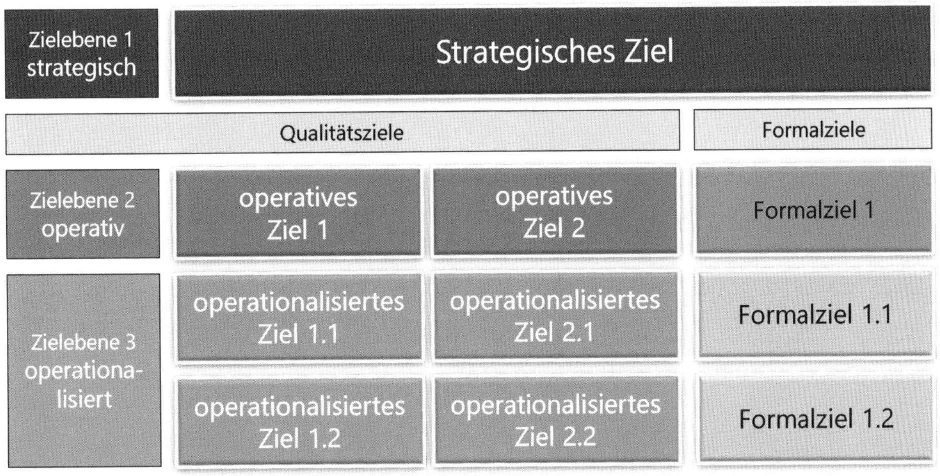

Zielebene 1 strategisch	Strategisches Ziel			
	Qualitätsziele			Formalziele
Zielebene 2 operativ	operatives Ziel 1	operatives Ziel 2		Formalziel 1
Zielebene 3 operationalisiert	operationalisiertes Ziel 1.1	operationalisiertes Ziel 2.1		Formalziel 1.1
	operationalisiertes Ziel 1.2	operationalisiertes Ziel 2.2		Formalziel 1.2

Abbildung 22: Zielsystem (eigene Darstellung)

Jedes Teilziel sollte oberzielkonform bleiben, aber dennoch können zwischen den Teilzielen Konflikte auftreten. So gilt das „magische Dreieck" von Qualität, Kosten und Zeit auch in der Rehabilitation. Die begrenzte Zeit in einer dreiwöchigen Reha-Maßnahme etwa schränkt die therapeutischen Möglichkeiten ein. Aus Kostengründen kann nicht jede Therapie als Einzeltherapie durchgeführt werden. Dies hat Auswirkungen auf die Qualität der Zielerreichung. Diese Auswirkungen können aber durch genau formulierte Reha-Ziele und einen „gut gemanagten" Reha-Prozess kontrolliert werden. Bei Konflikten auf Ebene der Teilziele ist es wichtig diese frühzeitig zu erkennen und über eine Priorisierung der Ziele darauf zu achten, dass wesentliche Zielbereiche konsequent verfolgt werden.

Die folgende Abbildung 23 zeigt beispielhaft einen Ausschnitt eines Zielsystems aus der Suchttherapie.

magisches Dreieck: Qualität, Kosten, Zeit

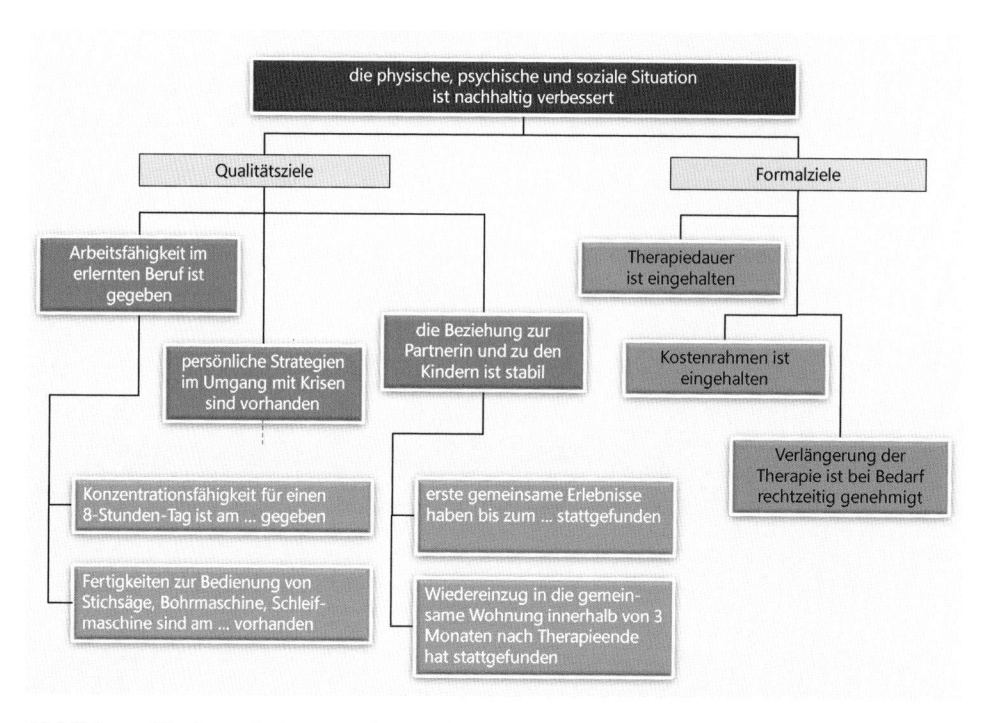

Abbildung 23: Ausschnitt aus einem Zielsystem aus der Suchttherapie

Die verbesserte physische, psychische und soziale Situation des Rehabilitanden stellt das strategische Ziel dar. Die operativen Ziele sind in Qualitätsziele (Sachziele) und Formalziele unterteilt. Auf der Ebene der operationalisierten Ziele finden sich Ergebnis- und Prozessziele.

Zielsystem in sechs Schritten entwickeln

Zielsysteme werden gemeinsam mit den RehabilitandInnen und ggf. weiteren Beteiligten entwickelt. Dazu hat es sich bewährt in sechs Schritten vorzugehen (Abbildung 24).

Zunächst wird die Ausgangssituation in Bezug auf den Handlungsbedarf und die Motive der Betroffenen analysiert. Die „negativen", zur Veränderung drängenden Merkmale werden identifiziert. Im zweiten Schritt wird in Hinblick auf diese Merkmale ein positiver Wunschzustand formuliert. Im dritten Schritt werden die positiven Merkmale in Zielbereichen zusammengeführt und daraus operative Ziele abgeleitet. Daraufhin wird die zusammenfassende Zielsetzung (strategisches Ziel) formuliert (Schritt 4). Aus den operativen Zielen werden sodann operationalisierte Ziele mit Indikatoren und Kennzahlen für die Bewertung der Zielerreichung abgeleitet (Schritt 5). Zuletzt werden im sechsten Schritt die Zielformulierungen der operationalisierten Ebene nochmals genau betrachtet und mit dem **SMART** Modell überprüft.

1. Ausgangssituation analysieren – Merkmale mit Handlungsbedarf identifizieren

2. Positiven Wunschzustand im Hinblick auf die Merkmale formulieren

3. Strukturierung der positiven Merkmale (= operative Ziele) in Zielbereiche

4. Zusammenfassende Zielsetzung formulieren (= strategisches Ziel)

5. Indikatoren und Kennzahlen identifizieren (= operationalisierte Ziele)

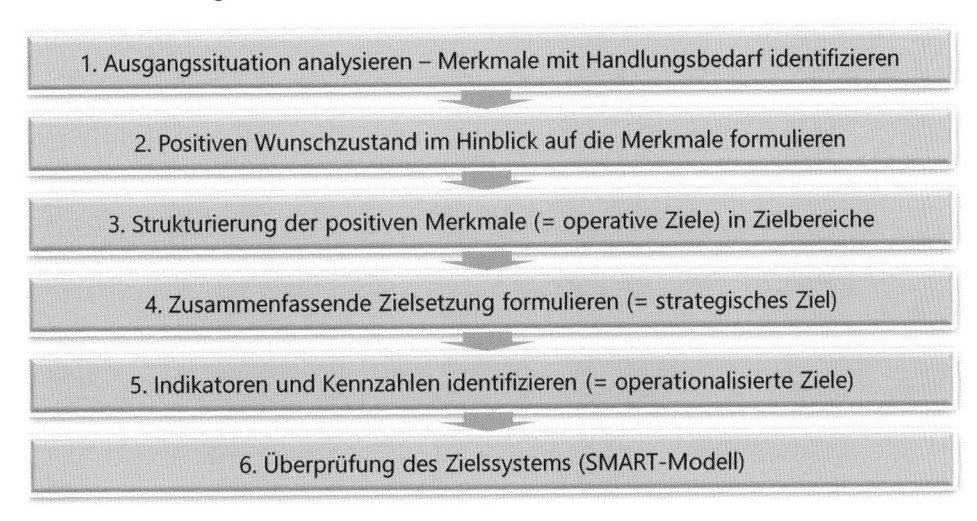

6. Überprüfung des Zielssystems (SMART-Modell)

Abbildung 24: In sechs Schritten zum Zielsystem (eigene Darstellung)

Das SMART-Modell beinhaltet die folgenden Fragen, die es zu beantworten gilt:

► Sind die Ziele **S**pezifisch? Sind sie gut formuliert? Weisen sie einen klar umrissenen und direkten Bezug zum Vorhaben auf?
► Sind sie **M**essbar? Gibt es Indikatoren, die auf die Qualität der Zielerreichung hinweisen und können sie qualitativ oder gar quantitativ mit Hilfe passender Kennzahlen bewertet werden?
► Sind sie auch wirklich von allen Beteiligten **A**kzeptiert?
► Sind sie **R**ealistisch? Das heißt, sind sie mit den vorhandenen Ressourcen und mit einem angemessenen zeitlichen und personellen Aufwand durch eigenes Hadeln zu erreichen?

- Und sind sie **T**erminiert? Gibt es einen Zeitplan für die einzelnen Schritte der Zielerreichung?

Wenn es um Rehabilitationsziele geht, die auch eine Veränderung von Verhalten notwendig machen, reicht es meistens nicht aus die Ziele auf das angestrebte Ergebnis hin „SMART" zu formulieren, sondern es empfiehlt sich, mit den Betroffenen ergänzend Haltungsziele, sog. **Mottoziele** zu entwickeln.[37]

> **SMART-Regel**
>
> Operationalisierte Ziele müssen SMART sein. Spezifisch, messbar, akzeptiert, realistisch und terminiert

Im Gegensatz zu den rationalen, „vernünftigen" und zukunftsbezogenen Ergebniszielen richten sich Haltungsziele auf die Gegenwart und schaffen die emotionale Voraussetzung für die angestrebte Veränderung. Die emotionale Ebene erscheint im Handlungsfeld der Rehabilitation besonders bedeutsam. Erfolgreiche Rehabilitation verlangt von Betroffenen oft ein großes Maß an Veränderung. Diese ist mit Anstrengung, dem Loslassen von bisher Liebgewonnenem und oft auch mit körperlichen Schmerzen verbunden. Die Motivation zu dieser Veränderung kann nicht nur von dem angestrebten Wunschzustand abgleitet werden. Sie erfordert eine Haltung, die bereits in der Gegenwart beginnt. Abbildung 25 zeigt exemplarisch den Zusammenhang zwischen Haltungsziel, Ergebnisziel und Verhalten.

Die Frage bei Haltungszielen lautet daher: Wie will ich jetzt sein? Die Antwort darauf ist ein Motto, das den Betroffenen auf dem Weg begleitet. Solche Mottoziele sind immer individuell und können nur von der betroffenen Person formuliert werden. Hilfreich können Bilder sein, die zu der gewünschten Haltung passen.

---

[37] Storch, Maja: Selbstmanagement-ressourcenorientiert [2014], S. 139

Die Case ManagerInnen haben die Aufgabe beratend zu unterstützen. Das Züricher Ressourcen Modell ZRM® ist eine Methode, mit der Fachkräfte Methoden erlernen können Haltungsziele mit ihren KlientInnen zu entwickeln.

Mottoziel/Haltungsziel
Ich bin zäh, wie ein Lachs auf dem Weg nach Hause

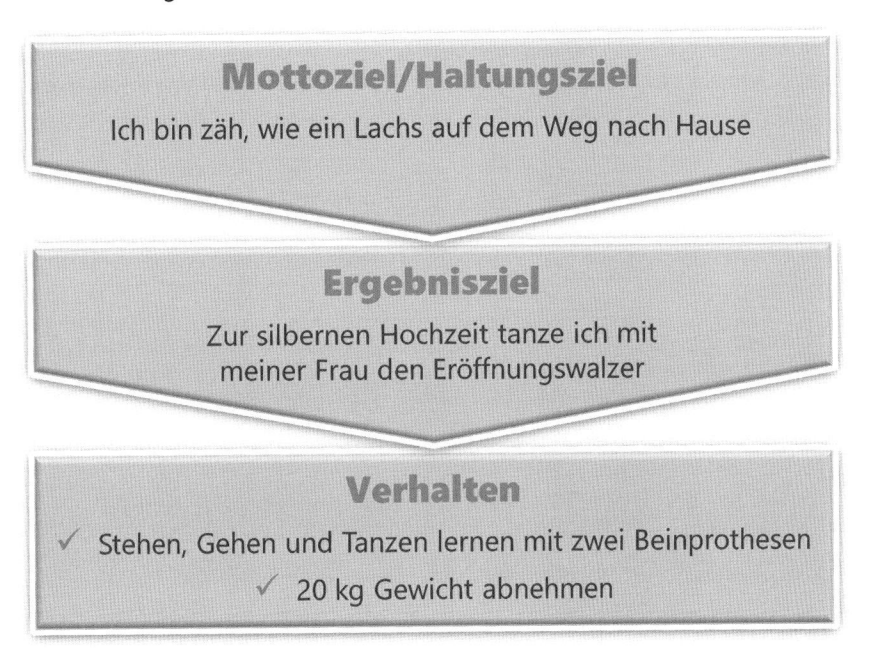

Ergebnisziel
Zur silbernen Hochzeit tanze ich mit meiner Frau den Eröffnungswalzer

Verhalten
- Stehen, Gehen und Tanzen lernen mit zwei Beinprothesen
- 20 kg Gewicht abnehmen

Abbildung 25: Der Zusammenhang von Haltungsziel, Ergebnisziel und Verhalten an einem Beispiel (eigene Darstellung)

3.1.3 Reha-Planung und Steuerung

Die Grundlage für die Reha-Planung stellt der festgestellte Hilfebedarf dar, der in einem zentralen Dokument, dem Reha- oder Teilhabeplan, festgehalten wird. Neben dem Bedarf enthält der Plan die Reha-Ziele und die Maßnahmen. Die Ziele werden in einem gemeinsamen Gespräch mit möglichst allen Beteiligten festgelegt. Die zur Zielerreichung notwendigen Leistungen werden so genau, wie zum Zeitpunkt des Erstgespräches möglich, mit Angabe der Verantwortlichen, den zu erreichenden Zwischenzielen und den vorgesehenen Zeitzielen definiert. Weiter ist festzulegen, wie die fallbezogenen Informationen ausgetauscht werden und wie mit Abweichungen vom Reha-Plan umgegangen wird. Bei Veränderungen ist der Reha-Plan fortzuschreiben.

Reha-Plan

Für die RehabilitandInnen hat der Plan die Aufgabe die Transparenz über den Rehabilitationsverlauf sowie die Berücksichtigung des individuellen Bedarfes sicherzustellen. In Hinblick auf die Leistungserbringer sorgt der Reha-Plan für die Koordination der einzelnen Maßnahmen, insbesondere was das Management der Übergabesituationen betrifft.

Die Verantwortung für die Reha-Plan-Erstellung sowie die Steuerung des Falles liegt bei den Case ManagerInnen, auch wenn weitere Partner am Case Management beteiligt werden.

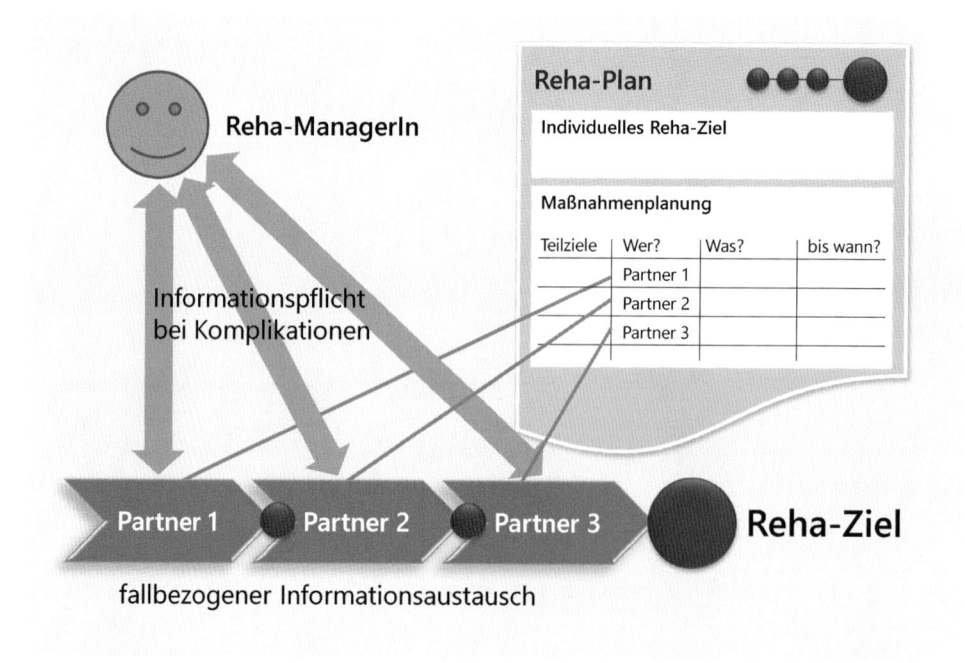

Abbildung 26: Der Reha-Plan als Steuerungsinstrument im Netzwerk

Wie aus Abbildung 26 hervorgeht, übernehmen die Case ManagerInnen – hier Reha-ManagerIn genannt – die Koordination und Steuerung. Solange die Maßnahmen wie geplant stattfinden, beschränkt sich die Steuerung auf das sogenannte Monitoring, also die Überwachung dessen, ob der Plan eingehalten wird. Wenn Änderungen notwendig werden oder Abweichungen auftreten, ist es die Aufgabe der Case ManagerInnen die Ursachen zu ermitteln. Dazu werden die Reha-Pläne regelmäßig den Reha-Verläufen angepasst und fortgeschrieben.

3.1.4 Evaluation auf der Einzelfallebene

Die Evaluation und Qualitätssicherung fällt grundsätzlich in die Zuständigkeit der Organisation, die das Case Management durchführt bzw. verantwortet. Sie hat sicherzustellen, dass in angemessenem Umfang die Zielerreichung auf der Fallebene überprüft wird. Darüber hinaus hat sie auch darauf zu achten, dass die im Fallmanagement veranlassten Leistungen qualitätsgesichert werden. Dies geschieht im deutschen Rehabilitationsrecht durch die vergleichende Qualitätssicherung nach dem SGB IX (§36 bis §38 neu). Da es sich hier um vergleichende Qualitätsanalysen der Leistungserbringer handelt, werden sie Kap. 0 behandelt.

vergleichende Qualitätssicherung

> **Evaluation**
>
> Die Evaluation des Case Managements in der Rehabilitation ist Aufgabe der für das Case Management verantwortlichen Organisation, also i. d. R. des Leistungsträgers.

Nach Abschluss des Fallmanagements ist der Ablauf zu bewerten. Dazu wird eine Evaluation des Einzelfalles durchgeführt. Diese kann im Umfang unterschiedlich ausfallen.

Bei Standardleistungen, bei denen das Fallmanagement in erster Linie überwachenden Charakter hat, kann überprüft werden, ob sich das Rehabilitationsziel im vorgegebenen zeitlichen und finanziellen Rahmen hat erreichen lassen.

Sollten sich im Vergleich zu ähnlich gelagerten Fällen Unterschiede ausmachen lassen, kann ebenfalls zusätzlich geprüft werden, welche Faktoren dazu geführt haben und ob daraus Erkenntnisse für die Weiterentwicklung der Standardprogramme gewonnen werden können.

Bei Fallgestaltungen, in denen das Fallmanagement aktiv steuernden Charakter hat, wird der Grad der Zielerreichung in Bezug auf die individuell formulierten Reha-Ziele

Zielerreichung als Qualitätsindikator

betrachtet. Ebenso wird geprüft, ob der zeitliche Ablauf der einzelnen Maßnahmen den Planungen entspricht. Eventuelle Abweichungen werden analysiert und mögliche Erkenntnisse der Weiterentwicklung der Programme und Netzwerke zugeführt.

Perspektive der RehabilitandInnen

Darüber hinaus können RehabilitandInnen mittels eines standardisierten Fragebogens zur Zusammenarbeit mit den Case ManagerInnen befragt werden. Auch der Behandlungserfolg sollte durch die RehabilitandInnen eingeschätzt werden.

Ergänzt wird die Evaluation durch eine Einschätzung der Kooperationspartner zum Gesamtverlauf der Rehabilitation. Erkenntnisse werden dokumentiert und für vergleichbare Fallkonstellationen als Erfahrungswerte verfügbar gemacht.

3.2 Organisationsebene

Case Management wird in der Regel von einer Organisation durchgeführt. Im deutschen System der Rehabilitation ist dies in der Regel eine öffentliche Organisation, wie ein Träger der gesetzlichen Rentenversicherung oder eine private Organisation, wie etwa ein Berufsförderungswerk. Die Strukturen und Prozesse[38] dieser Organisation bilden den Rahmen für das Management auf der Fallebene. Daher ist es von großer Bedeutung, dass diese so gut wie möglich auf die Erfordernisse des Case Managements vorbereitet sind. Dies erscheint umso wichtiger als diese Organisationen meist noch andere Aufgaben haben. Teilweise nimmt das Case Management nur einen kleinen Teil dieser Aufgaben ein, so dass nicht davon ausgegangen werden kann, dass es im Fokus der Organisation steht. Ziel ist es daher, dass das Case Management in den Strukturen und Prozessen verankert ist und kontinuierlich an die Erfordernisse der Praxis angepasst werden kann. Im Folgenden soll auf zwei Managementinstrumente auf der Organisationsebene näher eingegangen werden.

---

[38] Fischermanns, Guido: Praxishandbuch Prozessmanagement [2013]; http://www.orghandbuch.de/OHB/DE/Organisationshandbuch/6_MethodenTechniken/62_Dokumentationstechniken/624_Prozessmodelle/prozessmodelle-node.html [Stand: Mai 2017]

3.2.1 Leitbild und normative Ausrichtung

Case Management lässt sich nicht „nebenher" betreiben. Wenn eine Organisation Case Management als Leistung anbietet, definiert sie sich damit als eine Expertenorganisation. Dazu gehört, dass sie die für das Case Management erforderlichen Ressourcen bereitstellt und die Geschäftsprozesse so organisiert, dass ein effizientes und effektives Management des Einzelfalles möglich ist. Die Verantwortung dafür liegt bei der Leitung der Organisation.

Diese Verantwortung wird in einem „Commitment" nach innen und außen dargelegt. In der Praxis geschieht dies häufig in einem Leitbild, es kann aber auch an anderer Stelle in dem Organisationskonzept verankert werden. Wichtig ist, dass diese Festlegung normativen Charakter hat, also nach innen und außen verbindlich ist.

Leitbild als Commitment nach innen und außen

> **Leitbild**
>
> Ein Leitbild dient als Selbstverpflichtung und gibt Auskunft über Ziele und Strategien einer Organisation.

Ein Leitbild stellt entsprechend eine Selbstverpflichtung dar. Es enthält die Ziele der Organisation, die wesentlichen Strategien, um diese Ziele zu erreichen sowie die Grundsätze, welche die Zielerreichung leiten. Auch wenn Unternehmensziele je nach Charakter der Organisation sehr unterschiedlich sein können, sollten Organisationen, die Case Management in der Rehabilitation anbieten, zu folgenden Punkten Aussagen im Leitbild machen:

- Selbstbestimmung der RehabilitandInnen
- Partizipation der RehabilitandInnen
- Beschäftigtenorientierung bezogen auf die im Case Management beschäftigten Personen
- Umgang mit kooperierenden Institutionen
- Umgang mit Konflikten

3.2.2 Prozessorientierung

Im Mittelpunkt des Case Managements steht eine effektive und effiziente Maßnahmesteuerung. Bei schwierigen und komplexen Fällen bestehen diese Maßnahmen aus einer Vielzahl von Prozessschritten unterschiedlicher Beteiligter über einen langen Zeitraum. Um hier den Überblick zu behalten bietet sich das Instrument des Prozessmanagements an.

Unter einem Prozess versteht man eine logisch aufeinander folgende Reihe von wiederkehrenden Tätigkeiten. Durch die geschickte Verknüpfung der einzelnen Tätigkeiten, auch Wertschöpfungskette genannt, wird ein Mehrwert erreicht. Im Kontext der Rehabilitation besteht dieser Mehrwert in der verbesserten Teilhabe durch die Erreichung der Teilhabziele.

> **Prozess**
>
> Ein Prozess ist eine logisch aufeinander folgende Reihe von wiederkehrenden Tätigkeiten.

Die Aufgabe des Prozessmanagements in der Rehabilitation besteht darin den Bedarf der RehabilitandInnen umfassend und effizient zu decken. Aus Sicht der Case Management Organisation lassen sich interne und externe Prozesse, die bei den Netzwerkpartnern stattfinden, unterscheiden. Da die Case Management Organisation die Gesamtverantwortung innehat, benötigt sie einen Überblick über die internen und externen Prozesse, auch wenn Sie organisatorisch nur auf die internen Prozesse Einfluss nehmen kann.

In diesem Unterkapitel wird daher vor allem auf die internen Prozesse eingegangen. Im Kapitel zum Netzwerkmanagement werden später auch externe Prozesse behandelt.

Die Gesamtheit der Prozesse eines Unternehmens lässt sich mit den Beziehungen zwischen den Prozessen in einer so genannten Prozesslandkarte darstellen. Die Prozesslandkarte dient damit der Abbildung der Ablauforganisation eines Unternehmens und gibt einen grafischen Überblick über die wichtigsten unternehmensspezifischen Prozesse.

Unterschieden wird zwischen Kern- und Unterstützungsprozessen. Auch wenn die Kernprozesse meist im Mittelpunkt stehen, sind beide Prozesstypen für die Organisation gleich wichtig.

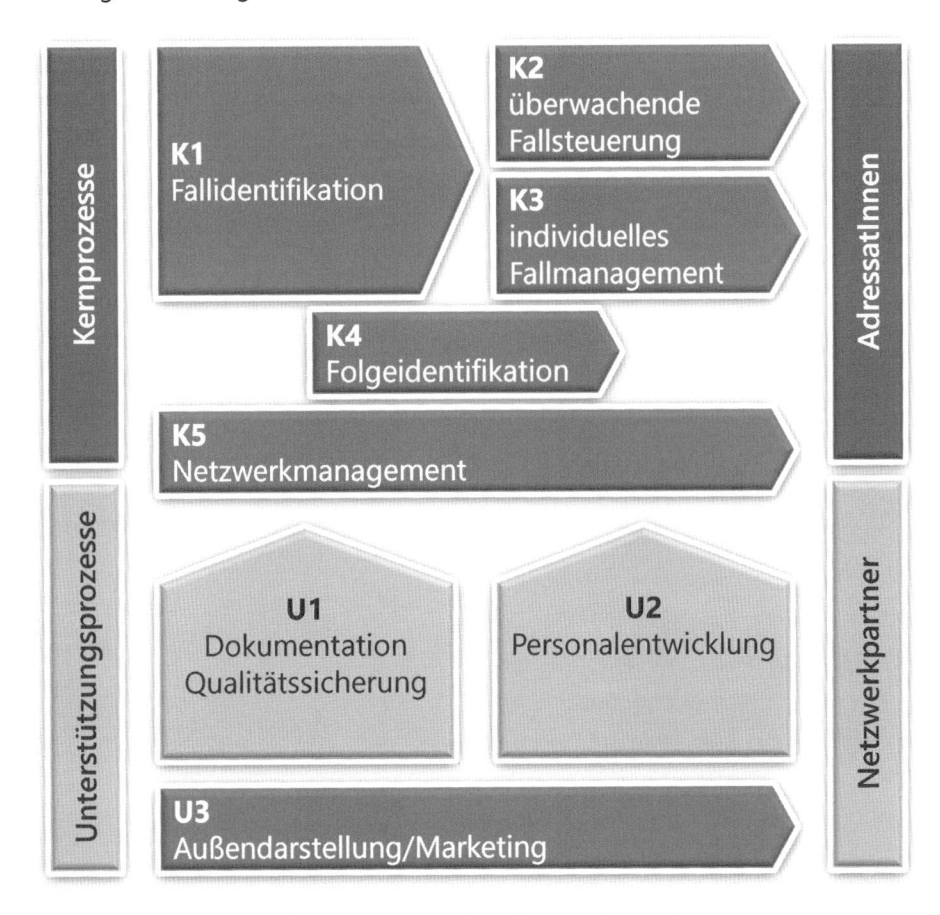

Abbildung 27: Beispiel für eine Prozesslandkarte (eigene Darstellung)

In Abbildung 27 ist eine Prozesslandkarte beispielhaft für ein bei einem Leistungsträger angesiedeltes Case Management abgebildet. In einem elektronischen Prozessmanagementsystem würde, wenn man auf z. B. den Prozess K1 „klickt", ein detailliert beschriebener Prozessablauf zur Fallidentifikation bei Erstkontakt erscheinen.

K2 beschreibt den Ablauf für die „normalen" Fälle, die mit den Standardleistungen versorgt werden. Er heißt überwachende Fallsteuerung, weil die Case ManagerInnen die Aufgabe haben, den Fallverlauf zu überwachen und nur bei Hinweisen auf Abweichungen initiativ zu werden. K3 hingegen beschreibt das individuelle Fallmanagement, bei dem eine persönliche und individuelle Betreuung durch die Case ManagerInnen stattfindet. In K4 wird beschrieben, wie Fälle, die in K2 auffällig werden daraufhin überprüft werden, ob sie in K3 aufgenommen werden sollen. K1 bis K4 stellen Kernprozesse dar, da sie sich alle direkt auf die Kernaufgabe Rehabilitation und die Kernzielgruppe der Betroffenen beziehen. Auch K5, der das Management des Leistungserbringernetzwerks beschreibt, kann als Kernprozess gelten, da auch das Vorhalten von Leistungen zum Kernauftrag eines Leistungsträgers in der Rehabilitation zählt. „Kunden" dieses Prozesses sind jedoch nicht die Betroffenen, sondern die Leistungserbringer.

An Unterstützungsprozessen werden hier nur die Qualitätssicherung, Personalentwicklung und Außendarstellung genannt. Alle drei sind notwendig, um gute Rehabilitation durchführen zu können, gehören jedoch nicht zum gesetzliches Kernauftrag. U1 und U2 zielen direkt auf die Sicherung und Verbesserung der Kernprozesse. U3 zielt auf die Leistungserbringer und Kooperationspartner und hat damit eine eigene Kundengruppe.

> **Kernprozesse ...**
>
> ... stehen als wertschöpfende Prozesse in unmittelbarem Zusammenhang mit dem Geschäftsziel.

In der Realität würde diese Prozesslandkarte „Management in Rehabilitation" Teil einer umfassenderen Prozesslandkarte der Organisation sein, die das Reha Management anbietet.

Kernprozesse

Kernprozesse sind die „wertschöpfenden" Prozesse im eigentlichen Sinn. Also z. B. die verrechenbare Leistungserbringung bzw. direkt personenbezogene Leistungen. Sie stehen direkt im Zusammenhang zum Geschäftsziel und stiften unmittelbaren

Nutzen für die LeistungsempfängerInnen. Sie sind damit von hoher strategischer Bedeutung und haben eine hohe Reichweite.

Für das Management der Rehabilitation können die folgenden Prozesse als Kernprozesse gelten:

- Die Fallidentifikation und Bedarfsermittlung, ggf. auch die Zuweisung zu speziellen Standardprogrammen
- Die Durchführung des Reha-Managements von der individuellen Bedarfsermittlung bis zum Abschluss des Reha-Managements
- Falls mehrere Standardprogramme vorliegen, ist jedes als einzelner Prozess abzubilden
- Die Evaluation des Reha-Managements auf der Fallebene
- Das Netzwerkmanagement, entweder als zusammenhängender Prozess von der Aufnahme ins Netzwerk bis zur regelmäßigen Evaluation des Netzwerkes oder die Netzwerkaufgaben werden als einzelne Teilprozesse dargestellt.

Unterstützungsprozesse

Unterstützungsprozesse sind diejenigen Prozesse, die erforderlich sind, um die Kernprozesse „am Laufen zu halten". Sie sorgen für die Bereitstellung sowie Verwaltung von betrieblichen Ressourcen und sichern damit einen reibungslosen Ablauf. Sie stehen in keinem unmittelbaren Zusammenhang zum Geschäftsziel. Die Ergebnisse von Unterstützungsprozessen lassen sich nicht im Detail den Produkten oder Dienstleistungen zuordnen. Von den Unterstützungsprozessen werden zum Teil Führungsprozesse als eigene Prozesskategorie abgegrenzt. Strenggenommen stellen aber auch Führungsprozesse Unterstützungsprozesse dar, weil sie i. d. R. keine unmittelbar „verrechenbare" Leistung darstellen.

> **Unterstützungsprozesse ...**
>
> ... halten die Kernprozesse am Laufen. Die damit verbundenen Leistungen sind nicht unmittelbar „verrechenbar".

Die Organisation der Unterstützungsprozesse ist sehr von der internen Organisationsstruktur der Case Management Organisation abhängig. Relevant für das Reha-Management im engeren Sinne erscheinen die folgenden Prozesse:

- Auswahl und Einstellung der Reha-Management-Fachkräfte
- Personalentwicklung der Reha-Management-Fachkräfte
- Dokumentation auf der Fall- und Netzwerkebene

Prozessmodellierung

Unter Prozessmodellierung versteht man das Erstellen eines Prozessmodells. Ein Prozessmodell beschreibt die bei der Leistungserstellung notwendigen Aufgaben und Arbeitsschritte und gibt Aufschluss über ihre zeitliche Abfolge.

Modellierungsziel ist zum einen eine abstrahierte Darstellung der realen Prozesse und zum anderen eine Übersicht über Gestaltungsoptionen (konstruktiver Charakter).

Für die Modellierung von Prozessen ist eine klare Abgrenzung der Begriffe Aufgabe und Prozess notwendig:

Eine **Aufgabe** setzt sich zusammen aus einem Objekt, an dem gearbeitet wird und der Verrichtung an diesem Objekt. Sie ist eine Tätigkeit, die dazu führt, dass eine Eingabe (Input) durch den Einfluss von Menschen und Hilfsmitteln in eine Ausgabe (Output) überführt wird. Eingabe und Ausgabe stellen die Verbindung zu vor- und nachgelagerten Aufgaben dar.

Ein **Prozess** ist eine Folge von Aufgaben. Er stellt in übersichtlicher Form den logisch-zeitlichen Zusammenhang der Aufgabenerledigung sowie der verwendeten Dokumente und der verantwortlichen Personen dar. Es muss für jeden Prozess ein Ziel definiert sein und eine Einordnung des Prozesses in den gesamten Geschäftsprozess über Schnittstellen möglich sein.

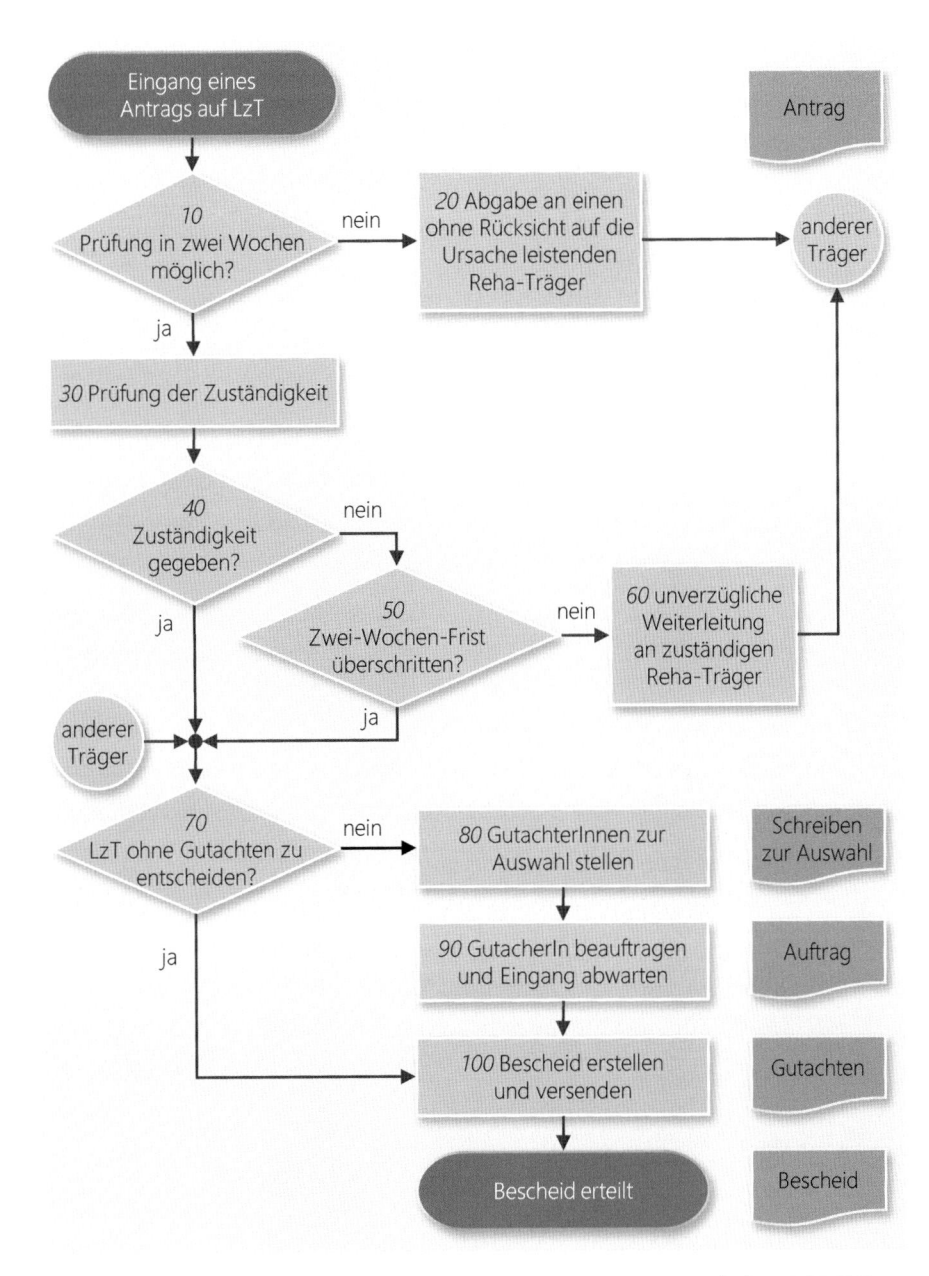

Abbildung 28: Geschäftsprozess "Zuständigkeitsklärung nach §14 SGB IX"

Der in Abbildung 28 dargestellte Prozess stellt in vereinfachter Form den §14 SGB IX (in der Fassung bis 2017) Zuständigkeitsklärung dar. Er verwendet die Symbole für Flussdiagramme, die auch in den üblichen Software-Paketen, wie z. B. MS Office enthalten sind. Sie sind für ein einfaches Prozessmanagement ausreichend. Die hier im Lehrbuch verwendeten Symbole sind im Anhang (Kapitel 5.6) dargestellt und kurz erläutert. Soll das Prozessmanagement mit den vorhandenen IT-Strukturen verknüpft werden, sind spezielle Anwendungen auf dem Markt verfügbar.

3.3 Netzwerkebene

Im Kapitel 1.6 wurde ein kurzer Überblick über die Vielzahl der Leistungen zur Teilhabe und der Leistungserbringer im Feld der Rehabilitation gegeben. Diese gilt es auf der Netzwerkebene so zu verbinden, dass eine koordinierte und verzögerungsfreie Leistungserbringung gewährleistet ist.

Zuweisungs- und Schnittstellenprobleme

Die im Kapitel 1.6 skizzierte Vielfalt führt in der Praxis zu Zuweisungs- und Schnittstellenproblemen, deren Lösung aus Sicht des Sachverständigenrates für Gesundheit das „zentrale medizinische und ökonomische Potenzial zur Verbesserung der Versorgung (...)" darstellt. (Sachverständigenrat, 2009). Eine Folge ist die lange Behandlungsdauer psychosomatischer PatientInnen im somatischen System. So dauert es z. B. bei SchmerzpatientInnen sechs bis acht Jahre bis eine adäquate Indikationsstellung und Zuweisung erfolgt. (Deutsches Ärzteblatt 2004, Kappis et. al. 2004)

Die fortschreitende Ausdifferenzierung von Leistungsangeboten, Leistungsarten und Leistungserbringern ist in allen Handlungsfeldern des Sozial- und Gesundheitswesens zu beobachten. So vorteilhaft diese Spezialisierung im Einzelfall sein kann, so schwierig wird die Identifizierung und Zuweisung von geeigneten Angeboten sowie deren nahtloses Ineinandergreifen.

> **Netzwerk**
>
> Ein Netzwerk ist ein Zusammenschluss von rechtlich selbstständigen Partnern, die arbeitsteilig ein gemeinsames Ziel verfolgen.

Von einem Netzwerk wird im Reha Management gesprochen, wenn es sich um einen auf Dauer angelegten Zusammenschluss von rechtlich selbstständigen Partnern handelt, die arbeitsteilig ein gemeinsames Ziel verfolgen und sich dabei gegenseitig unterstützen.

Das Bild eines Staffellaufes kann die Zusammenarbeit in einem Netzwerk verdeutlichen. Wie ein Staffelläufer orientiert sich jeder Netzwerkpartner an den Anforderungen des Nachbehandlers und versucht seine Leistung so zu erbringen, dass dieser optimal weiterarbeiten kann. Umgekehrt stellt sich der Nachbehandler auf das Resultat und die Übergabeanforderungen des Vorbehandlers ein, um seine Leistungen passgenau planen und erbringen zu können. Die Planung und Überwachung des gesamten Leistungsprozesses liegt in den Händen einer koordinierenden Stelle.

Unterschieden werden kann zwischen horizontalen und vertikalen Netzwerken. Horizontale Netzwerke stellen einen Zusammenschluss von Einrichtungen aus der gleichen Branche dar und dienen oft der Erlösoptimierung, etwa durch gemeinsamen Einkauf, oder der Qualitätsverbesserung durch ein Voneinander-Lernen. Vertikale Netzwerke hingegen zeichnen sich dadurch aus, dass die Partner in vor- und nachgelagerten Phasen der Wertschöpfung arbeitsteilig zusammenarbeiten.[39] Damit definieren sich Netzwerke zur Versorgung von Menschen mit einem Teilhabebedarf in erster Linie als vertikaler, aktiv gesteuerter Zusammenschluss rechtlich selbstständiger Leistungsgerbringer. Gemeinsamer „Arbeitsgegenstand" eines vertikalen Netzwerkes sind die arbeitsteilig behandelten RehabilitandInnen.

horizontale und vertikale Netzwerke

Bezogen auf die Rehabilitation wurde die träger- und einrichtungsübergreifende Zusammenarbeit gesetzlich mit der Verabschiedung des SGB IX zu einer wesentlichen Aufgabe und Verpflichtung der Leistungsträger erklärt, die es auf der Ebene der BAR über gemeinsame Empfehlungen zu regeln gilt. Die daraus resultierenden Gemeinsamen Empfehlungen stehen zum Download auf der Internetseite der BAR bereit[40].

---

[39] Toepler, Edwin: Erfolgsfaktoren für die Zusammenarbeit in einem Netzwerk, Trauma und Berufskrankheit [2012], S. 140-144

[40] Die auf der Ebene der BAR erarbeiteten gemeinsamen Empfehlungen der Rehabilitationsträger finden sich unter https://www.bar-frankfurt.de/rehabilitation-und-teilhabe/traegeruebergreifende-zusammenarbeit/

3.3.1 Auswahl der Netzwerkpartner

Case Management in der Rehabilitation hat – wie gezeigt – das Ziel, den individuellen Rehabilitationsbedarf durch ein „maßgeschneidert" zusammengestelltes Bündel von Maßnahmen zu erfüllen. Dazu werden in der Regel Leistungen verschiedener Anbieter benötigt. Um auf diese Leistungen möglichst schnell und flexibel zugreifen zu können, ist es sinnvoll ein Leistungserbringernetzwerk zu installieren.

Behandlungsprogramme für häufige Fallkonstellationen

Für häufige Fallkonstellationen und Problemlagen kann das Netzwerk Behandlungsprogramme entwickeln. Damit kann der Planungsaufwand im Einzelfall reduziert und die Nahtlosigkeit gesteigert werden. Für das Netzwerk werden Partner aus den in Kapitel 1.6.3 beschriebenen Leistungsbereichen benötigt. In erster Linie gehören dazu ambulante und stationäre Einrichtungen der medizinischen und beruflichen Rehabilitation. Um flexibel auf die Bedarfslagen zu reagieren, bietet es sich an, regionale Kooperationspartner einzubinden. Dazu zählen neben Gesundheitsanbietern, wie Psycho-, Physio-, Arbeits- und Ergotherapeuten, auch Partner, die bereits mit den RehabilitandInnen zusammenarbeiten und deren individuelle Bedarfslagen kennen. Einzubinden sind behandelnde Ärzte, Beratungsstellen und Personen aus dem persönlichen Umfeld.

Für die Stabilisierung von RehabilitandInnen können Kontakte zu Selbsthilfegruppen notwendig sein. Sie leisten bei chronischen Erkrankungen oder langandauernden Belastungssituationen eine wertvolle Unterstützung. Mit den ergänzenden, unabhängigen Teilhabeberatungsstellen wird bundesweit eine Struktur aufgebaut, die genutzt werden kann, um auf das regionale Beratungs- und Unterstützungssystem zuzugreifen.

Neben den Leistungserbringern stellen die Institutionen der sozialen Sicherung einen Teil des Case Management Netzwerkes dar. Dazu zählen die im Sozialgesetzbuch genannten Rehabilitationsträger, deren Konzepte in Kapitel 4 zum Teil erläutert werden. Bei RehabilitandInnen mit einer festgestellten Schwerbehinderung bzw. Gleichstellung sind die Integrationsämter ein wichtiger Kooperationspartner. Sie haben im Einzelfall weitgehende Möglichkeiten, Leistungen zur Teilhabe auch direkt an den Arbeitgeber zu übernehmen.

Bei komplex gelagerten Fällen treten Schnittstellen zwischen den Sozialversicherungsträgern auf. Wenn die jeweilige Situation eine Absprache zwischen diesen Trägern erforderlich macht, sieht der Gesetzgeber das Instrument der Teilhabeplankonferenz vor. Demnach kann der für die Erstellung des Teilhabeplans verantwortliche Rehabilitationsträger mit Zustimmung der Leistungsberechtigten zur gemeinsamen Beratung eine Teilhabeplankonferenz durchführen.

Hier können auch persönliche Budgets vereinbart werden, die ein wirksames Instrument sein können, um Leistungen effektiv und effizient auf den Einzelfall zuzuschneiden und dabei die Selbstbestimmung zu fördern. Bei RehabilitandInnen, bei denen die berufliche Teilhabe gefährdet ist, ist auch der Arbeitgeber ein wichtiger Kooperationspartner. Wichtige Fragen sind die voraussichtliche Arbeitsunfähigkeitsdauer, das Tätigkeitsprofil, Möglichkeiten der stufenweisen Wiedereingliederung und der Anpassung des Arbeitsplatzes. Für ein gelingendes Case Management sind flexible und kurzfristige Kontaktmöglichkeiten mit dem Betrieb der RehabilitandInnen eine zentrale Voraussetzung. Da der Arbeitgeber nur im Einzelfall ins Spiel kommt, wird er nicht zu einem festen Netzwerkpartner werden. Eine Ausnahme stellen große Betriebe dar, in den häufig Fragen der Rehabilitation und beruflichen Wiedereingliederung zu klären sind.

> **Teilhabeplankonferenz**
>
> Die Teilhabeplankonferenz hat mit dem Bundesteilhabegesetz im §20 Einzug in das Sozialgesetzbuch IX gefunden.

Die Leistungsfähigkeit des Netzwerks hängt von der Leistungsfähigkeit der einzelnen Mitglieder und der Qualität des Netzwerkmanagements ab.

Unterschieden werden können fachliche von organisatorischen Anforderungen. Voraussetzung für die Formulierung der fachlichen Anforderungen ist eine Bedarfsanalyse und die Ermittlung der in der Versorgungsregion potentiell in Frage kommenden Leistungserbringer. Nach dieser Kompetenzdefinition und Ressourcenallokation kann aus der Schnittmenge der in Frage kommende Mitgliederpool gebildet werden.

Neben den fachlichen Anforderungen an die Expertise der Netzwerkpartner erscheint es wichtig zu klären, ob genügend Ressourcen für die Zusammenarbeit zur Verfügung gestellt werden können. Zu denken ist hier an Planungsgespräche, an regelmäßige Netzwerktreffen sowie an die Erreichbarkeit fester Ansprechpartner.[41]

vorbehaltloses Zusammenwirken ist notwendig

Weiter ist es wichtig darauf zu achten, dass keine Vorbehalte gegenüber anderen Netzwerkpartnern bestehen und die Bereitschaft vorhanden ist, sich an Maßnahmen zur Erfolgskontrolle zu beteiligen und Verbesserungsmaßnahmen umzusetzen.[42] Wenn durch Netzwerkzusammenarbeit potentiellen Wettbewerbern Kompetenzen zur Verfügung gestellt werden, bedarf es des Vertrauens, dass diese nicht gegen die eigenen Interessen verwendet werden.

3.3.2 Netzwerkkoordination

Für die beteiligten Leistungserbringer ist die Netzwerkarbeit mit einem organisatorischen Wandel verbunden, der zu einem erhöhtem Koordinations- und Kommunikationsbedarf in der Zusammenarbeit führt.[43] Da es sich um einen freiwilligen Zusammenschluss von prinzipiell gleichberechtigten Partnern handelt, ist die Steuerung der Zusammenarbeit zwischen den Partnern zu vereinbaren. Hier kann zwischen der fallbezogenen und der fallunabhängigen Zusammenarbeit unterschieden werden.

Die Grundlage für die fallbezogene Zusammenarbeit stellt der festgestellte Hilfebedarf dar. Als zentrales Instrument der Zusammenarbeit dient der beim Management auf der Fallebene erläuterte Teilhabeplan. Die dort festgelegten Maßnahmen bilden die Grundlage der fallbezogenen Kooperation. Festgelegt werden sie möglichst anlässlich eines Teilhabeplan-Gespräches mit den RehabilitandInnen und je nach Bedarf

---

[41] Froese Eckehard: Der Einsatz von Assessmentverfahren in der Rehabilitation von Unfallverletzten, S. 45-49 https://www.thieme-connect.de/products/ejournals/pdf/10.1055/s-0028-1082316.pdf [Stand Mai 2017]

[42] Toepler Edwin: Qualitätsnetzwerke in der Rehabilitation [2008], S.160ff www.mbreha.de/files/1224_pr20160_1.pdf [Stand: Mai 2017]

[43] Waehlert, Lilia: Ordnungspolitische Herausforderungen und Handlungsbedarfe für die Versorgungsstruktur und Vergütung von Krankenhäusern [2015], S. 455ff

weiteren Kooperationspartnern. Falls ein weiterer Rehabilitationsträger beteiligt ist, kann dieses Gespräch im Sinne des Teilhabeplanes nach §19 SGB IX genutzt werden.

Gelingendes Case Management im Einzelfall ist auf ein Netzwerk angewiesen, welches ohne Verzögerung bedarfsgerechte Leistungen anbieten kann. Gegenüber den RehabilitandInnen sollen diese Leistungen „wie aus einer Hand" erscheinen. Dazu ist es notwendig, für häufig auftretende Fallkonstellationen Absprachen zu treffen, um im Einzelfall zeitaufwändige Absprachen auf das notwendige Minimum zu reduzieren. Diese Absprachen haben auch das Ziel, die in der Praxis meist personengebundenen Netzwerke institutionell abzusichern, so dass auch bei personellen Wechseln unter den Ansprechpartnern eine inhaltliche Kontinuität sichergestellt werden kann. Lose, aufgrund mehrmaliger Zusammenarbeit getroffene Absprachen, stellen daher noch keine fallunabhängige Kooperation im Sinne dieses Konzeptes dar.

Leistungen „wie aus einer Hand"

Vor- und Nachteile bei der Verortung der koordinierenden Stelle im Netzwerk

	Leistungsträger	Leistungserbringer	unabhängige Koordinierungsinstanz	Arbeitgeber
	Reha-Träger, ...	D-Arzt, Akutklinik, Reha-Klinik, ...	privater Reha-Dienstleister, ...	Betriebsarzt, Eingliederungsmanager, ...
+	Entscheidungskompetenz	Nähe zur/zum RehabilitandIn	Neutralität	Nähe zum Arbeitsplatz
−	sektorale Gliederung	i. d. R. keine Entscheidungskompetenz	zusätzliche Organisationsebene	nicht in KMU, keine Netzwerke m. Leistungserbr.

+ Vorteile   **−** Nachteile

Abbildung 29: Modelle zur Verortung der koordinierenden Stelle im Netzwerk (eigene Darstellung)

Unter diesem Blickwinkel tritt das Management der Verbindungen zwischen den beteiligten Leistungserbringern in den Vordergrund. Dazu ist eine von allen akzeptierte, koordinierende Stelle notwendig. In Abbildung 29 ist dargestellt, dass diese Funktion im Bereich der Rehabilitation grundsätzlich bei einem bzw. dem zuständigen Sozialversicherungsträger, bei einem Leistungserbringer, bei einer unabhängigen Stelle oder auch bei einem Betrieb angesiedelt werden kann.

Jedes der Modelle verfügt über Vor- und Nachteile. Bei den Managed Care Programmen der Gesetzlichen Krankenversicherung übernehmen vor allem Leistungserbringer die Funktion der koordinierenden Stelle.[44] Beim Hausarztmodell oder bei den Disease Management Programmen handelt es sich um niedergelassene Haus- und Fachärzte. Bei Verträgen zur Integrierten Versorgung nimmt meist ein Akutkrankenhaus diese Aufgabe wahr. In anderen Projekten zur Integrierten Versorgung wird auch auf unabhängige privatwirtschaftlich agierende koordinierende Stellen zurückgegriffen, wie etwa im Fall des Netzwerks zur Integrierten Versorgung im „gesunden Kinzigtal".[45] Auch private Unfall- und Haftpflichtversicherungen beauftragen im Rahmen des Personenschadenmanagements spezialisierte Dienstleister mit der Koordination von Leistungen.[46] Die gesetzliche Unfallversicherung und die gesetzliche Rentenversicherung siedeln die Netzwerkkoordination in den eigenen Reha-Abteilungen an.[47]

3.3.3 Vergleichende Qualitätsanalysen

Die direkt an und mit den RehabilitandInnen erbrachten Leistungen stehen im Mittelpunkt der Rehabilitation. Von ihrer Qualität hängt es ab, ob die gesundheitliche, berufliche und soziale Situation der RehabilitandInnen verbessert werden kann.

---

[44] Amelung, Volker Eric.: Managed Care – Neue Wege des Gesundheitsmanagements, S. 196

[45] Roth M: Gesundes Kinzigtal – ein innovatives, integriertes Vollversorgungsprojekt http://www.gesundes-kinzigtal.de/ [Stand Mai 2017]

[46] Lauer, Stefan: Case Management in der Rehabilitation von Unfallverletzten, S. 209ff

[47] GKV Spitzenverband: GKV Qualitätssicherung medizinische Rehabilitation, online im Internet: http://www.qs-reha.de/ [29.09.2014]

Durchgeführt werden diese Leistungen von Netzwerkpartnern. Eine Case Managementaufgabe in der Rehabilitation ist es daher Bedingungen zu schaffen und Anforderungen zu definieren, die eine wirksame und zielorientierte Reha durch das Leistungserbringernetzwerk ermöglichen. Neben der Qualität der Einzelleistungen richtet sich der Einfluss des Case Managements auf die bedarfsorientierte und nahtlose Verknüpfung der Angebote und der Kommunikation unter den Leistungserbringern.

Die Netzwerkebene stellt daher den wichtigsten Ansatzpunkt für die Qualitätssicherung des Reha-Managements dar. Qualitätssicherung wird im Sozialgesetzbuch IX für die Rehabilitation für die Erbringer von Leistungen verbindlich vorgegeben und auf der Ebene der BAR durch eine gemeinsame Empfehlung definiert. Danach werden Leistungserbringer gleicher Versorgungsgebiete in Bezug auf bestimmte Qualitätsindikatoren miteinander verglichen. Zum Teil müssen die Einrichtungen die Daten selbst erheben, zum Teil werden die Daten aus Routinedaten der Träger gewonnen.

Netzwerkebene als Ansatzpunkt für Qualitätssicherung

Von der gesetzlichen Kranken- und der gesetzlichen Rentenversicherung werden im Bereich der Rehabilitation eigene Qualitätssicherungsprogramme eingesetzt.[48] Sie umfassen teilweise abgestimmte Anforderungen an die Struktur-, Prozess- und Ergebnisqualität und schließen umfangreiche Angaben der RehabilitandInnen ein. In beiden Programmen werden vergleichende Qualitätsanalysen unter den Leistungserbringern vorgenommen. Das Programm der gesetzlichen Rentenversicherung stellt höhere Anforderungen an den Bereich der Prozessqualität und nimmt eine intensivere Überprüfung der Angaben der Einrichtungen vor Ort vor. Das Programm der gesetzlichen Krankenversicherung zur Feststellung der Ergebnisqualität verfügt über

---

[48] Deutsche Rentenversicherung: Reha Qualitätssicherung http://www.deutsche-rentenversicherung.de/Allgemein/de/Navigation/3_Infos_fuer_Experten/01_Sozialmedizin_Forschung/02_reha_qualitaetssicherung/reha_qualitaetssicherung_index_node.html [Stand Mai 2017]
Deutsche Gesetzliche Unfallversicherung: Medizinische Rehabilitation www.dguv.de/landesverbaende/de/med_reha/index.jsp; Toepler, Edwin: Gute Reha ist mehr als reine Krankenbehandlung [2012], S.353-360.

zwei Messzeitpunkte und nutzt neben den Angaben der PatientInnen auch Angaben der behandelnden ÄrztInnen in der Rehabilitationseinrichtung.

Auf Seiten der gesetzlichen Unfallversicherung erfolgt die Qualitätssicherung über die Zulassung und Überwachung der Leistungserbringer in der BGSW (Berufsgenossenschaftliche Stationäre Weiterbehandlung), in der KSR (Komplexe Stationäre Rehabilitation), in der EAP (Erweiterte Ambulante Physiotherapie), in der ABMR (Arbeitsplatzorientierte Muskuloskelettale Rehabilitation) und im Psychotherapeutenverfahren. Die Anforderungen beziehen sich hier im Wesentlichen auf die Strukturqualität. Darüber hinaus setzen einzelne Unfallversicherungsträger eigene Instrumente der Qualitätssicherung ein. Ein vergleichender Überblick ist in Tabelle 2 dargestellt.

Zertifizierungsverfahren auf Ebene der BAR

Ein originäres Ziel der QS ist, dass die Einrichtungen aus diesen Rückmeldungen lernen, um ihre Ergebnisse zu verbessern. Dazu nutzen sie interne Qualitätsmanagementverfahren, die durch ein auf Ebene der BAR angesiedeltes Zertifizierungsverfahren anerkannt werden muss.

Um ein einheitliches Qualitätsniveau innerhalb des Netzwerkes zu erreichen, bietet es sich in einem ersten Schritt an, die Ergebnisse der gesetzlichen Qualitätssicherung innerhalb des Netzwerkes transparent zu machen und sich auf ein anzustrebendes Qualitätsniveau zu verständigen. Von den genannten Parametern eignen sich für Qualitätsvergleiche in Netzwerken auf der Ebene der Struktur- und Prozessqualität insbesondere die Laufzeit und die Qualität des Entlassungsberichtes sowie auf der Ebene der Ergebnisqualität die von den RehabilitandInnen wahrgenommene subjektive Behandlungsqualität.

Da wesentliche Qualitätsindikatoren für die Zusammenarbeit in Netzwerken durch die gesetzliche Qualitätssicherung nicht abgebildet werden, bietet es sich an auf Netzwerkebene ein eigenes Qualitätsmanagement einzuführen.[49]

---

[49] Beutel, Martin: Integrierte Versorgung von Klienten in Suchtberatungsstellen, S. 67

Tabelle 2: Die QS-Programme der Rehabilitationsträger (eigene Darstellung)

Struktur- und Prozessqualität	GKV	GRV	GUV
Personal: Fachärzte und Fachtherapeuten mit rehabilitationsspezifischer Zusatzqualifikation	Strukturerhebungsbogen: weitgehend gemeinsame Kriterien		Einheitliche Kriterien für Zulassung
Strukturnahe Prozessmerkmale z. B. Behandlungskonzepte, internes Qualitätsmanagement	Strukturerhebungsbogen: Weitgehend gemeinsame Kriterien		
Qualität der Leistungsdokumentation und des Entlassungsberichts		KTL Dokumentation Peer Review	
Orientierung an Leitlinien		Reha-Therapiestandards	
Überprüfung der Klinikangaben	in 5% der Kliniken	Regelmäßige Klinikbegehungen	
Ergebnisqualität			
Gesundheitsstatus, Schmerzen, Krankheitsbewältigung, Lebensqualität	PatientInnenfragebogen Arztbogen Vergleich Reha-Ende und 6 Wochen danach	PatientInnenfragebogen 8 Wochen nach Reha	kein einheitliches QS-Programm, z. T. auf Ebene einzelner UV-Träger
Wiedereingliederung in Arbeit	(nicht relevant)	Sozialmedizinische Verlaufsbeobachtung	
PatientInnenzufriedenheit			
Subjektive Behandlungsqualität, insb. ärztliche, therapeutische, pflegerische Betreuung	weitgehend abgestimmter PatientInnenfragebogen		PatientInnenfragebogen in Projektphase

Tabelle 3 zeigt beispielhaft das Zielsystem eines Netzwerkes aus der Suchtrehabilitation.[50] Der Zielbereich Optimierung des Versorgungssystems definiert Ziele und Indikatoren für Qualitätsvergleiche innerhalb des Netzwerkes und deckt die Ergebnisqualität ab. Diese kann durch den Vergleich mit Einrichtungen, außerhalb des Netzwerks auch für den Nachweis der Netzwerkqualität nach außen herangezogen werden.

Der Zielbereich Patientenorientierung nimmt die Prozessqualität des Case Management im Netzwerk aus Sicht der Patienten in den Blick.

Der Zielbereich Effizienz der Kooperation macht deutlich, wie wichtig das Management der Übergabeprozesse zwischen den einzelnen Leistungserbringern ist. Er bildet die organisatorische Prozessqualität ab. Eine Voraussetzung für die Qualitätssicherung auf dieser Ebene sind Regelungen zu den Schnittstellen. Dazu gehören klare „Übergabeziele", die Fristen, Dokumentationsstandards und Verantwortlichkeiten enthalten. Bei Bedarf können auch Verfahrensanweisungen zu den Schnittstellenprozessen erarbeitet werden. Diese sind dann von den betroffenen Partnern für verbindlich zu erklären. In dem Beispiel aus der Suchtrehabilitation sind es vier Schnittstellen, die durch Schnittstellenstandards geregelt werden.

- Zusammenarbeit Arztpraxis – Beratungsstelle
- Zusammenarbeit Beratungsstelle – stationärer Entzug (Krankenhaus)
- Zusammenarbeit Beratungsstelle – Reha-Fachklinik (Entwöhnung)
- Zusammenarbeit mit Selbsthilfegruppen

Abweichungen von den vereinbarten Schnittstellenstandards werden an eine zentrale „Beschwerdestelle" gemeldet und in regelmäßigen Qualitätszirkeln besprochen.

---

[50] Beutel, M., Peter, R., Toepler, E., Kohlhuber, M.,Braig,S.: Integrierte Versorgung von Klienten in Suchtberatungsstellen: Erste Ergebnisse der wissenschaftlichen Begleitung des Projekts Integriertes Qualitätsmanagement Sucht (IQMS); in: Gesundheitswesen 2005; 67

Tabelle 3: Zielbereiche, Ziele und Indikatoren für ein Qualitätssicherungsnetzwerk in der Suchtrehabilitation

Zielbereich	Ziel	Indikator
Optimierung des Versorgungssystems	Verweildauer im System ist gesenkt	Zeitspanne Erstkontakt - geplante Entlassung
	Antrittslaufzeit ist verkürzt	Zeitspanne Erstkontakt –Therapiebeginn
	neuerliche Abhängigkeit wird vermieden	Ein-Jahres-Katamnese
	steigende Behandlungskosten werden vermieden	Behandlungskosten/Fall
Patienten-orientierung und Effektivität	PatientInnen sind zufrieden mit der individuellen Fallsteuerung (schnittstellenübergreifend)	Zufriedenheitsindex
	Teilhabe- und Behandlungsziele sind abgestimmt	Dokumentation der Ziele Vergleichbarkeit der Zielformulierung
	Nachsorgeleistungen werden in Anspruch genommen	Motivation zur Beteiligung an Nachsorge- und Selbsthilfeaktivitäten
	Integration in das Erwerbsleben ist vollzogen	Reintegrationsquote
Effizienz der Kooperation	Abläufe sind systematisiert (intern und übergreifend)	Vergleich vorher/nachher auf der Ebene der Rehab.-Innen und beteiligten Partner
	Schnittstellen sind optimiert, Übergabeaufwand ist optimiert	dokumentierte Einhaltung der Anforderungen an die Übergaben im Behandlungsprozess

3.4 Systemebene

Fallmanagement verfolgt entsprechend dem internationalen Verständnis von Case Management neben der Hilfe im Einzelfall auch das Ziel, das Versorgungssystem in Hinblick auf die Bedarfsorientierung und Nahtlosigkeit zu verbessern. Die Erfahrungen der Arbeit auf der Fallebene sind daher regelmäßig in Bezug auf die notwendigen Voraussetzungen und Rahmenbedingungen in der Case Management-Organisation, dem Case Management-Netzwerk und dem Versorgungssystem insgesamt zu reflektieren.

Das Versorgungssystem bildet den Rahmen des Managements in der Rehabilitation. Es beinhaltet die zur Verfügung stehenden Leistungen und regelt den Zugang zu ihnen.

In Deutschland wird es stark durch die Träger der Sozialversicherung geprägt, die sich wiederum nach ihrem gesetzlich verankerten Auftrag richten. Ein Kennzeichen des gegliederten Systems der sozialen Sicherung ist, dass es keine Gesamtsteuerung gibt. Jeder Träger richtet sich nach „seinem" Sozialgesetzbuch. Durch dieses Nebeneinander kommt es in der Praxis zu vielfältigen Abstimmungsproblemen. Im Einzelfall zeigt sich dies z. B. an Leistungsablehnungen, die meist durch unklare bzw. nicht einheitlich verstandene Zuständigkeiten begründet sind und in manchen Fällen gerichtlich geklärt werden müssen. Mit dem SGB IX soll dieses Nebeneinander koordiniert werden. Es setzt auf einheitliche Standards bei der Bedarfsermittlung und der Qualitätssicherung und auf die Abstimmung untereinander, wie bei der Zuständigkeitsklärung und den geforderten Teilhabekonferenzen.

SGB IX soll das Nebeneinander koordinieren

Mit der Bundesarbeitsgemeinschaft für Rehabilitation (BAR) wurde eine Institution geschaffen, die diesen gesetzlichen Abstimmungsauftrag umsetzt. Da die BAR als eingetragener Verein von allen Reha-Trägern getragen wird, ist dies mit der Einbeziehung und aktiven Mitarbeit aller Träger verbunden. Die auf der Ebene der BAR erarbeiteten Ergebnisse haben daher in der Regel einen langen Konsentierungsprozess hinter sich. Auch wenn diese Ergebnisse als Empfehlungen bezeichnet werden, haben sie für die Reha-Träger eine hohe Verbindlichkeit.

Systemtheoretisch ist eine Gesamtsteuerung auf die Bereitschaft und Fähigkeit der Träger angewiesen trägerübergreifend zusammenzuarbeiten und neben ihrem Trägerinteresse vor allem das sozialstaatliche Gesamtinteresse im Blick zu haben. Ein Beispiel ist etwa die Frage, wie mit langfristig erkrankten RehabilitandInnen umgegangen wird. Aus einer eng verstandenen Sicht ist es im Interesse der Krankenkasse die RehabilitandInnen möglichst bald aufzufordern einen Rentenantrag zu stellen, um kein Krankengeld mehr leisten zu müssen. Aus Sicht des sozialstaatlichen Gesamtinteresses ist dies keine wünschenswerte Variante, da den RehabilitandInnen damit die Teilhabemöglichkeit am Arbeitsleben genommen wird und der Solidargemeinschaft Kosten entstehen.

Es ist daher in vielen Fällen sinnvoller, wenn die Krankenkasse als derjenige Partner, der als erster die erheblich gefährdete Erwerbsfähigkeit bemerkt, ein individuelles Fallmanagement veranlassen würde, auch wenn der monetäre Nutzen dieses Fallmanagements nicht bei der Krankenkasse, sondern bei der Rentenversicherung zu Buche schlägt. Dazu ist ein partnerschaftliches Verständnis der Sozialleistungsträger untereinander insbesondere auf regionaler Ebene hilfreich.

Für die Zielsetzung dieses Lehrbuches wird darauf verzichtet die Regelungen und Erfordernisse der Zulassung, des Zugangs, der Vergütung und der Qualitätssicherung über die entsprechenden Aussagen in den Kapiteln 1.6, 3.1, 3.4 und 5.2 hinaus darzustellen. Dies soll einem weiteren Band vorbehalten sein.

Wir wollen an dieser Stelle auf den Zusammenhang zwischen der Praxis des Case Managements und der Systemebene eingehen. Die Leitfrage lautet:

Wie kann sichergestellt werden, dass das Versorgungssystem diejenigen Leistungen zur Verfügung stellt, für die ein Bedarf besteht und die in der Praxis benötigt werden?

Die Relevanz dieser Fragestellung zeigt sich u. a. in folgendem Sachverhalt: Seit Jahren stellen psychische und psychosomatische Erkrankungen den häufigsten Grund für vorzeitiges Ausscheiden aus dem Arbeitsleben dar. Vergleicht man jedoch diesen Bedarf mit den Leistungen der medizinischen Rehabilitation, zeigt sich, dass muskuloskelettale Rehabilitationsleistungen immer noch dominieren. Diese Lücke zwischen

Bedarf und Angebot stellt eine große Herausforderung für das Management der Rehabilitation auf Systemebene dar. In §19 SGB IX Abs. 1 wird diese Versorgungsplanung als Aufgabe der Reha-Träger definiert.

Neue bedarfsgerechte Angebote aufzubauen ist mit einem beträchtlichen Investitions- und Organisationsaufwand verbunden. Umso wichtiger ist es frühzeitig Bedarfe zu erkennen.

Bedarf an neuen Angeboten ist auf Fallebene zu ermitteln

Bedarfe werden zuerst auf der Fallebene erkannt. Dies kann durch die Netzwerkpartner geschehen, die die zuständigen Case ManagerInnen darüber informieren oder durch die Case ManagerInnen selbst. Die Managementaufgabe besteht darin, diese Informationen der Fallebene möglichst genau zu erfassen und Schlüsse für die Weiterentwicklung des Versorgungssystems zu ziehen. Dies fällt zunächst in die Kompetenz des zuständigen Sozialleistungsträgers. Er prüft, ob bestimmte Bedarfskonstellationen in einer Häufigkeit auftreten, die ein spezialisiertes Angebot erfordern und tritt mit dem Netzwerkpartner in Kontakt, um ein solches Angebot zu entwickeln.

Ein Beispiel stellen muttersprachliche Reha-Angebote dar.[51] Es liegen in der Praxis und aus der Reha-Forschung vielfältige Belege dafür vor, dass nicht-deutschsprachige RehabilitandInnen nur sehr unterdurchschnittlich von Rehabilitationsverfahren profitieren.

Aus Sicht der Case ManagerInnen in der Praxis ist es wichtig Netzwerkpartner zu haben, die für bestimmte Migrantengruppen spezifische, ggf. muttersprachliche Angebote vorhalten. Die Entwicklung und die Vorhaltung solcher Angebote erfordern teilweise erhebliche Investitionen, die über die Möglichkeiten einer einzelnen Organisation hinausgehen. Damit geht die Zuständigkeit auf die Systemebene über. Hier sind

---

[51] vgl. Susanne Köhler: Vulnerable Zielgruppen in der Rehabilitation am Beispiel Migration: Herausforderungen und Lösungsansätze, Fachbeitrag C4-2016 vom 22.09.2016, in Diskussionforum Reha-Recht; http://www.reha-recht.de/fileadmin/user_upload/RehaRecht/ Diskussionsforen/Forum_C/2016/C4-2016_Vulnerable_Zielgruppen_in_der_ Rehabilitation_am_Beispiel_Migration.pdf, Zugriff am 2.06.2017)

die notwendigen Entscheidungen über Angebotsmerkmale, Qualitätsanforderungen sowie Vergütungs- und Belegungsregelungen zu treffen.

In der Realität gestalten sich die einzelnen Schritte der Zusammenarbeit zwischen den Ebenen nicht einfach. Zwischen Fall- und Organisationsebene geht es um die Falldokumentation und die regelmäßige Auswertung in Hinblick auf verallgemeinerbare Reha-Bedarfe. Dem Verhältnis zwischen Organisation und Netzwerk kommt eine besondere Bedeutung zu. Reha-Bedarfe können sowohl beim Sozialleistungsträger als auch bei den Netzwerkpartnern erkannt werden. Die Netzwerkpartner kennen ihre Klientel gut und haben die Möglichkeit frühzeitig Bedarfe zu erkennen sowie ggf. bereits eigene Angebote zu entwickeln. Hier ist eine enge Abstimmung mit den belegenden Sozialversicherungsträgern wichtig, die den gesetzlichen Auftrag der Versorgungsplanung haben.

Je nach Organisation der Zuständigkeiten spielen die föderalen Strukturen eine große Rolle. Zu unterscheiden ist die regionale Ebene, von der Länder- und Bundesebene. Im Bereich der Eingliederungshilfe mit ihren kommunalen Leistungsträgern dominiert etwa die regionale Ebene. Wenn es um Vereinbarungen geht, kommt die Länderebene ins Spiel. Auch für viele Krankenkassen ist die regionale Ebene vorrangig. Die Rentenversicherungsträger und auch die Arbeitsagentur wiederum planen meist auf Länder- und Bundesebene.

4 Weitere ausgewählte Aspekte zum Management der Rehabilitation

4.1 Implementierung von Case Management bei Rehabilitationsträgern – ein Erfahrungsbericht
(Hugo Mennemann)

Case Management gezielt bei (Rehabilitations-)Trägern zu implementieren, bedeutet, eine umfangreiche In-house-Schulung durchzuführen. Anders als bei Schulungen, zu denen sich Teilnehmer*innen (TN) aus unterschiedlichen Professionen und Organisationen anmelden, liegt das Ziel, die Veränderung der Organisation, im vornehmlichen Erfahrungsbereich der TN. Das Organisations- und insgesamt berufliche Erfahrungswissen der TN müssen konstruktiv mit dem Konzeptwissen des CM-Ausbilders/der Ausbilderin zusammenkommen. Ein (häufig unbewusstes) rationalistisch-deduktives Schulen der TN, die Übertragung des Konzepts Case Management nach mehr oder weniger bewusst vorweggenommenen Relevanzen der/s Ausbilderin/s auf die Praxis, ruft viele Widerstände hervor. Vielmehr bedarf es von Anfang an eines konstruktiven Austausches zwischen bestehender, sinn- und routinehaft eingerichteter Praxis – so unreflektiert und unbegriffen sie mitunter auch sein mag - und dem Konzept. Das Ergebnis ist nicht ein Bildungsinhalt wie bei anderen Schulungen, sondern eine veränderte Berufspraxis. Implementierer*innen müssen zunächst genau zuhören, bereit sein, im Zweifel seismographisch Widerstände aufzuspüren, vielleicht die Praxis beobachtend selber aufsuchen und neugierig sein für Veränderungen des eigenen Denkens. Sie müssen sich überraschen lassen. Denn die TN „scannen" bildlich gesprochen alle Schulungsinhalte unmittelbar mit Blick auf ihre beruflichen Erfahrungen. Wenn diese seitens der/s Ausbilderin/s ausschließlich vor dem Hintergrund ihres/seines Denkens kommentiert werden, besteht die Gefahr, praktische Relevanzen, z. B. unterschiedliche (pragmatisch sinnvoll verkürzte) Formen von Beratung, zu übersehen und für die TN intuitiv erkennbar Unleistbares zu fordern. Die konkreten Arbeitsergebnisse, den Akt der Übertragung leisten angeleitet primär die TN. Sie müssen schließlich die Arbeitsergebnisse später in die Praxis umsetzen. Die dazu notwendige Bereitschaft der TN zur Abstraktion zur bisherigen Berufspraxis muss explizit anregend und für die TN gewinnbringend hergestellt werden. Im Sinne Paulo Freires begegnen sich „Lehrer-Schüler" und „Schüler-Lehrer".

Die Gesamtschulung kann nicht als ganze vorweg geplant werden. Wenn die TN in großer Mehrheit einen inhaltlichen Aspekt nicht relevant finden, muss dies geklärt werden. Es ist nicht möglich, direkt zum nächsten Inhalt überzugehen und den unverstandenen für die gesamte Gruppe stehen zu lassen. Nicht selten geht es in dem Schulungsprozess, der sich über einen langen Zeitraum erstreckt, letztlich darum, die anhand des geschulten Konzeptes auftauchenden Widerstände zu verstehen und diese zu bearbeiten. Das kann sich über viele Schulungsblöcke hinziehen. In einer Schulungssituation konnte der Widerstand erst nach ca. 16 Schulungstagen bearbeitet und konstruktiv gestaltet werden. Eine Führungsautorität muss der/dem Ausbilder *in dabei über einen langen Zeitraum zugesprochen werden.

Die Erfahrung zeigt, dass externe Ausbilder*innen auf Routinen in Organisationen aufmerksam machen und diese direkt benennen können in einer Klarheit und Sprache, die Organisationsmitgliedern häufig nicht möglich ist. Tabus können angesprochen und bearbeitbar zum Gegenstand der Weiterbildung werden. Ein verändertes fachliches Niveau kann auch gegen jahrelange Gepflogenheiten den Mitarbeiter*innen abverlangt werden.

Da Case Management ein organisationsgestaltendes und die Haltung der Mitarbeiter*innen betreffendes Handlungskonzept ist, ist es unbedingt erforderlich, im Vorhinein mit der Geschäftsführung die anstehenden Veränderungen in der Organisation angesprochen und geklärt zu haben. An der Weiterbildung sollte ein Mitglied aus der Geschäftsführung bzw. ein*e Mitarbeiter*in teilnehmen, welche die während der Weiterbildung angesprochenen Organisationsveränderungen auch umsetzen können oder frühzeitig auf Grenzen der Organisation hinweisen, die in der Weiterbildung überschritten werden. Ansonsten ist die Gefahr groß, Mitarbeiter*innen entweder in die Frustration hinein zu schulen, weil Sie zwar den Schulungsinhalten folgen wollen, aber die Leitung diese im Nachgang zur Schulung nicht umsetzen können oder möchten. Oder die Mitarbeiter*innen können nicht genügend mit Neuigkeiten konfrontiert und zu verändertem Verhalten herausgefordert werden, da diese sich auf die Position zurückziehen, dass die vermittelten Inhalte sicher alle interessant und grundsätzlich relevant sind, aber in der eigenen Organisation nicht gelten können, weil die Leitung das nicht wolle. Da Case Management die Grundhaltung in einer Organisation, die Strukturen und die Prozesse betrifft, kommen viele Organisationsschwierigkeiten nach und nach an die Oberfläche. Die Weiterbildung von Berater*innen zu Case Managener*innen ist zugleich mit den anwesenden Führungskräften ein zu gestaltender Change Management-Prozess.

Nicht selten beginnt die Implementierung von Case Management mit den Berater*innen, weil diese lernen müssen, mit komplexen Problemlagen organisationsübergreifend umgehen zu können. Im Anschluss wird allerdings deutlich, dass auch weitere Mitarbeiter*innen, die an den Entscheidungsprozessen beteiligt sind, bis hin zur Leitung Grundkenntnisse des Handlungskonzeptes Case Management benötigen, damit die adressat*innenorientierten Entscheidungswege nicht hausintern aufgrund von Hierarchien, anderen Vorschriften oder Routinen blockiert werden. Bei Inhouse-Schulungen erweist sich, dass Case Management als organisationsgestaltendes Handlungskonzept zu verstehen ist, das von vielen Mitarbeiter*innen gemäß ihren unterschiedlichen Rollen und Funktionen umgesetzt werden muss.

Eine große Schwierigkeit ist häufig, dass Case Management auf der Einzelfallebene ein fachkompetentes Beratungskonzept voraussetzt. Die eigene Beratungsdienstleistung soll um eine steuernde und koordinierende Kompetenz erweitert werden. Häufig gibt es jedoch kein einheitliches Beratungsverständnis und kein einheitliches Beratungskonzept, das von den Berater*innen auch angewandt würde. Dieses muss in den Schulungen dann zunächst nachgeholt werden, ansonsten wird CM – bildlich gesprochen „auf Sand gebaut". Zunächst müssen die Adressat*innengruppen sowie unterschiedliche Beratungsformen („Regelpfade") unterschieden werden. Berater*innen bei Leistungsträgern haben i. d. R. ein Kostenträgerverständnis und führen maximal eine fokussierte, aber keine lebenslagenorientierte Beratung durch. Nicht selten überwiegen aufgrund der Arbeitsbelastung nur oder vorwiegend Ein-Kontakt-Beratungen. Diese Berater*innen können dann kein Verständnis entwickeln, eine umfangreiche CM-Beratung durchführen zu sollen. Sie „wittern" einen unrealistischen Mehraufwand, wenn sie konstruktiv an der Schulung teilnehmen. Erschwerend kommt hinzu, dass zwischen den TN und Ausbilder*in zwar dieselben Worte verwandt werden – z. B.: Versichertenorientierung, Beratung – damit aber ganz unterschiedliche Inhalte gemeint sind. Bei Leistungsträgern gibt es häufig unterschiedliche Berufsgruppen, die die Beratung durchführen: Verwaltungsangestellte und Sozialpädagog*innen. Auch hier sind das fachliche Verständnis von Beratung und die Anwendung von Dokumentationsinstrumenten different. Zudem fällt es Sozialpädagog*innen häufig schwer, Ihre Beratungstätigkeit theoretisch zu begründen und den anderen Berufsgruppen vorzustellen. Kompetenzüberschneidungen und Unklarheiten bei Rehabilitationsträgern z. B. zwischen Psycholog*innen, Ärzt*innen, Psychotherapeut*innen, Sozialpädgog*innen und Verwaltungsmitarbeiter*innen sind häufig. Hier über fachliche Konzepte Klarheit anzubieten, ist Aufgabe der/s Ausbilder*in.

Die Logik einer Organisation, zumal die einer großen Verwaltung, ist primär an Ergebnissen, klaren Prozessvorgaben und insgesamt kausal ausgerichtet. Eine am Bedarf der Adressat*innen ausgerichtete Beratung verlangt dialektisches oder systemisches Denken, also ein Denken, dass auch die Freiheit der Adressat*innen in einem ko-produktiven Prozess einbezieht. Hier prallen Haltungen und Erwartungshaltungen sehr konkret aufeinander. Diese unterschiedlichen Vorgehensweisen, Orientierung am Bedarf der Adressat*innen und Orientierung an Vorschriften und Vorgaben, sind nicht leicht in ihrer tatsächlichen Relevanz für Entscheidungsfindungsprozesse zwischen den unterschiedlichen Berufsgruppen auszuhandeln. Im Laufe eines Implementierungsprozesses von Case Management kommt es so häufig innerhalb einer Organisation auf einer mittleren Managementebene, die am Schulungsprozess (zunächst) gar nicht teilnimmt, zu Unverständnissen und Blockadehaltungen. Die Berater*innen der Deutschen Rentenversicherung wissen auch aufgrund ihres dezentralen Einsatzes häufig um ihre „Exotenstellung" im eigenen Haus.

Eine Netzwerkebene zwischen Leistungsträgern, die mitunter sieben Hierarchieebenen haben, aufzubauen, verlangt ein differenziertes Organisations- und Netzwerkwissen. Dabei haben Leistungsträger in der Regel den Vorteil, Dienstleistungsanbieter erreichen zu können, allerdings ist es nicht leicht, die unterschiedlichen Zuständigkeiten im Netzwerk angemessen auszutarieren. Die Netzwerke müssen zwar auf den höchsten Leitungsebenen beschlossen, dann aber dezentral aufgebaut werden.

Zudem lässt sich noch ein Phänomen beobachten. Die Leistungsträger und Dienstleistungsanbieter im Rehabilitationsbereich bringen nicht nur äußerst unterschiedliche Strukturvoraussetzungen mit, sie haben auch das Bedürfnis, ihre Eigenständigkeit und Besonderheit herauszustellen. Das erschwert ein einheitliches Verständnis von Beratung und Case Management.

Es gibt, wie aufgezeigt, viele Besonderheiten und Stolperfallen, insgesamt lohnen sich aber der Implementierungsprozess von Case Management und die schrittweise (Neu-) Ausrichtung von Rehabilitationsträgern am Bedarf der Adressat*innen. Es gibt äußerst reformbereite Leitungen und kompetente Berater*innen. Rückmeldungen, dass sich der Blick der Berater*innen geweitet hat und nun anders, am Bedarf der Versicherten ausgerichtet, nachhaltiger Hilfe gegeben werden kann, dass sich Entscheidungsrelevanzen und -prozesse in Organisationen verändern, Widerstände bearbeitet sowie interprofessionell und anfänglich auch interorganisational gearbeitet wird, kennzeichnen den nachhaltigen Erfolg.

4.2 Das Fallmanagement der Gesetzlichen Krankenversicherung (Karl-Heinz Stange)

Die Versorgungsstrukturen des Gesundheitswesens und die Zuständigkeiten der diversen Leistungsträger werden, zumindest von den von schwerer Krankheit oder Behinderung Betroffenen, in der Regel als intransparent und schlecht nachvollziehbar wahrgenommen. Die Unklarheiten über das „was, wie, wo, wann, mit wem und auf welcher Rechtsgrundlage" führen nicht selten zu ineffektiven, zeit- und kostenintensiven Abgrenzungs- und Weiterverweisungsstrategien, Zuständigkeitsüberschneidungen oder Koordinierungsproblemen. Der „sozialbürokratische Risikofaktor" hat mitunter einen größeren Einfluss auf den Krankheitsverlauf als medizinische Gegebenheiten.

Für die Versicherten der GKV kann das zu Nachteilen in der medizinischen Versorgung/Rehabilitation führen und/oder zu einer Unterinanspruchnahme von Leistungen zur Teilhabe am Arbeitsleben (berufliche Rehabilitation) und am Leben in der Gemeinschaft (soziale Rehabilitation). Für die GKV selbst kann diese Situation negative ökonomische Konsequenzen haben.

Daher liegt die wichtigste Aufgabe für das Arbeitsunfähigkeits(AU)-Fallmanagement (Rehabilitationsmanagement) in einer individuellen Planung der notwendigen Behandlungs- und Rehabilitationsmaßnahmen sowie in einer aktiven Koordinierung und Steuerung des Krankheitsgeschehens. Die FallmanagerInnen wollen dabei (Ver-) Mittler zwischen den Versicherten und den Leistungsanbietern im Gesundheitswesen sein. Durch eine spezifische Beratung der Versicherten wird natürlich auch eine Senkung der Krankheitskosten erwartet (Stange 2003).

Versicherte, die Krankengeld beziehen und bei denen krankheitsspezifische Behandlungen oder Rehabilitationsmaßnahmen notwendig sind, sind die wichtigste Zielgruppe für das GKV-Fallmanagement. Dabei wird versucht Qualitäts- und Kostenmanagement konstruktiv miteinander zu verbinden. Im Rahmen des Qualitätsmanagements soll auf eine Optimierung der Betreuung und eine Verbesserung der Versorgungsqualität hingewirkt werden. In bestimmten Fällen werden Gespräche mit den

Versicherten geführt, um besser auf die individuelle Situation, die Bedürfnisse und die Erwartungen eingehen zu können. So sollen die Versicherten zu einem aktiven Bewältigungsverhalten motivieren werden.

Im Rahmen des Kostenmanagements wird gleichzeitig eine wirtschaftlichere Leistungserbringung angestrebt. Diese Ziele widersprechen sich nicht, da Krankengeldbezugszeiten - neben der gesundheitlichen Beeinträchtigung - auch für die Versicherten immer mit finanziellen Einbußen verbunden sind.

Als wichtigste Ziele des Fallmanagements in der GKV können genannt werden (siehe auch Abbildung 30):

- Effektivere und schnellere Inanspruchnahme notwendiger Behandlungs- und Rehabilitationsmaßnahmen
- Profilierung der Krankenkasse als kundenorientiertes Dienstleistungsunternehmen
- Kostenreduktion
- Erhöhung der Kundenzufriedenheit
- Intensivierung der Beziehungen der GKV zu ihren Vertragspartnern und Leistungserbringern

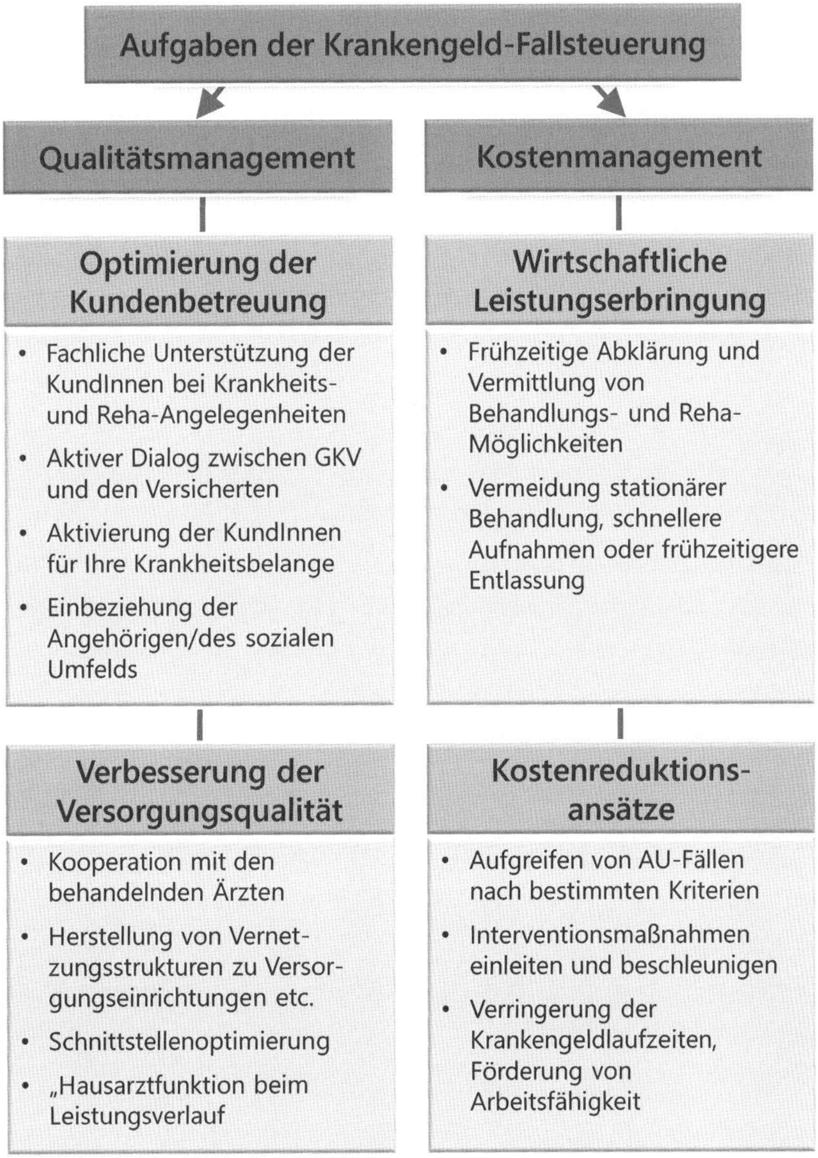

```
                    ┌─────────────────────────────────────────┐
                    │  Aufgaben der Krankengeld-Fallsteuerung │
                    └─────────────────────────────────────────┘
                           ↙                              ↘
         ┌──────────────────────────┐         ┌──────────────────────────┐
         │   Qualitätsmanagement    │         │     Kostenmanagement     │
         └──────────────────────────┘         └──────────────────────────┘
```

Qualitätsmanagement

Optimierung der Kundenbetreuung
- Fachliche Unterstützung der KundInnen bei Krankheits- und Reha-Angelegenheiten
- Aktiver Dialog zwischen GKV und den Versicherten
- Aktivierung der KundInnen für Ihre Krankheitsbelange
- Einbeziehung der Angehörigen/des sozialen Umfelds

Verbesserung der Versorgungsqualität
- Kooperation mit den behandelnden Ärzten
- Herstellung von Vernetzungsstrukturen zu Versorgungseinrichtungen etc.
- Schnittstellenoptimierung
- „Hausarztfunktion beim Leistungsverlauf

Kostenmanagement

Wirtschaftliche Leistungserbringung
- Frühzeitige Abklärung und Vermittlung von Behandlungs- und Reha-Möglichkeiten
- Vermeidung stationärer Behandlung, schnellere Aufnahmen oder frühzeitigere Entlassung

Kostenreduktionsansätze
- Aufgreifen von AU-Fällen nach bestimmten Kriterien
- Interventionsmaßnahmen einleiten und beschleunigen
- Verringerung der Krankengeldlaufzeiten, Förderung von Arbeitsfähigkeit

Abbildung 30: Aufgaben im Qualitätsmanagement der GKV

Die Krankenkassen haben den Vorteil, dass sie in der Regel frühzeitig von schweren Krankheiten ihrer Versicherten erfahren, relativ schnell Kontakte herstellen und spezifische Beratungen und Informationen anbieten können. Gut informierte Kranke, auf deren individuelle Probleme eingegangen wird, lassen sich zudem wesentlich besser zu einer aktiven Mitwirkung am Behandlungs- und Rehabilitationsprozess motivieren.

Dabei sollen keine Zuständigkeiten anderer Träger, Institutionen und Organisationen im Sozial- und Gesundheitswesen in Frage gestellt werden, es wird eine Optimierung der Inanspruchnahme von vorhandenen Hilfe- und Behandlungsangeboten angestrebt.

Hinsichtlich der konkreten Aufgaben und Beratungstätigkeiten lassen sich Beratungsschwerpunkte in der medizinischen Rehabilitation, der beruflichen Teilhabe und der Teilhabe am Leben in der Gemeinschaft zusammenfassen:

Medizinische Behandlung/Rehabilitation: Initiierung von ambulanten und stationären Behandlungs- und Rehabilitationsmaßnahmen, Beratung betreffs ambulanter Psychotherapie und Soziotherapie, Logopädie, Ergotherapie, Rehabilitationssport, Selbsthilfegruppen oder eine Vermittlung an Beratungsangebote kommunaler und freier Träger.

Berufliche Teilhabe: Hilfen bei Arbeitsplatzwechsel aus gesundheitlichen Gründen, Beratung betreffs Leistungen zur Teilhabe am Arbeitsleben, Beantragung von Schwerbehindertenausweisen und Hilfemöglichkeiten nach dem SGB IX, Kooperation mit den Integrationsämtern, den Agenturen für Arbeit, der Renten- und Unfallversicherung und anderen Trägern.

Teilhabe am Leben in der Gemeinschaft: Auskunft, Beratung, Vermittlung betreffs entsprechender Hilfen im SGB IX, SGB XI und dem SGB XII, Vermittlung von wohnortnahen Hilfen (Stange 2005).

So unmittelbar einleuchtend und positiv diese Fallmanagementaktivitäten der GKV grundsätzlich zu bewerten sind, zusammenfassend gibt es leider auch Hinweise auf Umsetzungsprobleme und Fehlentwicklungen: Persönliche Beratungsmöglichkeiten werden aufgrund von Zentralisierungen in der Krankengeldbearbeitung erschwert, die personellen Ressourcen sind nicht hinreichend oder unreflektierte Zuständigkeitsverlagerungsstrategien werden mit der praxisfernen Hoffnung verbunden, damit würden sich die Krankheitskosten irgendwie schon hinreichend in den Griff kriegen lassen (Stange 2004).

Quellen:

Stange, Karl-Heinz: Entwicklung und Perspektiven des Fallmanagements in der Gesetzlichen Krankenversicherung (Teil 1), in: SF Medien. Zeitschrift für berufliche Bildung in der Krankenversicherung 141/2003, S. 79-90

Stange, Karl-Heinz: Entwicklung und Perspektiven des Fallmanagements in der Gesetzlichen Krankenversicherung (Teil 2)", in: SF Medien. Zeitschrift für berufliche Bildung in der Krankenversicherung 142/2004, S. 63-70

Stange, Karl-Heinz: Soziale Dienste in der Gesetzlichen Krankenversicherung-Kooperation von Sozialarbeit und Medizin, in: Ortmann, Karlheinz/Waller, Heiko (Hg.): Handbuch der gesundheitsbezogenen Sozialarbeit, Berlin 2005, S. 67-81

Stange, Karl-Heinz: Krebserkrankungen im Krankengeld-Fallmanagement der GKV. Verstehen und bewältigen helfen, GKV Service Center Münster-8. AU/KG-Expertenschmiede, Vortrag 15.11.2016

Karl-Heinz Stange, geb. 1955, Prof. Dr. phil., Studium der Sozialarbeit in Siegen, Psychologie, Sozialpädagogik und Soziologie in Tübingen, Hildesheim und Hannover, Diplom-Pädagoge, Diplom-Sozialwissenschaftler und Diplom-Sozialarbeiter (FH), seit 1993 hauptamtlich Professor für Rehabilitation an der Fakultät für Angewandte Sozialwissenschaften der Fachhochschule Erfurt, Lehre, Forschungen und Veröffentlichungen zu Krankenkassen- und Rehabilitationsthemen und zur Gesundheitspolitik, Arbeitsschwerpunkte Krankenkassen- und Versorgungspraxis.

4.3 Das Reha-Management der Gesetzlichen Unfallversicherung

Die Gesetzliche Unfallversicherung hat Ende 2010 ihren Handlungsleitfaden zum Reha-Management veröffentlicht. Der im Dialog zwischen Wissenschaft und Praxis entstandene Leitfaden stellt einen Meilenstein für die Implementierung des Case Managements zu Qualitätssteigerung und -sicherung in der Rehabilitation nach Arbeitsunfällen und Berufskrankheiten dar.

Für die Unfallversicherung bedeutet das Reha-Management einen wesentlichen Umsetzungsschritt der im SGB IX geforderten Koordinierung der Leistungen zur Teilhabe.

Der Handlungsleitfaden beschreibt die Ziele des Reha-Managements und definiert gemeinsame Standards für dessen Durchführung.[52] Die Durchführung des Reha-Managements obliegt den Reha-ManagerInnen mit ihren Teams. Aufgabe ist es nach einem schweren Unfall, gemeinsam mit dem verletzen Menschen und den Leistungserbringern realistische und von allen akzeptierte Ziele zu definieren, die Leistungen zu planen, die Leistungserbringung zu koordinieren und die zu rehabilitierenden Menschen im Prozess aktivierend zu begleiten. Die Teilhabe am gesellschaftlichen Leben, die berufliche und die sozialen Aspekte umfassend, ist zu erreichen und langfristig zu sichern.

Zur Gewährleistung der Berücksichtigung aller Aspekte aus Theorie und Praxis und um ein für beide Seiten gewinnbringendes Ergebnis erzielen zu können, wurde der Handlungsleitfaden unter Federführung des Dachverbandes DGUV in einer mit Vertretern aus Theorie und Praxis besetzten Arbeitsgruppe entwickelt. Der Handlungsleitfaden stellt ein Reha-Management-Programm dar und berücksichtigt zum einen die Empfehlungen der Case Management-Theorie, wie auch die Erfahrungen der Praktiker aus dem Alltag des Reha-Managements der Unfallversicherungsträger.

---

[52] Vgl. Behrens et al. [2011]

Das Reha-Management der Gesetzlichen Unfallversicherung baut auf

- eine persönliche und professionelle Beratung und Betreuung
- eine zielorientierte Steuerung und Koordination der Heilverfahren gemeinsam mit den RehabilitandInnen und deren Angehörigen, den ÄrztInnen, den TherapeutInnen sowie den Arbeitgebenden
- die Planung einer nahtlosen Rehabilitation und zeitnahen beruflichen oder schulischen Wiedereingliederung
- die Evaluation und Qualitätssicherung der medizinischen Rehabilitation und L

In der Praxis der Gesetzlichen Unfallversicherung wird der Großteil der Rehabilitationsfälle im Zuge von Standardheilverfahren weitgehend vom Schreibtisch aus gesteuert. Dabei wird sich auf die Qualität des Heilverfahrens der Gesetzlichen Unfallversicherung verlassen, die durch das D-Arztverfahren, das Verletzungsartenverfahren, das Schwerstverletztenverfahren und die Behandlung in den BG-Kliniken gekennzeichnet ist (siehe auch Abbildung 12, S. 52). Arztberichte werden verfolgt und ggf. mit den beratenden Ärzten des Unfallversicherungsträgers besprochen. Falls erforderlich, wird zum Beispiel eine Verlegung in eine Spezialklinik veranlasst. Kontakt mit den RehabilitandInnen, den ÄrztInnen und den TherapeutInnen wird nach dem klassischen Modell in der Regel schriftlich oder telefonisch aufgenommen.

Das Reha-Management findet dem gegenüber zu einem großen Teil vor Ort in den Reha-Einrichtungen und Betrieben statt. Es geht darum, durch eine enge Begleitung des gesamten Rehabilitationsprozesses eine passgenaue, zügige und nahtlose Leistungserbringung zu gewährleisten. Dabei werden medizinische als auch berufliche und soziale Leistungen zur Teilhabe miteinander in Einklang gebracht und effektiv und effizient miteinander verknüpft.

Einen entscheidenden Punkt stellt die Frage dar, wann ein Reha-Management eingeleitet werden soll. Als ein Kriterium für die Einleitung eines Reha-Managements gilt eine Arbeitsunfähigkeitsprognose (AU-Prognose) von 112 Tagen. Liegt die AU-Prognose darüber, ist das Reha-Management obligatorisch. Darüber hinaus spielen die personbezogenen und umweltbezogenen Kontextfaktoren eine große Rolle. Liegen

Kriterien für Reha-Management

- mehrere kleinere Verletzungen, die in der Summe zu Komplikationen führen können
- medizinische Komplikationen im Heilverlauf, z. B. CRPS, Nekrosen
- verletzungsrelevante Vorerkrankungen, z. B. vorangegangene Fraktur am selben Ort
- Probleme in der Traumaverarbeitung
- Konflikte im Reha-Verlauf, z. B. fehlende Compliance, sekundärer Krankheitsgewinn, häufige Arztwechsel
- ein problematischer gesundheitlicher Allgemeinzustand, z. B. Adipositas, Diabetes
- allgemeine psychische Auffälligkeiten
- Probleme im beruflichen Umfeld, z. B. gefährdetes Beschäftigungsverhältnis
- fehlende Rückkehrmotivation, ungünstige wirtschaftliche Situation
- problematische berufliche Reintegrationsperspektive, wenn z. B. durch eine bleibende Behinderung das voraussichtliche Leistungsbild nicht den Anforderungen am vorhandenen Arbeitsplatz entspricht
- soziale Probleme, z. B. fehlende familiäre Unterstützung sowie Einkommensverlust

vor, wird ebenfalls das Reha-Management eingeleitet.

Im Anschluss an das Intake wird der individuelle Bedarf an Teilhabeleistungen ermittelt. Folgende Fragen stehen dabei im Fokus:

- Wie sieht das Tätigkeitsprofil aus? Wie ist der berufliche Status?
- Besteht die Möglichkeit zur Aufnahme der bisherigen Tätigkeit?
- Ist eine Belastungserprobung und/oder Arbeitstherapie erforderlich und möglich?
- Welche personenbezogenen und umweltbezogenen Kontextfaktoren könnten hemmend oder fördernd für die Rehabilitation sein?

Nach der Klärung dieser Fragen wird unter Einbeziehung aller am Rehabilitationsprozess beteiligten AkteurInnen ein Reha-Plan aufgestellt, der sich an den Empfehlungen der BAR zum Teilhabeplan und vor allem am Bio-psycho-sozialen Modell der ICF orientiert. Im Focus steht dabei, welche Auswirkung die Gesundheitsstörung in Wechselwirkung mit den Kontextfaktoren auf die Aktivitäten und die Teilhabe der betroffenen Person hat. Es werden die gemeinsam definierten Ziele dokumentiert sowie der zeitliche Ablauf und die Verantwortlichkeiten für die zielgerichtete Durchführung aller Maßnahmen zur Teilhabe festgelegt.

Der Reha-Plan sorgt für die Transparenz des Rehabilitationsverlaufs und stellt die Berücksichtigung des individuellen Bedarfes sicher. Er unterstützt die Koordination der einzelnen Maßnahmen insbesondere im Hinblick auf die Übergabesituationen.

Bei längerdauernden Heilverläufen sind Maßnahmen zur Erhaltung der Beschäftigungsfähigkeit einzuplanen. Die Fortschreibung des Reha-Plans ermöglicht es, frühzeitig Teilhabestörungen zu erkennen und entsprechend zügig zu reagieren.

Da nur „gemanagt" werden kann, was auch gemessen wird, wird im Handlungsleitfaden die Evaluation und Qualitätssicherung als ein integraler Bestandteil des Reha-Managements angesehen. Die Evaluation ist fallbezogen angelegt. Analysiert wird, was gut gelaufen ist und was besser hätte laufen können. Zu diesem Zweck werden funktions-, diagnose- oder lebensqualitätsbezogene Frage- und Erhebungsbögen (Assessmentinstrumente) und interne Fallbesprechungen eingesetzt mit dem Ziel, Schwachstellen in Strukturen und Prozessen zu entdecken und Lösungen zu entwickeln zu können.

Über den Einzelfall hinausgehend findet eine Qualitätssicherung statt. Aufgabe ist die Sicherung und Optimierung der fallübergreifenden Struktur-, Prozess- und insbesondere der Ergebnisqualität.

Wesentliche Merkmale der Strukturqualität liegen in der personellen und infrastrukturellen Ausstattung des Reha-Managements. Insbesondere die Qualifikation der MitarbeiterInnen sowie das Verhältnis zwischen Personalressourcen und Fallmenge sind hier zu nennen. Fort- und Weiterbildungen sowie die kontinuierliche Verbesserung der EDV-technischen und sonstigen Ausstattung stellen entsprechende qualitätssichernde Maßnahmen dar.

Indikatoren der Prozessqualität des Rehabilitationsmanagements ermöglichen die Beurteilung der Planung, der Strukturierung und des Ablaufs des Rehabilitationsmanagements.

Die Indikatoren der Ergebnisqualität orientieren sich am gesetzlichen Auftrag der Unfallversicherung. Die möglichst weitgehende Wiederherstellung der Gesundheit und Leistungsfähigkeit wird im Vergleich zum Status vor dem Unfallereignis gemessen, die Sicherstellung der beruflichen Teilhabe, an der Wiedereingliederung in den Beruf und die Sicherstellung der Teilhabe an der Gemeinschaft an der sozialen Lebensqualität.

Mit ihrem gesetzlich verankerten „Alles aus einer Hand"-Prinzip hat die Gesetzliche Unfallversicherung insgesamt nicht nur eine zielgerichtete Rehabilitation zu gewährleisten, sondern auch die fortlaufende Optimierung der Versorgungsangebote.

4.4 (Schwer-)Behinderung und Inklusion in der Bundesagentur für Arbeit (Peter Guggemos)

Der nachstehende Artikel soll sensibilisieren für die Herausforderungen, die das Thema der Inklusion für die Bundesagentur für Arbeit (BA), ihre Beschäftigten und ihre Arbeitsprozesse darstellt.

Die Herausforderungen

Die Diskurse der letzten Jahre zur Inklusionsfrage förderten das Verständnis für die Lebenslagen von Menschen mit Behinderung, für deren Probleme und Nutzerhürden im Umgang mit einer zerklüfteten, nach administrativen Gesichtspunkten wie Behinderungsursachen oder föderativer Aufgabenverteilung und nicht nach Lebenslagen sortierten Landschaft von Leistungsträgern, Dienstleistern und sonstigen Politikfeldbeteiligten. Zuständigkeiten, Leistungsangebote und Leistungsvoraussetzungen sind häufig intransparent, und oftmals auch nicht aufeinander bezogen. Andererseits müssen diese jeweils auch geklärt und zusammengeführt werden, um Menschenrechts- und Teilhabemöglichkeiten zu realisieren. Bei den gesamtgesellschaftlichen wie BA-institutionenspezifischen Aufgaben zeigen sich Spannungsfelder beispielsweise

- zwischen der Notwendigkeit klarer gesetzlicher Vorgaben und administrativer Ausführungsbestimmungen, die den Beschäftigten der Sozialversicherungsträger Handlungssicherheit geben, und dem zugleich erforderlichen flexiblen Handlungsspielraum auf der Sachbearbeiter-Ebene, der nötig ist um individualisiert und situationsadäquat die passenden Dienstleistungspakete zu schnüren. Wiewohl das Stichwort für eine erfolgreiche Arbeitsvermittlung „Individualisierung" lautet, was sich auf Arbeitszuschnitte, Arbeitsorganisation, Arbeitsvolumina, die Arbeitsteilung in Teams und nicht zuletzt ein adäquates Führungshandeln bezieht, darf nicht vergessen werden, dass die BA zumindest auch eine große Behörde ist. Ihr Handeln beruht auf komplexen Gesetzeslagen (z. B. SGB II, III und im Behindertenbereich vor allem IX, aber auch auf Abgrenzungen und Schnittstellen z. B. gegenüber dem SGB VIII), welche Ansprüche und Anspruchsvoraussetzungen definieren, die jeweils geprüft werden müssen und nicht immer den gewünschten Flexibilitätsgrad aufweisen.

- zwischen dem Desiderat, etwaige Barrieren und deren Überwindungserfordernisse gleichsam als Querschnittsaufgabe bei allen institutionellen Prozessen und mit den Köpfen aller BA-Beschäftigter mitzudenken und hierfür auch noch alle Kooperations- und Schnittstellenpartner/innen zu sensibilisieren, und andererseits hochkomplexem Spezialisten-Wissen – beispielsweise über fortlaufend neue technische Möglichkeiten der Arbeitsplatzgestaltung wie über Leistungsträger-Zuständigkeiten, neue Rechtslagen, Handlungsansätze und nicht zuletzt auch Beteiligungsmöglichkeiten –, welches schwerlich bei allen BA-Beteiligten umfassend vorhanden sein kann.

- zwischen einer Vielfalt bejahenden diversity- und inklusionsorientierten Philosophie und dem Risiko, dass darüber der je spezifische Bedarf an baulichen und technischen, organisationalen und arbeitsteiligen, betriebskulturellen und sozialen Voraussetzungen, die mitunter nötig sind damit jemand mit Behinderung eine gute, seinen Kompetenzen und Neigungen entsprechende Arbeit finden und ausüben kann, übersehen wird, oder gar die Inklusionsphilosophie als Sparmöglichkeit genutzt wird, um Sonderförderbereiche etwa im schulischen Kontext abzubauen.

- zwischen hohen Erwartungen, genährt durch BRK-Zielsetzungen und deren nationale („Nationaler Aktionsplan 2.0", BTHG) wie BA-bezogene Handlungskonzepte (im Februar 2017 wurde das Entwicklungsprogramm BA-2020 um ein spezielles Programm „Reha 2020" ergänzt), und einer die Integration von Einzelpersonen am Arbeitsmarkt fördernden Umsetzung, die für ihren Erfolg auch die Kooperation mit meist mehreren Umsetzungspartnern braucht, darunter nicht zuletzt die Arbeitgeberseite.

- zwischen einer technokratischen und hochprofessionellen Systemlogik, die auf neue Aufgaben mit arbeitsteiliger Spezialisierung und Subsystembildung reagiert und dadurch stets auch zusätzliche Komplexität, Unübersichtlichkeit, operative Inseln und erforderliche Kooperationsschnittstellen produziert, und der ganzheitlichen Lebenslage von Individuen, die nicht nur „Anspruchsberechtigte" oder „erwerbsfähige Hilfebedürftige" sind, sondern Menschen aus Fleisch und Blut, mit subjektiven Bedürfnissen, Selbstbestimmungswünschen und Selbstgestaltungsrechten, zu denen auch gehört, nicht permanent von vermeintlichen Hilfsinstitutionen pädagogisiert und damit zugleich zumindest potenziell fremdbestimmt zu werden. Erweiterte Selbstgestaltungsinstrumente wie das „Persönliche Budget" zeigen interessante Handlungsmöglichkeiten, aber auch damit verbundene Verantwortungen und anspruchsvolle Aufgaben, z. B. als Arbeitgeber von Assistenzkräften, und darin inhärente Überforderungsrisiken auf. Zur individualisierten und ganzheitlichen Betrachtung gehört wahrzunehmen, dass der vor einem sitzende Mensch viele weitere Merkmale neben seiner Behinderung hat, möglicherweise auch noch eine alleinerziehende Mutter mit Fluchtbiografie ist, und je eigene Kompetenzen und Ressourcen, aber auch Nachteile (aus der Arbeitsmarktperspektive) mit sich bringt.

- zwischen den Chancen, die neue Technologien bei der Informationsbereitstellung und Übersetzung zwischen visuellen und auditiven Medien, aber auch zwischen komplexer und einfacher Sprache beinhalten, und den Risiken dass infolge technischer Neuentwicklungen und Rationalisierungspotenziale („Arbeiten 4.0", „Wissensgesellschaft") eben auch viele einfachere Arbeitsmöglichkeiten wegfallen und im Zuge von Beschleunigungsprozessen weniger Geduld für etwas langsamere oder eigensinnigere Menschen vorhanden ist. Fragmentierungen von Aufgaben bieten einerseits für Menschen mit Schwerbehinderung neue Beschäftigungsmöglichkeiten und interessante Nischen, bauen aber auch neue Hürden auf, weil es für Menschen mit Behinderungen in vielen Fällen noch immer schwieriger ist einen adäquaten Ausbildungsplatz und einen Anschlussjob nach einem befristeten Arbeitsverhältnis zu finden.

- zwischen einer an bestimmten Gesundheits- und Normalitätsstandards orientierten Zuteilung von Behinderungsgraden (GdB) und einer an Herausforderungen im Bereich der Arbeitsaufnahme orientierten personen- und prozessbezogenen Kategorisierung („Rehabilitand/in"). Von den RehabilitandInnen haben nur rund 20% einen Schwerbehindertenstatus (Quelle: Statistik der BA), und je nach Beruf und Behinderungsart arbeiten auch viele Menschen mit einem GdB von > 50 ohne betrieblichen Anpassungs- oder Unterstützungsbedarf (Beispiel: viele Diabetiker). Der Grad der Behinderung ermöglicht den Zugang zu besonderen Leistungen und definiert bestimmte Rechtsansprüche im Urlaubs- und Kündigungsschutzbereich oder beim Einbezug von Schwerbehindertenvertretungen in Stellenbesetzungs- und Mitarbeitervertretungsprozesse. Als alleiniger Indikator ist der GdB aber nicht geeignet, um hieraus einen je personen- und behinderungsspezifischen Handlungsbedarf bei der Arbeitsmarktintegration zu definieren, weshalb nicht wenige Menschen mit einer Schwerbehinderung, die nicht sichtbar ist und/oder sich für ihre Berufstätigkeit kaum oder gar nicht auswirkt, darauf verzichten diese Behinderung im Bewerbungsverfahren überhaupt anzugeben.

- zwischen der Berücksichtigung behinderungsbezogener Erfordernisse bei allen arbeitsmarktbezogenen Dienstleistungsprozessen, und einer Beratung bis hin zu Bewerbungstraining und Individualcoaching mit Persönlichkeitsstärkung mit dem Ziel, die Behinderung im Bewerbungsprozess gerade nicht in den Vordergrund zu stellen bzw. sich von ihr dominieren zu lassen, und stattdessen eigene Kompetenzen, Herzblut, Persönlichkeit und Motivation herauszustellen. Hiermit verbunden ist der Spagat, sowohl Über- wie Unterversorgung zu vermeiden, passgenaue und akzeptierte Hilfsangebote zu machen, nötige Ausgaben zu tätigen (im Jahr gibt die BA rd. 2,25 Mrd. € für Leistungen zur beruflichen Teilhabe aus; gerechnet ohne die eigenen Personalkosten) und dennoch die Kosten im Blick zu behalten. Schließlich hat die BA ein sog. „doppeltes Mandat" als Sozialversicherung zu beachten, d. h. ihre Leistungen im Interesse von Leistungsberechtigten und Beitragszahler/-innen wirksam, aber auch sparsam zu erbringen. Bürgerinnen und Bürger wie Unternehmen treten hierbei in einer Doppelrolle auf: Sie sorgen einerseits für die Ressourcen der BA, und sind zugleich deren Kundinnen und Kunden.

Die Aufgabenfelder

Die Bundesagentur für Arbeit weiß, welchen wichtigen Beitrag die Erwerbsarbeit für die Chance zur Realisierung eines selbstbestimmten Lebens gerade auch für Menschen mit Behinderung spielt, und dass Erwerbsarbeit neben Gelderwerb auch Sozialkontakte, Kompetenzerwerb und -erhalt, Zeitstrukturierung, soziale Anerkennung und Statuszuweisung bedeutet und zur Persönlichkeitsbildung und -entwicklung beiträgt. Die Bundesagentur für Arbeit ist die größte deutsche Dienstleisterin am Arbeitsmarkt und zugleich Schnittstellenpartnerin ggü. Arbeitgebern, Bildungsdienstleistern, Bund, Ländern und Kommunen, anderen Sozialversicherungs- und Leistungsträgern, Wohlfahrtsverbänden und Behindertenorganisationen, woraus viele Aufgaben im Bereich der Gesamtverantwortung für das Politikfeld der Inklusion resultieren. Hierfür überprüft und verbessert die BA vielfältige Prozesse, weiß aber auch um noch nicht oder noch nicht perfekt eingelöste Handlungsdesiderate. Unter dem Label „Inklusion" baute der Gesetzgeber in den letzten Jahren Brücken zwischen den diversen Sozialversicherungs- und Leistungsträgern, die die Frage finanztechnischer Zuständigkeitsabgrenzungen und -aushandlungen (und mitunter auch gerichtlicher Prozesse) den Menschen mit Schwerbehinderung abgenommen und den Sozialversicherungen überantwortet haben. Kooperationsregelungen auf der Dachebene von Sozialversicherungsträgern wie Arbeitslosen-, Renten-, Kranken- und Unfallversicherung müssen so gestrickt sein, dass sie auch die Kooperation auf der dezentralen, lebensweltnahen Sachbearbeiter-Ebene möglich machen.

Die BA entwickelt Ansätze zur Berufsberatung und Berufsorientierung, Arbeitsmarktintegration und Beschäftigungssicherung von Menschen mit Behinderungen unter Einbeziehung zahlreicher Kooperationspartner von Unternehmen, Bildungsdienstleistern und Einrichtungen der beruflichen Rehabilitation über Integrationsämter bis hin zu WfbM.

Die Maßnahmen umfassen im Binnenverhältnis als Arbeitgeberin Kompetenz- und Arbeitsplatzanalysen und -anpassungen, technische Einarbeitungsbegleitung bis zu einem Jahr, ein hohes Maß an Flexibilität bei der Arbeitszeitgestaltung, und insgesamt eine lebensphasenorientierte Personalpolitik.

Die Maßnahmenangebote der BA für ihre Kunden reichen von Berufsberatung und – auch erweiterter – Berufseignungsdiagnostik über Orientierungs-, Schulungs- und Trainingsmaßnahmen bis hin zu Beratung für sowie Einarbeitungs- und befristeten Lohnkostenzuschüssen an Betriebe, sofern eine Leistungsminderung bzw. ein Mehranleitungsaufwand bei gleichzeitig geringen Beschäftigungschancen am regulären Arbeitsmarkt diese rechtfertigen. Das beschäftigungsorientierte Fallmanagement kann zugleich weitere Problemlagen ganzheitlich angehen. Im Kundenverhältnis unterscheidet die BA gegenüber Erwerbssuchenden zwischen Erst- und Wiedereingliederung, d. h. zwischen einem Beratungs- und Unterstützungssystem für Berufsanfänger/innen mit Behinderungen schon in jungen Jahren, und einem für Menschen die bereits über Berufserfahrung verfügen, und bei denen behinderungsbedingte Folgen für das Arbeitsleben erst im Erwachsenenalter aufgetreten sind. Mit dem Ärztlichen Dienst und dem Berufspsychologischen Service verfügt die BA über eigene Diagnoseabteilungen für den Abgleich von stellenbezogenen Kompetenzanforderungen und individuellen Eignungsprofilen, die insbesondere, aber nicht nur beim Ausloten von Ausbildungseignung zum Einsatz kommen. Da unterschiedliche Behinderungsarten bzw. Kombinationen von Behinderungen heterogene Auswirkungen auf die Bewältigung stellenspezifischer Leistungsanforderungen haben, bietet die BA unterschiedliche Unterstützungsformate an. So geht es z. B. darum, Menschen mit Lernschwierigkeiten berufliche Perspektiven aufzuzeigen und abzuklären, welche den Neigungen und Fähigkeiten am besten entspricht. Das kann eine begleitete Ausbildung oder eine so genannte Werker-Ausbildung mit erhöhtem Praxis- und reduziertem Theorieteil sein, sofern eine reguläre Berufsausbildung mit ausbildungsbegleitenden Hilfen nicht in Betracht kommt, oder die Erprobung einer Unterstützten Beschäftigung als Alternative zur WfbM. Für Menschen mit akademischem Hintergrund und Schwerbehinderung bietet die BA über ihren speziellen Arbeitgeber-Service bei der ZAV ein besonderes Bewerbungstraining mit Coaching-Anteilen an, ebenso Formate mit einem befristeten Anstellungsverhältnis im Öffentlichen Dienst (zunächst in Bundesministerien und verwandten Einrichtungen, in einem zweiten Schritt auch in Landesverwaltungen und Kommunen) und in Großunternehmen, sowie Möglichkeiten mit Lohnkostenbezuschussung an kooperierenden Lehrstühlen zu arbeiten und dabei zugleich eine Doktorarbeit anzufertigen (Projekt PromI, für „Promotion inklusive"). Die innovativen projektförmigen Ansätze kommen manchmal nur einigen Dutzend Personen zugute, sind aber immerhin eine Chance, quasi als Türöffner unterschiedlichste Arbeitsmarktsegmente für die Leistungsfähigkeit von Menschen mit Schwerbehinderung zu sensibilisieren; das Gros der kommerziellen Unternehmen wird als Kooperationspartner trotzdem benötigt, denn insgesamt stehen ca. eine Mio. Menschen mit Schwerbehinderung dem Arbeitsmarkt zur Verfügung.

Die BA möchte gerne von und mit anderen europäischen Arbeitsverwaltungen lernen, und damit arbeitsmarkt- und vermittlungsbezogenes Lernen auch auf der europäischen Ebene befördern, die nicht zuletzt wegen ihrer vielfältigen Förderprogramme ein wichtiger Arbeitsmarktplayer ist. Hierzu steht die BA im regelmäßigen Austausch mit anderen – nicht nur europäischen – nationalen Arbeitsverwaltungen (etwa im Kooperationsring Public Employment Services), und engagiert sich im wechselseitigen Benchmark-Lernen.

Baustellen und Zukunftsmusik

WfbM, in denen immerhin um die 300.000 schwerbehinderte Menschen arbeiten, stehen in der Kritik nicht inklusiv zu sein, da es sich einerseits um gruppensegmentäre Einrichtungen handelt, und andererseits die dortige Entlohnung kaum über ein Taschengeld hinausgeht und damit kein ökonomisch selbstbestimmtes Erwerbsleben erlaubt. Zugleich gibt es kaum Alternativen, die auch die ca. 15.000 Arbeitsplätze in Integrationsfirmen allenfalls ansatzweise und nur für die Leistungselite der Menschen mit Lernschwierigkeiten bzw. mit anderen Arbeitsmarktnachteilen bieten können.

Der Öffentliche Dienst erfüllt eine höhere Behindertenquote als die Privatwirtschaft; hierbei schneidet die BA mit Werten zwischen 8 und 9,5% in den letzten Jahren gut ab. Private Arbeitgeber haben eine Behindertenquote von 4,1 % (in 2014). Die Beschäftigungstendenz weist nach oben, doch ist schwer zu sagen ob dies auf eine inklusivere Personalpolitik zurückzuführen ist, oder ob es daran liegt, dass Behindertenquoten über älter werdende Belegschaften zunehmend aus dem eigenem Bestand der Firmen und damit ohne Fremdeinstellungen erfüllt werden können. Für arbeitslose schwerbehinderte Menschen ist es jedenfalls nach wie vor schwer, wieder in den Arbeitsmarkt einzumünden.

Die Demografie ist auch für die BA-eigenen Reha/Teilhabe-Abteilungen eine Herausforderung, weil etliche dieser Spezialisten-Abteilungen überaltert sind, und in den nächsten Jahren Verluste an Personal und Fachwissen drohen, die nur schwer durch junge, gut ausgebildete Neuzugänge kompensiert werden können. Die Hochschule der BA baut aktuell Studienschwerpunkte im Teilhabe-Bereich (auch in Weiterbildungsformaten) und entsprechende Lehrkapazitäten auf.

Reha-Wissen ist einerseits Spezialwissen, andererseits Querschnittswissen. Dieses Spannungsverhältnis zeigt sich exemplarisch im Bereich der Berufsberatung, wo im Zuge der fortschreitenden Inklusion im schulischen Bildungssystem neue Lösungen gefragt sind, z. B. bei der Gestaltung der Berufsorientierung an den allgemeinbildenden Schulen, wo die Belange behinderter Schülerinnen und Schüler zunehmend zu berücksichtigen sind. Exklusive Sonderveranstaltungen für behinderte Schülerinnen und Schüler werden dort zu Recht keine Akzeptanz finden. Dies bedingt, dass alle Berufsberater/innen mehr als bisher über grundlegendes SB-relevantes Fachwissen verfügen müssen. Dazu gehört u. a. auch, dass sie erkennen, bei welchen Fragen oder Fallgestaltungen spezialisierte Reha-Beratungsfachkräfte hinzugezogen werden müssen.

Unter den Langzeitarbeitslosen finden sich viele Ältere und zugleich Leistungsgewandelte, sodass auch hier die Querschnittsaufgabe des Findens adäquater Stellen für Menschen mit gesundheits- und behinderungsbedingten Einschränkungen steigt. Da die Arbeitgeberseite im Durchschnitt erst auf dem Weg zu einem behinderungs- und behindertenbedarfsbezogenen, professionellen diversityorientierten Personalmanagement ist, kommt der BA hier über ihren Arbeitgeberservice eine wichtiger werdende Beratungs- und Unterstützungsaufgabe zu. Der Sachverhalt, dass bislang nur die Kompetenz der Erwerbssuchenden, nicht aber die Fähigkeit der Unternehmen adäquat mit behinderten Menschen umzugehen ausgelotet wird, zeigt perspektivisch noch einen erheblichen Handlungsbedarf auf dem Weg zu einer inklusiveren Arbeitswelt auf.

Die BA kennt ihre diesbezüglichen Hausaufgaben und begreift sich selbst als „Lernende Organisation", die entsprechendes Know how auf- und weiter ausbauen will. Mit der Unterzeichnung der Charta der Vielfalt, einem klaren Commitment zu diversityorientiertem Unternehmenshandeln und ihrem neuen Reha 2020-Konzept stellt sich die BA eindeutig hinter das Ziel behindertenfreundlichen und inklusiven Handelns im Innen- wie im Außenverhältnis.

4.5 Arbeitsrecht im Management der Rehabilitation - Ein Überblick (Peter Weiss)

4.5.1 Warum „Arbeitsrecht" in einem Lehrbuch für Case Management im Reha-Management?[53]

Alle Menschen, die in den Bereichen des betrieblichen Gesundheitsmanagements (BGM), des betrieblichen Eingliederungsmanagements (BEM), der Berufshilfe der Sozialversicherungsträger oder auch des Reha-Managements eines privaten Versicherungsunternehmens Menschen betreuen, werden immer wieder mit folgenden Fragen seitens der betreuten Menschen, aber auch von deren Arbeitgeberinnen[54] konfrontiert:

„Können die mir jetzt kündigen, weil ich so lange krank war?"

„Habe ich einen Anspruch auf einen leidensgerechten Arbeitsplatz?"

„Kann ich der Frau jetzt nicht kündigen? Ihre Arbeit kann sie doch mit der Verletzung und ihren Folgen eh' nicht mehr machen!"

„Mein Arbeitgeber will mir nicht kündigen, aber den Lohn um 30 % kürzen: Nach dem Arbeitsunfalls könnte ich ja nur noch 70 % arbeiten: Darf er das, einfach den Lohn kürzen?"

„Muss ich als Arbeitgeberin einen eigenen Arbeitsplatz für die Beschäftigte schaffen, der zu ihrer Behinderung passt, die sie nach dem Unfall hat?"

„Also: Wenn die mir kündigen, kriege ich doch automatisch eine Abfindung, oder?"

---

[53] Der Beitrag kann aus Raumgründen lediglich die wesentlichen Aspekte und „Eckpunkte" des Themenkomplexes behandeln. Im vom Verfasser angebotenen praxisorientierten Intensivseminar „Arbeitsrecht im BEM und im Reha-Management„ werden die angesprochenen Punkte vertiefend und erweiternd bearbeitet.

[54] Lediglich aus Gründen besseren Textflusses wird in diesem Textteil nur die weibliche Geschlechtervariante verwendet - Männer sind aber selbstverständlich stets mitgemeint.

„Der Chef hat gesagt, wenn ich den Aufhebungsvertrag nicht unterschreibe, muss er mir wegen der langen Krankheit kündigen: Das ist doch Erpressung, oder?"

„Jetzt hab' ich gestern doch die Kündigung gekriegt, aber von der Krankheit steht da nix, aber was von 'wirtschaftlichen Gründen', die Stelle würde wegfallen: Da kann man ja dann nichts machen - oder...?"

Um den betroffenen Menschen adäquat helfen zu können in ihrer bedrängten Lage, sollte man auch auf solche Fragen angemessen antworten können. Dafür sind arbeitsrechtliche Grundkenntnisse unerlässlich, und sie erweisen sich nicht nur im Gespräch mit den Betroffenen, sondern auch im Gespräch mit den Arbeitgeberinnen als sehr hilfreich.

Der Verfasser dieses Beitrags hört immer wieder von ehemaligen Seminarteilnehmenden, dass die erworbenen arbeitsrechtlichen Kenntnisse geholfen haben, Menschen vor einer Kündigung zu bewahren und ihnen oft auch zu einem einschränkungsgerechten Arbeitsplatz im Unternehmen zu verhelfen. Die anwaltliche Praxis des Verfassers bestätigt das.

4.5.2 Was ist überhaupt „Arbeitsrecht"?

Wie das Wort schon aussagt, ist „Arbeits" – „Recht" eine „Untergattung" von „Recht allgemein". Deshalb sei hier erst einmal kurz definiert, was denn „Recht allgemein" ist. Die gängigste, weil „technisch" am besten handhabbare Definition ist diese:

„Recht ist die Summe aller staatlichen und staatlich durchsetzbaren Normen, die das menschliche Zusammenleben regeln."

„Das menschliche Zusammenleben" ist freilich sehr vielgestaltig: Vermieterin und Mieterin, Käuferin und Verkäuferin, Mann und Frau, Mann und Mann, Frau und Frau, Eltern und Kinder, Bürgerinnen und Staat etc. haben ein „Zusammenleben", das vernünftigerweise rechtlich zu gestalten ist, um Konflikte zu minimieren und sie, wo sie doch entstehen, „gestaltet" beizulegen, etwa mit Hilfe staatlicher Gerichte. „Menschliches Zusammenleben" könnte man, etwas weniger hochtrabend, also auch schlicht als „Beziehungen" bezeichnen.

Arbeits-Recht

Regelt „Recht allgemein" folglich „Beziehungen allgemein", so regelt „Arbeitsrecht" demnach Beziehungen im Arbeitsleben.

Das ist zum einen die **Beziehung zwischen der einzelnen Arbeitgeberin und der einzelnen Arbeitnehmerin**, weswegen dieser Teil des Arbeitsrechts auch **Individualarbeitsrecht** genannt wird. Gebräuchlich ist auch der Begriff „**Arbeitsvertragsrecht**", weil diese Beziehungen größtenteils durch den Arbeitsvertrag geprägt sind und geregelt werden.

Hierher gehören die Regeln zur Anbahnung, Begründung, der Inhalte und der Beendigung von Arbeitsverhältnissen

Zum anderen gibt es im Arbeitsleben aber auch

- die Beziehungen zwischen dem Betriebsrat und der Arbeitgeberin
- die Beziehungen zwischen den Gewerkschaften und den Arbeitgeberinnenverbänden und
- die Beziehungen der mitbestimmten Aufsichtsräte zu den Unternehmensleitungen und Belegschaften.

Weil hier auf mindestens einer Seite jeweils eine Gruppe, also ein Kollektiv, agiert, wird dieser Bereich des Arbeitsrechts folgerichtig auch **kollektives Arbeitsrecht** oder, kürzer, **Kollektivarbeitsrecht** genannt.

Hierher gehören

- das **Recht der „Koalitionen"**, hier nicht politisch gemeint, sondern – „**Vereinigungen zur Wahrung und Förderung der Arbeits- und Wirtschaftsbedingungen**" - (Art. 9 Abs. 3 GG), also der Gewerkschaften und Arbeitgeberinnenverbände
- das **Recht der Tarifverträge**, hauptsächlich geregelt im Tarifvertragsgesetz (TVG)
- das **Betriebsverfassungsrecht**, überwiegend geregelt im Betriebsverfassungsgesetz (BetrVG),

„Arbeit" im arbeitsrechtlichen Sinne ist ausschließlich die **abhängige Arbeit, die abhängige Beschäftigung,** gegründet auf einen **privatrechtlichen Vertrag** des Bürgerlichen Rechts (§§611 ff des Bürgerlichen Gesetzbuches - BGB).

Beamtinnen, Soldatinnen und Richterinnen arbeiten **nicht** aufgrund eines privatrechtlichen Vertrages, sondern werden „von oben" ernannt und befinden sich in einem öffentlich-rechtlichen Dienstverhältnis. Auch wer selbstständig/freiberuflich arbeitet oder aufgrund familienrechtlicher, vereinsrechtlicher oder gesellschaftsrechtlicher Verpflichtungen, hat dadurch kein Arbeitsverhältnis und fällt also nicht unter das Arbeitsrecht. Freilich bereitet die Abgrenzung zwischen „selbstständiger" und „abhängiger" Tätigkeit häufig Schwierigkeiten.

Tabelle 4: Recht - Arbeitsrecht - Individualarbeitsrecht - Kollektives Arbeitsrecht

Recht		
Summe aller staatlichen und staatlich durchsetzbaren Normen, die das menschliche Zusammenleben regeln		
Arbeitsrecht		
Individualarbeitsrecht	◀ keine strikte Trennung ▶	**Kollektives Arbeitsrecht**
= Arbeitsvertragsrecht	*Vielfältige Verflechtungen: Bsp.: Lohnanspruch (individuellen Arbeitsvertrag) wird im durch Gewerkschaft (durch Streik) „erkämpften" Tarifvertrag festgelegt*	Gewerkschaften/Arbeitgeberinnenverbände - Arbeitskampfrecht - Tarif(vertrags)recht - Betriebsverfassung - mitbestimmte Aufsichtsräte

4.5.3 Arbeitsrecht im Reha-Management

Schutzrecht für die abhängig Beschäftigen

Seit dem 19. Jahrhundert ist das deutsche Arbeitsrecht und das mit ihm eng verwandte Sozialversicherungsrecht immer weiter ausgebaut worden und hat Arbeitnehmerinnen und Arbeitnehmern eine insbesondere im Vergleich zu Arbeitsrechtsordnungen in anderen Ländern auf der Welt eine durchaus starke Position verschafft, auch gegenüber den Arbeitgeberinnen.

Hervorzuheben ist dabei, dass viele Errungenschaften zunächst von den Gewerkschaften erkämpft und in Tarifverträgen verankert wurden, bis dann der Staat sozusagen „nachzog" und sie in staatlichen Gesetzen verankerte, wie etwa den gesetzlichen Mindesturlaub oder die Entgeltfortzahlung im Krankheitsfall.

Bis heute nicht gelungen ist es in Deutschland allerdings, ein einheitliches Arbeitsgesetzbuch zu schaffen und in Kraft zu setzen.

Auch eine dahingehende „gesamtdeutsche" Verpflichtung im Einigungsvertrag ist bis heute genau so wenig eingelöst worden wie das Vorhaben „Arbeitsvertragsgesetzbuch" aus dem Jahr 2008 wirklich vorangebracht wurde.

Deswegen werden wir wohl noch länger damit leben müssen, dass „das" Arbeitsrecht auf unzählige Regelungsquellen verstreut ist und dass es aufgrund von Uneinheitlichkeit und Regelungslücken vom sog. „Richterinnenrecht", also der Rechtsprechung insbesondere des Bundesarbeitsgerichts (BAG) in Erfurt und - weiter zunehmend - des Europäischen Gerichtshofes (EuGH) in Luxemburg geprägt und maßgeblich bestimmt wird.

Gegenstand des Arbeitsrechts ist aber nach wie vor der Schutz der abhängig Beschäftigten.

Damit stellt sich die Frage: Wer ist das?

Nach der am 2.4.2017 in Kraft tretenden Legaldefinition (§611a BGB) gilt: §611a Arbeitsvertrag

(1) Durch den Arbeitsvertrag wird der Arbeitnehmer im Dienste eines anderen zur Leistung weisungsgebundener, fremdbestimmter Arbeit in persönlicher Abhängigkeit verpflichtet. Das Weisungsrecht kann Inhalt, Durchführung, Zeit und Ort der Tätigkeit betreffen. Weisungsgebunden ist, wer nicht im Wesentlichen frei seine Tätigkeit gestalten und seine Arbeitszeit bestimmen kann. Der Grad der persönlichen Abhängigkeit hängt dabei auch von der Eigenart der jeweiligen Tätigkeit ab. Für die Feststellung, ob ein Arbeitsvertrag vorliegt, ist eine Gesamtbetrachtung aller Umstände vorzunehmen. Zeigt die tatsächliche Durchführung des Vertragsverhältnisses, dass es sich um ein Arbeitsverhältnis handelt, kommt es auf die Bezeichnung im Vertrag nicht an.

(2) »Der Arbeitgeber ist zur Zahlung der vereinbarten Vergütung verpflichtet.«

Danach sind Beamtinnen, Soldatinnen und Richterinnen keine Arbeitnehmerinnen, weil sie dies nicht aufgrund privatrechtlichen Vertrages geworden sind, sondern durch den hoheitlichen Akt der Ernennung.

Das wenigstens ist eindeutig.

Ob es freilich, wie vom Gesetzgeber erhofft, gelingen wird, nunmehr einfacher Selbstständige und Arbeitnehmerinnen voneinander zu unterscheiden und dem Unwesen der Scheinselbstständigkeit und der sog. „Werkverträge" ein Ende zu setzen, bleibt abzuwarten.

Nach Auffassung des Verfassers dieses Beitrages werden Rechtsanwenderinnen nach wie vor damit große Schwierigkeiten haben.

Und die Probleme des immer rascher sich ausbreitenden „Arbeiten 4.0", bei dem etwa Ort und Zeit der Arbeitsleistung überhaupt nicht mehr klar vorgegeben sind, wird man mit der Legaldefinition kaum in den Griff bekommen können, geschweige Erscheinungen wie das um sich greifende „Crowdworking".

Ausgangslage

Eine Beschäftigte ist wiederholt oder lange oder immer wieder länger arbeitsunfähig erkrankt. Es stellen sich mehrere arbeitsrechtliche Fragen:

- Muss die Arbeitgeberin tätig werden?
- Falls ja: Was muss die Arbeitgeberin tun?
- Gibt es einen Anspruch auf einen einschränkungsgerechten Arbeitsplatz?
- Unter welchen Voraussetzungen kommt eine Beendigung des Arbeitsverhältnisses in Betracht, und wann in Form der Kündigung?
- Gibt es einen Rechtsanspruch auf eine Abfindung?
- Werden Abfindungen auf das Arbeitslosengeld angerechnet
- Gibt es automatisch eine Sperrzeit beim Arbeitslosengeld, wenn man einen Aufhebungsvertrag unterschreibt?
- Kann die Arbeitnehmerin gegen eine Kündigung etwas unternehmen?

In einer schematischen Übersicht stellt sich dies so dar:

Im Einzelnen:

Erste Pflicht der Arbeitgeberin ist es, **alles ihr Zumutbare** zu tun, damit die Beschäftigte „wieder"(!)eingegliedert wird, sie also zu genau denjenigen Konditionen (Art-Ort-Zeit-Geld etc.), die am letzten Tag vor der Arbeitsunfähigkeit gegolten haben, wieder arbeiten kann.

Diese Pflicht ist *eine* Ausprägung (von vielen) der sog. „**Fürsorgepflicht**", die Arbeitgeberinnen gegenüber ihren Arbeitnehmerinnen obliegen.

Das Rechtsinstitut der Fürsorgepflicht ist damit zu begründen, dass Arbeitgeberinnen ihre Beschäftigten ja per Arbeitsvertrag verpflichten, für sie zu arbeiten und sich dabei - u. a. - auch gesundheitlichen Gefahren auszusetzen - von der Gefahr der Verletzung durch Arbeitsunfälle bis zu durch übergroßen Stress und übergroße Belastungen ausgelöste Depressionen.

Den wirtschaftlichen Gewinn aus der Tätigkeit der Beschäftigten hat die Arbeitgeberin.

Dann - so die Überlegung - sollen die Arbeitgeberinnen aber auch die Gefahren und Risiken mittragen, die aus alledem ihren Beschäftigten erwachsen.

Dieses „Mittragen" besteht im gesundheitlichen Bereich darin, dass die Arbeitgeberinnen -gleichermaßen moralisch wie rechtlich - verpflichtet sind, Gesundheitsschäden durch präventive Maßnahmen nach Möglichkeit vorzubeugen und bei eingetretenen gesundheitlichen Beeinträchtigungen sich um die betroffenen Beschäftigten zu „kümmern", dass diese wieder wie vorher oder, falls das nicht möglich ist, anders oder anderes zu arbeiten.

Diese Ausprägung der Fürsorgepflicht ist sogar in dem Sinne umfassend als sie auch dann greift, wenn die gesundheitlichen Beeinträchtigungen nicht auf betriebliche Ursachen zurückzuführen sind, sondern es sich um „normale" Erkrankungen handelt.

Sozusagen auch „im Gegenzug" und als Pendant zur Fürsorgepflicht schulden Beschäftigte ihren Arbeitgeberinnen eine sehr weitgehende Loyalität, die man arbeitsrechtlich *„Treuepflicht"* nennt.

Beide Pflichten sind arbeitsvertragliche Nebenpflichten.

Die Fürsorgepflicht ist nicht als „die" Fürsorgepflicht an einer Stelle zentral gesetzlich geregelt, und den Begriff sucht man vergeblich.

Es gibt aber eine ganze Reihe gesetzlicher Vorschriften, welche die Fürsorgepflicht konkretisieren.

Wie jede Rechtspflicht, so hat natürlich auch die Fürsorgepflicht der Arbeitgeberin Grenzen, und die liegen da, wo es für die Arbeitgeberin unzumutbar wird, (noch) etwas für das Wohlergehen ihrer Beschäftigen zu tun.

Wie leicht vorstellbar, sind diese Grenzen bei einem Kleinbetrieb schneller erreicht als bei einem großen Unternehmen oder einer großen, auch: öffentlichen, Verwaltung.

Eine Arbeitgeberin ist also im Rahmen ihrer Fürsorgepflicht zu umso mehr verpflichtet, je größer ihr Unternehmen ist, und zu umso weniger, je kleiner ihr Betrieb ist.

4.5.4 Das Betriebliche Eingliederungsmanagement (BEM)

Wege zu einer Wiedereingliederung aufzutun, ist u. a. die Aufgabe des BEM (§84 Abs. 2 SGB IX), von dem zu Recht gesagt wird, es habe eine **„Lotsenfunktion"**.

Nach der gesetzlichen Vorgabe muss die Arbeitgeberin es anbieten, sobald die Arbeitnehmerin im zurückliegenden Jahr **sechs Wochen arbeitsunfähig erkrankt** war - entweder ununterbrochen oder in Summe einzelner, kürzerer AU-Zeiten.

Man beachte, dass die *Kalendertage* gezählt werden, nicht die Arbeits- oder Werktage.[55] Denn man ist ja nicht von Montag bis Freitag krank, am Samstag und Sonntag wieder gesund und dann am Montag wieder krank! Sechs Wochen sind also erreicht nach 42 Kalendertagen Arbeitsunfähigkeit.

Dann <u>muss</u> die Arbeitgeberin ein BEM anbieten - sie <u>*darf*</u> es aber auch schon vorher tun. Das kann im Sinne und im Rahmen eines auch präventiv arbeitenden betrieblichen Gesundheitsmanagements (BGM) u. U. sehr viel bringen, und zwar sowohl der Betroffenen als auch dem Unternehmen:

Es ist eine Binsenweisheit, dass Unternehmen mit gesunden und zufriedenen Beschäftigten effektiver arbeiten und am Markt und bei Stellenbewerberinnen attraktiver sind als andere, die das nicht tun. Dabei ist es ein Element der Mitarbeiterinnenzufriedenheit, dass das Unternehmen sich „kümmert".

Das BEM anzubieten und bei Annahme des Angebots auch durchzuführen, ist also Arbeitgeberin-Aufgabe. Größere Unternehmen und Verwaltungen können und sollten hierzu eigene BEM-Beauftragte oder BEM-Teams installieren, wobei auf eine gute Qualifizierung zu achten ist.

Kleinere Betriebe werden sich das eher nicht leisten können. Für sie gibt es jedoch am freien Markt Dienstleister, die sich auf BEM, betriebsärztliche Leistungen und Reha-Maßnahmen spezialisiert haben. Hilfestellung in Form von Auskünften oder beim Implementieren von BEM leisten auch Sozialversicherungsträger wie regionale Stellen der Deutschen Rentenversicherung oder die Berufsgenossenschaften.

---

[55] Häufiger Irrtum von Beschäftigten, die dann auf eine Einladung zum BEM-Gespräch damit reagieren, die Arbeitgeberin habe sich bei der Zahl der AU-Tage verrechnet, da seien ja die Wochenenden mit eingerechnet worden...!

Wichtig ist, darauf zu achten, dass den Beschäftigten Sinn und Zweck des BEM erläutert wird, damit das Angebot auch angenommen wird. Hier werden leider immer noch viele Kommunikationsfehler begangen, die dazu führen, dass Beschäftigte sich auf ein BEM nicht einlassen wollen, weil sie meinen, das Angebot solle nur ihre krankheitsbedingte Kündigung vorbereiten helfen.

Wird ein BEM nicht angeboten oder unzureichend durchgeführt, sieht der Gesetzgeber hierfür zwar keine unmittelbaren Sanktionen vor. Jedoch sind **krankheitsbedingte Kündigungen** dann im Zweifel **unwirksam**, es sei denn, die beklagte Arbeitgeberin kann im Kündigungsschutzprozess den Vollbeweis dafür erbringen, dass auch ein BEM fruchtlos gewesen wäre. Dies aber wird in den meisten Fällen nicht gelingen.

Wenn die Arbeitgeberin *trotz* aller ihr zumutbaren Bemühungen die betroffene Beschäftigte nach Wiederherstellung der Arbeitsfähigkeit nicht wieder zu den alten Konditionen beschäftigen kann, besteht ihre nächste Pflicht darin, das ihr Zumutbare zu tun, damit die Beschäftigte dann eben „anders arbeiten" kann im Betrieb.

Steht fest, dass die alte Arbeit krankheits- und einschränkungsbedingt nicht oder nur noch eingeschränkt gemacht werden kann, so ist es auch hier u. a. die Aufgabe des BEM, nun Lösungen zu finden.

Ebenso wie beim vorangegangenen Punkt gibt es hier natürlich je nach individueller Krankheitsgeschichte, dem Umfeld, der Art der Arbeit etc. eine solche Fülle von Möglichkeiten, dass diese hier auch nicht ansatzweise „gelistet" werden können - schon der Versuch würde den vorliegenden Beitrag komplett unübersichtlich werden lassen. Es seien daher hier nur die wesentlichen Aspekte herausgegriffen:

„Anders arbeiten" kann bedeuten

- eine ganz oder teilweise inhaltlich andere Arbeit verrichten,
- an einem anderen Ort als bisher arbeiten,
- zu anderen Zeiten arbeiten,

oder

- eine Kombination oder Kombinationen aus diesen Punkten

Beendigung des Arbeitsverhältnisses

Es gibt natürlich auch viele Situationen, in denen alles Bemühen der Arbeitgeberin, der Arbeitnehmerin und der im BEM versammelten Institutionen und Personen (s. §84 Abs. 2 SGB IX) nicht dazu verhelfen kann, dass die Arbeitnehmerin im Betrieb bleiben kann.

- Das ist z. B. dann der Fall, wenn sie die alte Arbeit krankheitsbedingt gar nicht mehr machen kann und es auch keine einschränkungsgerechte Arbeit im Betrieb gibt oder es sie gibt, diese aber eine Qualifizierung braucht, die die Arbeitnehmerin nicht schafft.
- Und es gibt Fälle, in denen von vornherein auch objektiv klar ist, dass auch das gründlichste BEM und alle Bemühungen aller Beteiligten nie zu einem Verbleib im Arbeitsverhältnis führen werden - man denke an Krebserkrankungen im Endstadium oder Krankheiten, die zu dauernder AU führen werden wie manche Ausprägungen und Stadien der multiplen Sklerose.

Schon für diese Fallkonstellationen ist es wichtig, die möglichen Beendigungstatbestände zum Abschluss dieses Beitrages kurz zu skizzieren.

Sich insbesondere die krankheitsbedingte Kündigung einmal kurz anzuschauen, ist aber noch aus einem anderen Grund wichtig:

- Leider gibt es nicht wenige Arbeitgeberinnen, die mit einer Kündigung ein wenig sehr schnell bei der Hand sind.

Diesen sollte dann das Reha-Management auch einmal sagen können, dass es so einfach, wie sich das manche Arbeitgeberinnen denken, mit dem Kündigen auch nicht ist.

Für alle weiteren Einzelheiten können Interessierte die nachfolgend gelistete Literatur zu Rate ziehen:

- Boecken, Winfried; Hanau, Hans; Diller, Martin; Düwell, Franz Josef (Hrsg) - Gesamtes Arbeitsrecht. 3 Bände, Baden-Baden 2016

- Däubler, Wolfgang, Arbeitsrecht, Ratgeber für Beruf, Praxis und Studium, 11. Auflage Köln 2015
- Däubler, Wolfgang, und Bertzbach, Martin, AGG, Kommentar, 3. Auflage München 2013
- Erfurter Kommentar zum Arbeitsrecht mit CD-ROM, 17. Auflage München 2016
- Henssler, Martin; Willemsen, Heinz Josef; Kalb, Heinz-Jürgen, Arbeitsrecht, 7. Auflage Köln 2016
- Junker, Abbo, Grundkurs Arbeitsrecht, Auflage: 16. Auflage München 2017
- Schaub, Günter, Arbeitsrechts-Handbuch, 16. Auflage München 2015

4.6 Historische Betrachtung von Gesundheit, Krankheit und Behinderung

Jede Wahrnehmung von Krankheit oder auch von Gesundheit ist stets abhängig davon, wie die Menschen der jeweiligen Epoche ihre Welt wahrnehmen. Schon für sich genommen führt der Vergleich der Kulturen untereinander bereits zu drastischen Unterschieden. Dies ist auf die voneinander abweichenden Traditionen und auch religiösen Unterschiede sowie die natürlichen Lebensumstände der Völker und Kulturen zurückzuführen. Die Geschichte der Medizin lässt sich bereits in der Steinzeit nachweisen. Es gibt Funde, die belegen, dass Heilmittel längst in dieser frühen Zeit angewandt wurden. Heilpflanzen, Giftpflanzen, Wundversorgung und chirurgischen Eingriffen wurden betrieben.[56] Die verletzten oder behinderten Angehörigen wurden gepflegt und keinesfalls aus der Gemeinschaft ausgeschlossen.

Das antike Griechenland[57]

Die Überlieferungen der Antike benennen stets nur einzelne Einschränkungen. Es gibt beispielsweise „den Blinden", „den Tauben", „den Stummen", „den mit dem Klumpfuß", „den Krüppel" etc. Aber es gibt keine Quelle, die darauf hindeutet, dass die Gesellschaft der Antike eine spezielle „Klasse der Behinderten" kultiviert hätte. Einen übergeordneten Begriff von Behinderung, wie es heutzutage üblich ist, kannten die Menschen dieser Zeit nicht. In welcher Weise mit Behinderungen und Einschränkungen umgegangen wurde, richtete sich danach, wie die Familie des Betroffenen dazu eingestellt war. Dem Vater stand das feststehende und uneingeschränkte Recht zu, über Leben oder Tod eines neugeborenen Kindes zu entscheiden.[58] Dies gilt für die römische als auch für die griechische Antike gleichermaßen, obwohl die Konvention

---

[56] Beiser, Rudi: Vergessene Heilpflanzen: Botanik, Volksheilkunde und Anwendungen [2016] Grauer, Anne L.: A Companion to Paleopathology [2015]; Paläopathologie beschäftigt sich mit Krankheiten und degenerativen Veränderungen in geschichtlichen und vorgeschichtlichen Epochen
[57] Lotse, Detlef: Griechische Geschichte [2010]
[58] Auf Grund seines Rechtes über Leben und Tod

der legitimierten Kindstötung im alten Griechenland seinen Ursprung hat.[59] Das Zwölftafelgesetz, genauer die Tafel 4, welche das Familienrecht regelt, empfiehlt die Tötung missgebildeter Kinder ausdrücklich.[60] Neonatizid geht zurück auf eine Form der Geburtenkontrolle bzw. eine Aufrechterhaltung des Geschlechterverhältnisses. Die Tötung von Säuglingen nach der Geburt galt bis in die ersten christlichen Jahrhunderte hinein nicht als Unrecht, schon gar nicht als strafbare Handlung.[61] Falsch ist jedoch, dass von Behinderung betroffene Kinder in allen Fällen ausgesetzt oder getötet wurden. Im antiken Griechenland schufen die Menschen vor der christlichen Zeitrechnung ihre Götter in so vermenschlichter Form, dass hier durchaus Rückschlüsse auf die unterschiedlichen Phänotypen innerhalb der Gesellschaft möglich sind. Wie hätten sich die Menschen beispielsweise ein Bild eines Gottes machen können, das dem des Feuer- und Schmiedegott Hephaistos entsprach, wenn sie niemals mit gehbehinderten, hinkenden Menschen im Erwachsenenalter zusammengetroffen wären? Ebenso wenig hätten sie eine derartige Idealvorstellung des menschlichen Körpers und Geistes entwickeln können, ohne Behinderungen genau zu kennen[62] Den dergestalt geschaffenen Göttern wurden Opfer gebracht; meist in Form von Säuglingen oder Kleinkindern. Einige Kulturen mauerten Kinder als etwas „Lebendiges" in den Fundamenten neu errichteter Häuser, sogar von Kultstätten, ein. Dieser Art von Götterhuldigung fielen oftmals Neugeborene anheim, die mit Behinderungen zur Welt kamen. Aber ebenfalls Kinder, bei denen sich erst später eine geistige Behinderung zeigte.[63] In Sparta als Ausnahmefall war das Aussetzen von behindert zur Welt gekommenen Neugeborenen gesetzlich geregelt.[64]

---

[59] Bejarano Alomia, Pedro Paul: Kindstötung [2009], S. 48ff, 57ff
[60] Zwölf in Bronze gegossene Tafeln mit einer Gesetzessammlung auf dem Forum Romanum ausgestellt
[61] Tuor-Kurth, Christina: Kindesaussetzung und Moral in der Antike [2010]
[62] Bezüglich der Mythologie des Hephaistos weichen mehrere Versionen voneinander ab. Gemein ist jedoch allen das lahme Bein oder der lahme Fuß
[63] Schlegel, Karl Friedrich: Der Körperbehinderte in Mythologie und Kunst [1983], S. 21ff
[64] Ballod, Franz: Prolegomena zur Geschichte der zwerghaften Götter in Ägypten [1912], 28ff; Barnett: Mary: Götter und Mythen des alten Ägypten [1998], S.80ff; Hagen, Rose-Marie: Menschen, Götter, Pharaonen [2005], S. 7ff; GEO Epoche 32/2008 - Das alte Ägypten

Medizinische Kenntnisse im alten Ägypten

Im alten Ägypten nahm die Gesellschaft Menschen mit Behinderung wieder anders wahr. Die körperlichen Besonderheiten, beispielsweise von Zwergwüchsigen oder Angehörigen des Stammes der Pygmäen[65], wurden zur Belustigung der Menschen am Hofe eingesetzt. So waren die Angehörigen der unterschiedlichen afrikanischen Stämme, deren gemeinsames Merkmal die Kleinwüchsigkeit ist, besonders beliebt aufgrund ihres Talents für Tanz und ihrer Gelehrigkeit für akrobatische Kunststücke. Kleinwüchsigen Menschen wurden oftmals besondere Ämter und Aufgaben angewiesen. Es kann gesagt werden, dass speziell Kleinwüchsigen Hochachtung und Wertschätzung entgegengebracht wurde, auch wenn sich dies in späteren Epochen veränderte.[66] Grundsätzlich unterschieden die Ägypter der Antike zwischen Nicht-Funktionieren des Körpers und einem gesunden Zustand. Krankhafte Zustände wurden dann mit Schmerzen in Verbindung gebracht. Dabei war das Herz das zentrale Organ, da hier auch der Verstand verortet wurde. Den Körper stellten die ägyptischen Mediziner wie ein natürliches Flusssystem vor. Stoffe werden über ein Gefäßsystem den Organen zugeführt und andere darüber entfernt und ausgespült. Konsequenterweise musste auch angenommen werden, dass Krankheit als eine Störung dieses Systems zu verstehen ist. Bei Ausgrabungen wurde eine Vielzahl von Papyri gefunden, welche Aufschluss über die medizinischen Gebiete, Heilmittel, Rezepte und Praktiken dieser Zeit geben.

Viel früher als bei den Römern oder Griechen ist durch Knochenfunde und Schriften überliefert, dass die Ägypter und Mesopotamier bereits Operationen durchführten

---

[65] Das altgriechische Wort πυγμαῖος pygmaíos bedeutet „Fäustling", „von der Größe einer Faust"

[66] Liedtke, Max: Behinderung als pädagogische und politische Herausforderung [1996]

und dabei auch mit Alkohol betäubten.[67] Zu dieser Zeit vertrauten die Römer und Griechen ihre PatientInnen noch alleine den Göttern an.

Spätantike

Die Entstehung einer Medizin als Wissenschaft ist eine äußerst wertvolle geistige Errungenschaft der frühen griechischen und römischen Kultur.

Die Geschichte der antiken Medizin kann in Ägyptische Medizin, Medizin Mesopotamiens, die Medizin des Judentums, und die Medizin im antiken Griechenland und die des Römischen Reichs gegliedert werden, wobei gegenseitige Einflussnahme nicht ausgeschlossen werden kann. In der Medizin des antiken Griechenlandes liegt die Wurzel der Entwicklung der europäischen Medizin.

Die in Griechenland praktizierte Medizin und Heilkunst konnte sich erst spät im römischen Reich durchsetzen. Vorbehalte angesehener römischer Bürger verhinderten eine schnelle Verbreitung.[68]

Gemäß der griechischen Mythologie ist Asklepios der Gott der Heilkunst.[69] Sein Wissen erstreckte sich über Medizin im Allgemeinen, aber auch Kräuterkunde und sogar Chirurgie im Besonderen. Durch die Mythologie entstand eine Heilbehandlung im sogenannten Asklepius-Kult. Allerdings bestand die Behandlung zumeist darin, dass der Kranke in einer der Asklepios geweihten Heilstätten oder seinen Tempel lediglich schlief. Zu dieser Zeit war der Name dieser Behandlungsmethode Inkubation, welcher heute die Phase zwischen Infektion und Ausbruch einer Krankheit bezeichnet. Die

---

[67] Westendorf, Wolfhart: Papyrus Edwin Smith - Ein medizinisches Lehrbuch aus dem Alten Aegypten [1992]; Kolta, Kamal Sabri: Die Heilkunde im alten Ägypten [2000], S. 56ff; Germer, Renate: Die Heilpflanzen der Ägypter [2002]; ebd.: Mumien [1993]; Connan, Jacques: Das Geheimnis der Mumien [2001], S. 34-41 http://www.spektrum.de/magazin/das-geheimnis-der-mumien/827862 [Stand Mai 2017]

[68] Eckart, Wolfgang: Geschichte, Theorie und Ethik der Medizin [2013], S. 4ff; Achner, Heike: Ärzte in der Antike [2009], S. 9ff, 50ff; Schubert, Charlotte: Der hippokratische Eid [2005], S. 8f

[69] Bei den Römern Aesculap genannt

ursprüngliche (lateinische) Bedeutung von Inkubation ist allerdings „sich zum Schlaf niederlegen". Im Tempelschlaf war es dann möglich, dass PatientInnen geheilt aufwachten, oder aber im Traum wurde den Leidenden ein Arzt gewahr, der die notwendigen Schritte der Heilbehandlung kundtat. Antike ÄrztInnen waren bei den PatientInnen bei Weitem nicht so anerkannt und vertrauenswürdig wie der Gott Asklepios.[70]

Hippokrates als eine Art Pionier der Geschichte der ÄrztInnen und Heilkundigen setzte sich gegen diese herrschenden Widerstände trotz allem durch. Er war ein Avantgardist, der die nicht anerkannte Ansicht vertrat, dass Krankheiten, da sie eine natürliche, organische Ursache haben, auch von Menschen geheilt werden können.

Zu Lebzeiten des Hippokrates[71] entstand in Griechenland die medizinische Fachrichtung der Diätetik. Ursprünglich war damit gemeint, dass das Zusammenspiel aller Maßnahmen dazu beitragen sollte, körperlich als auch seelisch, die Gesunderhaltung zu sichern oder entsprechend die Heilung voranzutreiben. Verbunden mit dieser ganzheitlichen Sicht war ein spezielles Fitnessprogramm, welches Ausgewogenheit zwischen Essen, Trinken, Bewegung und Bädern voraussetzte. Dabei war ebenfalls festgelegt, um welche Nahrungsmittel es sich zu handeln hatte.

Hier ist bereits eine Nähe zu heutigen Kuren oder auch Rehabilitationsmaßnahmen zu erkennen.

Die Anhänger Hippokrates´ betonten als Krankheitsursache Umwelteinflüsse und die persönliche Physis.[72] Er gilt bis zum heutigen Tage als der berühmteste Arzt der Antike und der Begründer der Medizin als Wissenschaft. An der Hippokrates-Renaissance im 2. Jhdt. nach Chr. hatte Galenus von Pergamon[73] einen beträchtlichen Anteil. Mit Galenus wurde der Versuch unternommen, diese wissenschaftlichen Erkenntnisse

---

[70] Achner, Heike: Ärzte in der Antike [2009], S. 46ff
[71] ca. 460 – 377 v. Chr.
[72] Schumacher, Joseph: Die Anfänge abendländischer Medizin in der griechischen Antike [1965], S.108ff
[73] Griechischer Arzt und Anatom; auch Galen im deutschsprachigen Raum; 129 oder 131 in Pergamon; † um 200 oder 215 in Rom

von Symptom, Diagnose und Therapie in ein Therapiemodell zu überführen und begreifbar zu machen.

Auf der Grundlage der philosophischen Vier-Elemente-Lehre[74] entwickelte er seine Vier-Säfte-Lehre. Diese Säfte mussten nach seiner Auffassung in perfektem Gleichgewicht miteinander sein, damit der Mensch gesund war. Krankheit hieß, dass die Säfte in einem falschen Verhältnis zueinanderstanden. Zur Heilung wurden dann Verfahren wie Abführen, Aderlass, Schröpfen und Erbrechen verordnet. Diätetik als ein weiteres Heilmittel zu nennen, das auch auf die Schaffenszeit von Galenus zurückzuführen ist. Seine Diagnostik war eine ganzheitliche.[75] Einbezogen wurde das gesamte Lebensumfeld der PatientInnen.[76] Damit strebte er an, die PatientInnen in eine geordnete und ausgewogene Lebensführung zu lenken, damit die Säfte sich wieder im Gleichgewicht befinden sollten. Aber die Vier-Säfte-Lehre war keineswegs eine neue Vorstellung. Bereits im alten Ägypten finden sich Hinweise darauf, dass dieses Konzept in einfacher Form bereits zum Einsatz kam. Erwähnungen der Vier-Säfte-Lehre finden sich auch im Corpus Hippocraticum.[77] Das Corpus Hippocraticum ist eine Sammlung von mehr als 60 antiken medizinischen Texten. Claudius Galenos entwickelte diese Lehre weiter, indem er sie mit der Temperamentenlehre verband und damit einen Meilenstein der Medizin hervorbrachte, der sich bis ins 19. Jahrhundert hinein zu halten vermochte. Die von Galenus medizinisch etablierte Krankheitstheorie ist die Basis der Medizin der Hildegard von Bingen, der Physiognomik des Johann Kaspar Lavaters und der Ernährungslehre als Folge generell. Auch Sebastian Kneipp stütze sich bei der Entwicklung seiner Wasser- oder Kneippkur auf die Beurteilungen Galenus. Obwohl es bereits in der Antike und noch früher Schmerzmittel gab, war der Verbrauch an Analgetika früher wesentlich geringer als heutzutage.

---

[74] Empedokles (um 495 v. Chr. Bis um 435 v. Chr.) führte das Vier-Elemente-Modell in die Welt der Medizin ein.
[75] Holistische Medizin
[76] Eine frühe Form von Ganzheitlichkeit
[77] Sammlung von mehr als 60 antiken medizinischen Texten

Mittelalter

Das Mittelalter, unterteilt in Früh-, Hoch- und Spätmittelalter, erstreckt sich über rund 1000 Jahre. Der Anfang wird auf ca. 500 n. Chr. datiert und das Ende des Spätmittelalters auf ca. 1500 n. Chr. Somit liegt das Mittelalter zeitlich zwischen der Antike und der Frühen Neuzeit. Zum Stillstand innerhalb der Wissenschaft kam es im frühen Mittelalter, da klassische Lehren sich mit abergläubischem Halbwissen mischten. Krankheit war gottgewollte Strafe und Bewährungsprobe und auch die Medizin linderte die Qualen und Schmerzen nicht, sondern diese waren Buße für begangene Sünden.[78] Auch Behinderungen galten als Strafe Gottes und als eine Weiterführung früherer Epochen war der Kindsmord an behinderten Säuglingen noch immer keine Seltenheit. Er wurde teilweise sogar rechtlich angeordnet und in jedem Fall durch die Gesellschaft geduldet und durchgeführt. Seit der Antike veränderten sich die Gründe dafür allerdings. Nicht nur die Strafe Gottes für den eigenen Lebenswandel existierte in den Phasen des Mittelalters, sondern es wurde angenommen, dass Satan seine Hände mit im Spiel habe.[79] Ein mit Missbildungen zur Welt gekommenes Neugeborenes stand in dringendem Verdacht, ein Wechselbalg zu sein.[80] Hier ist die grundsätzliche Annahme, dass der Teufel sein eigenes Kind gegen das gesunde Kind des Menschenpaares ausgetauscht hat; er schiebt der Mutter also ein „Kuckucksei" mit satanischem Einfluss unter. Dieser Einfluss sollte und musste bekämpft werden, was in den meisten Fällen durch Kindstötung[81] oder aber auch durch Aussetzung des Neugeborenen passierte.

Die Gesellschaft des Mittelalters begann nur ganz allmählich, ihre Sicht auf Menschen mit Behinderungen zu verändern. Über Jahrhunderte entstand ein Wandlungsprozess

---

[78] Jankrift, Kay Peter: Mit Gott und schwarzer Magie [2005], S.36ff
[79] Häßler, Günther: Kindstötung in der Rechtsgeschichte [2008], S. 48ff; Bejarano Alomia, Pedro Paul: Kindstötung, [2009] S. 63f], S.70ff; http://www.diss.fu-berlin.de/diss/receive/FUDISS_thesis_000000009806 [Stand Mai 2017]; Bachmann, Walter: Das unselige Erbe des Christentums - die Wechselbälge : zur Geschichte der Heilpädagogik [1985], S. 37ff
[80] Beyer, Michael: Christlicher Glaube und weltliche Herrschaft [2008], Seite 26
[81] Neonatizid

von der bloßen Almosenpflege hin zu einem System der Sozialfürsorge. Die Entwicklung der frühen Diakonie hin zum späteren Umgang mit Notleidenden wurde zunächst noch durch die Almosenlehre Thomas von Aquins beeinflusst.[82] Die Kriege, die durch die Jahrhunderte hindurch geführt wurden, hatten als Folge[83], dass viele Menschen kriegsversehrt und sogar mit amputierten Gliedmaßen nachhause zurückkehrten. Diese Heimkehrer sah die christliche Almosenlehre als „Würdige Arme".[84] Fürsorge schloss jedoch nach wie vor zahlreiche Personen aus, z. B. die meisten geistig Behinderten.

Moderne

Im Laufe der Zeit setzte sich durch, dass Krankheiten und Behinderungen als medizinische Probleme wahrgenommen wurden. Die Strafe Gottes wurde nicht mehr mit Krankheit und Missbildung in Verbindung stehend gesehen. Behinderten Menschen, die nicht arbeitsfähig waren, brachte der Staat in „Anstalten der sogenannten Irren-, Krüppel- und Gebrechensfürsorge" unter, sofern nicht die Familie sich darum kümmern konnte. Aber auch der Begriff des „Krüppels" veränderte sich langsam. Das Bewusstsein für soziale Ungleichheit und Übervorteilung der Menschen mit Behinderungen, Krankheiten oder Verstümmelungen nahm zu. Entsprechende Gruppieren gründeten sich und entwickelten sich zu Verbünden und Vereinigungen.[85] Mit Bismarck kam 1889 das Gesetz die Invaliditäts- und Alterssicherung betreffend, was eine staatliche Daseinsvorsorge durch Rehabilitation darstellte. Heilverfahren waren als vorbeugend und wiederherstellend möglich und stellten eine Ermessensleistung dar.

Im Jahre 1906 wurden erstmalig Erhebungen über die Zahl der verkrüppelten Kinder in Preußen durchgeführt. Diese sog. Reichskrüppelstatistik verdeutlichte eindringlich

---

[82] 1225- 1274
[83] Kortüm, Hans-Henning: Krieg im Mittelalter als Gegenstand der historischen Kulturwissenschaften [2001], S. 13ff
[84] Bräuer, Helmut: Die Stadt als Kommunikationsraum [2001]
[85] Frehe, Horst: Zur historischen Entwicklung der Diskriminierung Behinderter [2004], S. 2ff
www.forsea.de/.../zur_historischen_entwicklung_der_diskriminierung_behinderter.pdf
[Stand Mai 2017]

das Erfordernis einer organisierten Fürsorge.[86] Von nun an begann der Kampf um Verständnis für „Krüppelleiden". Besonderes Augenmerk lag auf der Veränderung der Gesetzgebung. Gesetze für verschiedene Formen von Leiden gab es bereits, aber jetzt sollten Körperbehinderungen aufgenommen werden. Dazu musste die Bevölkerung über die neuen medizinischen (orthopädischen) Erkenntnisse aufgeklärt werden. Und der Kampf war erfolgreich. Am 14. April 1909 wurde die heutige DVfR als „Deutsche Vereinigung für Krüppelfürsorge" ins Leben gerufen. Innerhalb kurzer Zeit fand diese Vereinigung viele Anhänger aus verschiedenen Berufsgruppen und ab 1908 erschien dann auch die „Zeitschrift für Krüppelfürsorge". Der erste Weltkrieg (1914-1918) brachte, wie die Kriege zuvor, ein große Zahl Kriegsversehrter hervor. Neben der auf den körperbehinderten Kindern musste nun viel Aufmerksamkeit auf der Gruppe der Kriegsversehrten liegen. Die ergriffenen Maßnahmen wurden als „Kriegsorthopädie" bekannt und brachten die Medizin und die gewonnenen Erkenntnisse in hohem Tempo voran. Der Erlass des „Preußischen Gesetzes betreffend die öffentliche Krüppelfürsorge" vom 6.5.1920 war ein erster Durchbruch. Hiermit übernahm der Staat die Verantwortung für diejenigen, die der Erlass und das Gesetz mit einschlossen.[87] Die Weltwirtschaftskrise der 1930er Jahre erforderte drastische Sparmaßnahmen. Gemeinsam mit Partnern erarbeitete die Vereinigung ein Notprogramm.

Ab dem Jahr 1933 veränderte sich alles, was bisher erfolgreich funktioniert hatte und der Vereinigung Beachtung und Wertschätzung seitens der Bevölkerung einbrachte.

---

[86] Lotze, Rudolf: Von der „Krüppelfürsorge" zur Rehabilitation von Menschen mit Behinderung [1999], Seite 5

[87] Eine Verkrüppelung im Sinne dieses Gesetzes liegt vor, wenn eine Person (Krüppel) infolge eines angeborenen oder erworbenen Knochen-, Gelenk-, Muskel- oder Nervenleidens oder Fehlens eines wichtigen Gliedes oder von Teilen eines solchen in dem Gebrauch ihres Rumpfes oder ihrer Gliedmaßen nicht nur vorübergehend derart behindert ist, dass ihre Erwerbsfähigkeit auf dem allgemeinen Arbeitsmarkt voraussichtlich wesentlich beeinträchtigt wird. Quelle: Gesetz, betreffend die öffentliche Krüppelvorsorge, §9

Für behinderte Menschen brach eine Zeit des Grauens an. Sie wurden verfolgt, verraten, sterilisiert und getötet.[88] Und dies durch das Gesetz legitimiert. Die Tätigkeit der Deutschen Vereinigung für Krüppelfürsorge fand Duldung, aber sie war in ihrem Tun stark eingeschränkt. Mit den Nationalsozialisten änderte sich neben den Strukturen auch der Name. Die Vereinigung hieß von nun an „Reichsarbeitsgemeinschaft zur Bekämpfung des Krüppeltums". Aber es gab auch Widerstände.[89] Nach dem Zweiten Weltkrieg erschien es auch unter den Alliierten, dass die Gesetze, die vor 1933 die Körperbehindertenfürsorge regelten, wieder in Kraft treten sollten, so dass die Vereinigung ihr Werk fortsetzen konnte. In den 1950er Jahren stellte sich die Rehabilitation breit auf, indem neben den medizinischen auch berufliche, schulische und soziale Rehabilitationsleistungen definiert wurden. 1957 findet in einem Erlass der Körperbehindertenfürsorgegesetze zum ersten Mal der Begriff „Körperbehinderung" offiziell Erwähnung. Auch der Personenkreis, auf den dieser Begriff sich bezieht, wird weiter gefasst. Die Grundlage dafür legte allerdings der bereits im Jahre 1950 verabschiedete Entwurf eines Rahmengesetzes für die Krüppelfürsorge. 1961 wurde das *Körperbehindertenfürsorgegesetz* in das *Bundessozialhilfegesetz* (BSHG) eingegliedert. Es hat bis heute Gültigkeit, wurde aber in den vergangenen Jahrzehnten mehrfach modifiziert und angepasst. Das damalige Bundesministerium für Arbeit und Sozialordnung (BMA) setzte sich bereits in den 70er Jahren dafür ein, dass sogenannte Phase II-Einrichtungen eröffnet wurden. In diesen Einrichtungen wurde dafür Sorge getragen, dass medizinische und berufsfördernde Leistungen zur Rehabilitation im Anschluss in einem Hause erbracht wurden. In einem nächsten Schritt waren die Pioniere der modernen Rehabilitation bestrebt, auch die Maßnahmen der Akutversorgung in den Rahmen der Rehabilitation zu integrieren. Hier entstanden dann Abteilungen für Frührehabilitation. Frührehabilitation, die sich zwischen Akutmedizin und Rehabilitation befand und ihren festen Platz im Sozialversicherungssystem noch nicht

---

[88] Das Euthanasie-Programm nannte sich „Aktion T4". Es beschreibt die systematische Ermordung von mehr als 70.000 Menschen mit geistigen und körperlichen Behinderungen im Nationalsozialismus, Quelle: Aly, Götz Die Belasteten u. a.

[89] Clemens August Kardinal Graf von Galen ist hier beispielhaft aufgeführt.

gefunden hatte, wurde vom Verband der Rentenversicherungsträger (VDR) im Jahre 1994 als das Phasen A – F umfassende Phasenmodell verbreitet.

5 Anhang

5.1 Übersicht über wichtige Behinderungsarten

5.2 Reha-Träger und Leistungen zur Teilhabe

5.3 Wichtige Leistungserbringer von Leistungen zur Teilhabe

5.4 Definitionen der Schlüsselqualifikationen nach IMBA/MELBA

5.5 Kompetenzprofil der Case ManagerInnen im Feld der Rehabilitation

5.6 Prozessdiagrammsymbole

5.7 Abbildungsverzeichnis

5.8 Tabellenverzeichnis

5.9 Literaturverzeichnis

5.1 Übersicht über wichtige Behinderungsarten

Geistige Behinderung

Die Weltgesundheitsorganisation (WHO) definiert eine geistige Behinderung als bedeutsam „verringerte Fähigkeit, neue oder komplexe Informationen zu verstehen und neue Fähigkeiten zu erlernen und anzuwenden".[90]

Gemäß der American Association on Intellectual and Developmental Disabilities (AAIDD) liegt eine „geistige Behinderung" dann vor, wenn „….die folgenden drei Kategorien zutreffen: der Intelligenzquotient (IQ) ist niedriger als 70-75, starke Einschränkungen im adaptiven Verhalten liegen vor und diese Bedingungen haben sich bereits vor dem 18. Lebensjahr manifestiert".[91]

Bedeutsam ist jedoch das Kriterium, dass eine geistige Behinderung bereits im Kindes- oder Jugendalter vorliegen muss. Eine im Erwachsenenalter erworbene Beeinträchtigung der Intelligenz gilt nicht als geistige Behinderung.

Der Grad der Schädigung (GdS) wird festgestellt und eingeordnet. Ein GdS von 30 bis 40 wird festgestellt, wenn ein Schulabschluss und eine anschließende Berufsausbildung möglich sind.

Schwerbehinderung im Sinne der geistigen Behinderung liegt bei einem GdS von 50 bis 70 vor und auch mit Sonderregelungen ist keine Berufsausbildung oder. auch Schulbildung möglich.

Ein festgestellter GdS von 80 bis 90 oder sogar 100 bedeutet Pflegebedürftigkeit.

Es gibt heute verstärkt Ansätze, die die Ansicht vertreten, dass es Menschen mit geistiger Behinderung nicht gibt. Sie begründen dies unterschiedlich. Die Ansätze gehen

---

[90] http://www.euro.who.int/de/health-topics/noncommunicable-diseases/mental-health/news/news/2010/15/childrens-right-to-family-life/definition-intellectual-disability [Stand Mai 2017]
[91] Vergl. hierzu: http://aaidd.org/intellectual-disability/definition#.VffhAH18ocA [Stand Mai 2017]

davon aus, dass es sich bei dem Begriff der geistigen Behinderung lediglich um ein sprachliches Konstrukt handelt.[92]

Geistige Behinderung als Begriff entstand aus der Elterninitiative Lebenshilfe und sollte die auch in den 1950er Jahren bereits als abfällig und diskriminierend empfundenen Begriffe „Idiotie" oder „Blödsinn" ablösen. Bereits in den frühen Jahren des 19. Jahrhunderts fand eine wissenschaftliche Auseinandersetzung mit dieser Personengruppe statt und es wurde der Grundstein für die heutigen Diskussionen darübergelegt.

Seitdem wurde eine Beeinträchtigung des menschlichen Geistes auf unterschiedliche Weise wissenschaftlich betrachtet. In der Vergangenheit finden sich beispielsweise psychiatrische, IQ-bezogene oder auch pädagogische Sichtweisen. Mit diesen verschiedenen Sichtweisen gehen naturgemäß unterschiedliche Definitionen einher.

Seelische Behinderung

Eine seelische Behinderung liegt vor, wenn als Folge einer psychischen Erkrankung längerfristige oder dauerhafte Störungen auftreten und dadurch die Alltagsbewältigung, die Erwerbsfähigkeit und die soziale Integration erheblich beeinträchtigt sind.[93] Oftmals verschwimmen die Grenzen zwischen einer seelischen und psychischen Behinderung. Seelische Behinderungen betreffen die subjektive Wahrnehmung des Individuums. An dieser Stelle objektive Parameter anzulegen, um eine bestimmte Messbarkeit und damit eine bezeichnende Objektivierbarkeit zu erreichen, ist nicht möglich. Beschreibungen der Verläufe werden angefertigt, jedoch können Therapeuten und Ärzte in vielen Fällen nicht die Ursache für die seelische Behinderung benennen. Menschen mit seelischer Behinderung weisen oftmals intellektuelle Beeinträchtigungen auf. Sie sind jedoch nicht geistig behindert. Aber psychische und soziale Störungen sind festzustellen.

---

[92] Feuser, Georg: Geistigbehinderte gibt es nicht [2000], S. 189ff
[93] Orientierung an der Formulierung der Bundesarbeitsgemeinschaft Rehabilitation (BAR) zu psychischen Behinderung in: Arbeitshilfe für die Rehabilitation und Teilhabe psychisch kranker und behinderter Menschen

Bei einer Definition von seelischer Behinderung treten dieselben Schwierigkeiten wie bei dem Begriff der geistigen Behinderung auf. Alleine der Versuch den Begriff der Seele definieren zu wollen scheitert an der Vielfältigkeit der Betrachtungsweisen. Als Beispiele seien die Theologie, Mythologie, das Hospizwesen oder die Philosophie genannt. Hier schließt sich die Gesetzgebung an; der Versuch, eine Bestimmung des Begriffs im Gesetzestext zu finden, wird vergeblich sein.

Körperbehinderung

„Körperbehinderung" stellt lediglich einen Oberbegriff für sämtliche Typen und Ausprägungen körperlicher Beeinträchtigungen dar. Das Handbuch der Sozialpädagogik liefert diese Definition:

„Eine Körperbehinderung ist - im allgemeinen Sprachgebrauch - eine überwindbare oder dauernde Beeinträchtigung der Bewegungsfähigkeit infolge einer Schädigung des Stütz- und Bewegungssystems oder einer anderen organischen Schädigung..."

Körperliche Behinderungen können historisch betrachtet als die Behinderung schlechthin angesehen werden. Unpassend ausgedrückt: Als „Prototyp", dem viele Modelle folgten. Oftmals treten jedoch auch Mehrfachbehinderungen auf, so dass hinsichtlich der körperlichen Behinderung eine geistige Behinderung oder andere Behinderungsarten nicht von vorneherein ausgeschlossen werden können.

Auf den ersten Blick scheint es leichter zu sein, den Körper zu definieren als die Seele oder den Geist des Menschen. Der zweite Blick offenbart jedoch, dass dies nicht ganz so einfach ist.

Es kommen Fragen dergestalt auf, ob geschädigte Sinne bzw. die Sinnesorgane unter eine eigene Kategorie der Behinderung fallen oder unter dem Begriff der Körperbehinderung zu subsumieren sind. Auch kann gefragt werden, ob geistige und seelische Behinderungen nicht gleichzeitig auch den Körper behindern.[94]

---

[94] sundoc.bibliothek.uni-halle.de/diss-online/06/07H054/t3.pdf [Stand Mai 2017]

Lernbehinderung

Wie auch bei anderen Formen von Behinderungen ist der Begriff der Lernbehinderung eine Sammelbezeichnung, um diverse Formen eines längerfristig gehemmten Lern- und Leistungsverhaltens zusammenzufassen.

In Deutschland gibt es keinen einheitlichen Maßstab, um die Diagnose auf eine Lernbehinderung mit Sicherheit und Objektivität stellen zu können. Vielmehr hängt die Anzahl der Lernbehinderungen davon ab, wie gut oder schlecht ein entsprechendes schulisches System mit Maßnahmen reagiert. Gibt es viele, gut ausgebaute und differenzierte Schulen, die sich mit Lernbehinderungen ganz spezifisch auseinandersetzen, wird die Anzahl der von Lernbehinderung betroffenen Kinder steigen. Ist das schulische System wenig differenziert und reagiert nur in geringem Maße auf Lernbehinderungen, wird es weniger Lernbehinderungen geben.

Teilleistungsstörungen liegen vor, wenn nur bestimmte Fähigkeiten wie beispielsweise Sprache, Zahlen und Schrift (Legasthenie, Dyskalkulie, Dyslexie, Dysgraphie, Dysphasie etc.) beeinträchtigt sind, nicht aber die Lernfähigkeit insgesamt.

Die Ursprünge des Begriffs der Lernbehinderung gehen zurück bis in die 1960er Jahre. Gustav Otto Kanter lieferte den ersten Versuch, diesen Begriff inhaltlich zu fassen. Er prägte folgende sinngemäße Definition: Eine Lernbehinderung ist mit einem langandauernden, schwerwiegenden und umfänglichen Schulleistungsversagen verbunden, das in der Regel mit einer Beeinträchtigung der Intelligenz einhergeht, die jedoch nicht so schwerwiegend ist, dass es sich um einen Fall von geistiger Behinderung handelt.[95]

Diese Definition bietet auch heute noch die Grundlage für die Zuordnung. Eine festgestellte Lernbehinderung kann ihre Ursache sowohl in einer geistigen als auch in einer körperlichen haben. Hinzugetreten sind die feineren Unterscheidungen, welche

---

[95] Kanter, Gustav Otto: Experimentelle Untersuchungen zu Problemen der Lernbehinderung bei Sonderschülern [1977], S. 7ff; ebd.: Soziales Lernen bei Lernbehinderten [1988], S. 15ff; Speck, Otto: Frühförderung entwicklungsgefährdeter Kinder [1977], Seite 33ff

durch die ICD-10-Klassifikation vorgenommen wurden.[96] Mit der Reform des Sozialgesetzbuches III (Arbeitsförderung) wurden lernbehinderte Menschen in den Personenkreis aufgenommen, dessen Teilhabe am Berufsleben (nach §19 Behinderte Menschen) gefördert werden muss.

Die WHO setzt das Vorliegen eines gesundheitlichen Problems für die Anerkennung einer Behinderung voraus. Da im Falle der Lernbehinderung jedoch auch soziale, familiäre oder den Gesamtumständen geschuldete Ursachen vorliegen können, weicht die Definition der WHO hier ab von anderen Sicht- und Handlungsweisen.[97]

Psychische Behinderung und Erkrankung

Umgangssprache und Alltagsverständnis muss bei Definitionen von psychischer Krankheit oder auch psychischer Behinderung ganz klar von wissenschaftlichen Analysen unterschieden werden. Viele Aussagen werden in der alltäglichen Kommunikation miteinander vermischt oder in Verbindung gebracht, die getrennt voneinander betrachtet werden sollten. Gefragt werden muss beispielsweise, wo die Grenze zu pathologischen Störungen gesetzt werden kann und ob hier Konsens herrschen kann. Wichtig ist aber ebenfalls zu fragen, anhand welcher Kriterien psychische Krankheit oder auch psychische Gesundheit festgestellt bzw. klassifiziert werden kann. Eine Folgefrage, die sich bereits im Bereich der soziologischen Fragestellungen bewegt, ist, ob überhaupt gesellschaftliche Normen aufgestellt werden können oder ob es sich immer um subjektive Normen handelt, die sich in einem Kollektiv synthetisieren. Allerdings herrscht bis zum heutigen Tag diese Frage betreffend noch immer kein Konsens.

Wer verfügt also über die Möglichkeiten und Mittel, einen Begriff wie „psychische Krankheit" zu definieren und diese Definition als allgemeingültig zu legitimieren?

---

[96] Gemäß ICD-10: Chiffre ICD-10 F81.https://www.dimdi.de
[97] Die Weltgesundheitsorganisation (WHO) formulierte 1980 und 2001 eine „Internationale Klassifikation der Funktionsfähigkeit und Behinderung" (ICIDH 1 und ICIDH 2, ICF-International Classification of Functioning, Disability and Health; Schuntermann, Michael F.: Behinderung und Rehabilitation, S. 342-363

Des Weiteren ist von großer Bedeutung, ob festgelegt werden kann, welcher Personenkreis von psychischer Krankheit betroffen sein kann. So könnte argumentiert werden, dass ein psychisch krankes Kollektiv, das aufgrund individueller psychischer Krankheit eine psychisch kranke Gemeinschaft bildet, auch lediglich eine psychisch kranke Kultur hervorbringen kann. Aber das führt an dieser Stelle zu weit.

Der heutige Erkenntnisstand in der Psychologie legt die Basis gemäß des „Bio-psycho-sozial-kulturellen Paradigmas" fest. Die Vielzahl an Gesundheitsdefinitionen liegt darin begründet, dass Disziplinen wie beispielsweise die Psychologie, Biologie, Philosophie, Rechtswissenschaft oder Soziologie eigene Definitionen hervorgebracht haben, die nebeneinander existieren. In der Vergangenheit galt auch für psychische Erkrankungen und Behinderungen eine negative Definition, also das Ausgehen von Abwesenheit einer Krankheit stellte die Definition von Gesundheit dar. Gerade im Bereich der psychischen Erkrankungen ist eine erfolgreiche Therapie jedoch nicht gleichbedeutend mit (Wieder-) Herstellung von Gesundheit.[98]

Eine psychische Behinderung bezeichnet eine dauerhafte und gravierende Beeinträchtigung der gesellschaftlichen und wirtschaftlichen Teilhabe einer Person aufgrund von Symptomen einer psychischen Störung oder deren möglichen Folgen. Eine psychische Behinderung kann für sich alleine auftreten, aber auch in Kombination mit einer körperlichen und/oder geistigen Behinderung.

Mehrfachbehinderung

In der Realität tritt zu einer Grundbehinderung (Primärbehinderung) sehr häufig eine Folgebehinderung (Sekundärbehinderung) auf.

Beispielswiese nimmt Solarova[99] folgende Unterscheidung vor:

Mehrfachbehinderung

▶ als Folge eines Schädigungssyndroms („Sekundärschädigung")

---

[98] Rüegger, Cornelia: Die soziale Dimension psychischer Krankheit und Gesundheit [2012], S.27f
[99] Solarová, Světluše: Geschichte der Sonderpädagogik [1983]

- als schicksalhafte Kumulierung („multipler primärer Defekt",)
- als Folgebehinderung („konsekutive Verbildungen")

Aber auch im Bereich der Mehrfachbehinderung gibt es keine einheitliche Definition, da die unterschiedlichen Disziplinen verschiedene Zwecke durch die Definition verfolgen.

So nutzt die Sonderpädagogik den Begriff dazu, einen bestimmten Förderbedarf aufgrund der vorliegenden kumulierten Behinderungen abzuleiten.

Schwerbehinderung

In Deutschland sind mit der Einstufung „schwerbehindert" gewisse Rechtsansprüche verbunden.

Ein Grad der Behinderung von mindestens 50 muss bei einem Betroffenen vorliegen. Das Versorgungsamt nimmt die jeweilige Anerkennung vor. Ein Schwerbehindertenausweis wird im Anschluss ausgestellt. Entsprechende gesetzliche Regelungen für schwerbehinderte Menschen sind im Schwerbehindertengesetz (SchwbG) festgelegt.

Der Begriff „Schwerstbehinderung" ist ausschließlich in Deutschland geläufig. Es handelt sich, obwohl hier ebenfalls keine allgemeingültige Definition zu finden ist, um eine Steigerung der Mehrfachbehinderung. „Schwerstbehinderung" drückt aus, dass ein stark erhöhter Hilfs- und Förderbedarf besteht. Häufig wird auch der Begriff der „Schwerstmehrfachbehinderung" verwandt.[100]

Sinnesbehinderung

Sinnesbehinderung betrifft die Fernsinneskanäle. Gemeint sind der Gehör- und Gesichtssinn, genauer Hörbehinderungen wie Schwerhörig- und Gehörlosigkeit), Sehbehinderungen wie Blindheit und Fehlsichtigkeit und die kumulierte Behinderung Taubblindheit.

---

[100] Link, Jochen: Schwerbehinderung [2011], S. 6f

Allgemein verstehen die verschiedenen Disziplinen Behinderungen der Nahsinneskanäle wie Tast-, Geruchs- und Geschmackssinn nicht als Sinnesbehinderungen, denn sie müssen nicht vorrangig gefördert werden.

Da sie wichtig für das Aufnehmen von Informationen sind, haben Behinderungen der Fern-Sinneskanäle eine besondere Geltung.[101]

Teilleistungsstörung

Die Ursache einer Teilleistungsstörung ist noch nicht hinlänglich erforscht, aber sicher kann gesagt werden, dass bei Vorliegen eine erhebliche Leistungsminderung bemerkt werden kann, die allerdings *nicht* durch die generelle Minderung der Intelligenz, erwiesene Erkrankungen, mangelnde Förderung oder eine neurologische Erkrankung zu erklären ist.

Erwiesen ist jedoch, dass es sich bei einer Teilleistungsstörung um Reizverarbeitungsschwächen im Gehirn handelt. Im Schulkindalter kann sich eine Teilleistungsstörung in Schwierigkeiten beim Sprechen, einer Lese- und Rechtschreibschwäche, in den motorischen Abläufen, aber ebenfalls in Verhaltensauffälligkeiten zeigen.[102]

---

[101] Thaller, Tina: Persönliche Assistenz in Österreich, Deutschland und Schweden [2010]
[102] Griep, Thomas: Warum manchen Menschen das Lesen so schwer fällt [2014]; Fischer, Burkhart: Hören - Sehen - Blicken – Zählen [2007]

5.2 Reha-Träger und Leistungen zur Teilhabe

Rehabilitations- bzw. Leistungsträger	Leistungen zur medizinischen Rehabilitation	Leistungen zur Teilhabe am Arbeitsleben	Unterhaltssichernde und andere ergänzende Leistungen	Leistungen zur Teilhabe an Bildung	Leistungen zur sozialen Teilhabe
Gesetzliche Krankenversicherung	✓		✓		
Bundesagentur für Arbeit		✓	✓		
Gesetzliche Unfallversicherung	✓	✓	✓	(✓)[103]	✓
Gesetzliche Rentenversicherung	✓	✓	✓		
Alterssicherung der Landwirte	✓		✓		
Kriegsopferfürsorge und -versorgung	✓	✓	✓	✓	✓
Öffentliche Jugendhilfe	✓	✓		✓	✓
Träger der Eingliederungshilfe	✓	✓		✓	✓
Integrationsamt		✓			

---

[103] Bei Kindern, Schülern und Studierenden

Die Gesetzliche Krankenversicherung – SGB V

Am 1. Januar 1989 ist das SGB V in Kraft getreten. Geregelt werden die Organisation, die Versicherungspflicht und die Leistungen der GKV sowie deren Rechtsbeziehungen zu weiteren Leistungserbringern wie beispielsweise zu Ärzten, Zahnärzten, Therapeuten, Apothekern etc.

Träger der GKV sind die Orts-, Betriebs- und Innungskrankenkassen sowie Ersatzkassen, landwirtschaftlichen Krankenkassen und die entsprechende Krankenversicherungssparte der Deutschen Rentenversicherung Knappschaft-Bahn-See.

Die zu erbringenden Leistungen lassen sich in die Leistungen zur Akutversorgung und die Leistungen zur medizinischen Rehabilitation unterteilen.

Die Krankenversicherung übernimmt die Kosten für eine Anschlussheilbehandlung (AHB), eine an eine akute Krankheitsphase anschließende stationäre Maßnahme zur medizinischen Rehabilitation, wenn das Hauptziel die Wiedererlangung der Gesundheit ist. Sobald eine Gefährdung der Erwerbstätigkeit im Raum steht, wechselt die Zuständigkeit ggf. zur Rentenversicherung.

Leistungen einer stationären Rehabilitation sollen grundsätzlich längstens für drei Wochen bzw. bei ambulanter Rehabilitation längstens für 20 Behandlungstage erbracht werden. Hier gilt jedoch, dass bestimmte Erkrankungen bereits im Vorfeld eine längere Behandlungsdauer indizieren.

Im Zuge der medizinischen Rehabilitation können PatientInnen ihrer Krankenkasse im Rahmen des Wunsch- und Wahlrechtes mitteilen, wenn sie eine bestimmte Rehabilitationseinrichtung bevorzugen. Sofern medizinischen Gesichtspunkten entsprochen und unter Berücksichtigung der persönlichen Lebenssituation, des Alters, der familiären Situation oder der Glaubensgemeinschaft der Wunsch nach einer bestimmten Institution geäußert wird, hat die Krankenkasse diesen Wünschen zu entsprechen.

Die Grundsätze der Wirtschaftlichkeit und Sparsamkeit sind dabei immer zu berücksichtigen.

Die Gesetzliche Rentenversicherung – SGB VI

Das SGB VI trat am 1. Januar 1992 in Kraft und regelt die Organisation und Leistungen der Träger der Deutschen Rentenversicherung. Im Jahre 2005 fand eine grundlegende Organisationsreform der Gesetzlichen Rentenversicherung statt. Im Zuge dessen wurden die Zuständigkeiten der gesetzlichen Rentenversicherung neu geregelt. Die ehemalige BfA (Bundesversicherungsanstalt für Angestellte) wurde zur DRV Bund, die ehemaligen LVAen (Landesversicherungsanstalten) zu DRV Regionalträgern.

Die DRV besteht aktuell aus 14 eigenständigen DRV Regionalträgern, der Rentenversicherungssparte der Deutschen Rentenversicherung Knappschaft-Bahn-See sowie der DRV Bund.

Die DRV ist insbesondere zuständig, wenn die Teilhabe am Arbeitsleben gefährdet ist und ein Rentenanspruch geltend gemacht werden könnte. In diesen Fällen werden Leistungen zur medizinischen Rehabilitation und zur Teilhabe am Arbeitsleben gewährt.

Die Zuständigkeit der gesetzlichen Rentenversicherung ist gegeben, sofern die versicherungsrechtlichen Voraussetzungen[104] sowie die persönlichen Voraussetzungen[105] erfüllt sind und keine Ausschlussgründe vorliegen.[106]

Die Rentenversicherung bietet zudem Auskunfts- und Beratungsstellen, spezifische Themensprechtage und eService an.

Träger der Gesetzlichen Rentenversicherung sind im Einzelnen:

- DRV Bund
- DRV Knappschaft-Bahn-See
- DRV Baden-Württemberg
- DRV Bayern Süd
- DRV Berlin-Brandenburg

---

[104] §11 SGB VI
[105] §10 SGB VI
[106] §11 SBG VI; §12 SGB VI; 10 SGB VI

- DRV Braunschweig-Hannover
- DRV Hessen
- DRV Mitteldeutschland
- DRV Nord
- DRV Nordbayern
- DRV Oldenburg-Bremen
- DRV Rheinland
- DRV Rheinland-Pfalz
- DRV Saarland
- DRV Schwaben
- DRV Westfalen

Bundesagentur für Arbeit – SGB III und in Teilen II

Die Bundesagentur für Arbeit übernimmt Leistungen zur Teilhabe am Arbeitsleben nach dem Dritten Buch Sozialgesetzbuch. Sie übernimmt für Menschen mit Behinderungen und hilfsbedürftige Menschen die Rolle des Rehabilitationsträgers hinsichtlich der Leistungen zur Teilhabe am Arbeitsleben, falls kein anderer Rehabilitationsträger vorrangig zuständig ist. Die Agentur für Arbeit entscheidet individuell über das Vorliegen der Voraussetzungen für die Förderung der Teilhabe am Arbeitsleben. Für die Förderung und Ausführung der Leistungen im Rahmen der beruflichen Rehabilitation gilt der Grundsatz „so normal wie möglich, so speziell wie nötig".[107]

Die Gesetzliche Unfallversicherung – SGB VII

Unfallversicherungsträger sind die gewerblichen Berufsgenossenschaften, See-Berufsgenossenschaft, landwirtschaftliche Berufsgenossenschaft, Gemeindeunfallversicherungsverbände, Ausführungsbehörden für Unfallversicherung des Bundes, der Länder und Gemeinden sowie Unfallkassen.

---

[107] Homepage der Bundesagentur für Arbeit hinsichtlich beruflicher Rehabilitation; Broschüre „Durchstarten – Berufliche Reha" – Ausgabe 2016/2017M; Förderung der Teilhabe am Arbeitsleben für Arbeitnehmerinnen und Arbeitnehmer

Die Deutsche Gesetzliche Unfallversicherung (DGUV) ist der Spitzenverband der gewerblichen Berufsgenossenschaften und der Unfallkassen.

Nach einem Arbeitsunfall oder einer Berufskrankheit versucht die gesetzliche Unfallversicherung die Rückkehr an den bisherigen Arbeitsplatz „mit allen geeigneten Mitteln aus einer Hand" zu ermöglichen. Alle notwendigen Maßnahmen werden in Abstimmung mit den RehabiltandInnen und den ArbeitgeberInnen dementsprechend getroffen. Darüber hinaus hat die DGUV den Auftrag, nach Eintritt eines Versicherungsfalles der verletzten oder erkrankten Person, deren Angehörige oder im Todesfall deren Hinterbliebene zu entschädigen.

Träger der Sozialhilfe

Die Sozialämter der Städte und Landkreise oder die überörtlichen Träger der Sozialhilfe[108] sind für Leistungen der Sozialhilfe zuständig. Sie kommt für alle Leistungen zur medizinischen Rehabilitation, zur Teilhabe am Arbeitsleben und zur Teilhabe am Leben in der Gemeinschaft auf, soweit kein anderer Träger vorrangig zuständig ist. In Fällen einer wesentlichen Behinderung übernimmt die Sozialhilfe die Kosten für Rehabilitationsleistungen im Rahmen der Eingliederungshilfe für Menschen mit Behinderung nach dem SGB XII. Dies gilt ebenfalls, sofern keine Ansprüche gegen vorrangige Rehabilitationsträger bestehen und die Aufbringung der Mittel aus eigenem Einkommen und Vermögen nicht zumutbar ist.

Träger der öffentlichen Jugendhilfe

Die öffentliche Jugendhilfe mit ihren örtlichen Jugendämtern erbringt Leistungen zur Teilhabe für seelisch behinderte Kinder und Jugendliche bis 18 Jahre, soweit kein anderer Träger zuständig ist.

---

[108] https://www.lwl.org/LWL/Soziales/BAGues/

Träger der Kriegsopferfürsorge

Die Träger der Kriegsopferfürsorge (KOF) sind für Leistungen zur Teilhabe zuständig, wenn die Anerkennung eines Versorgungsanspruches durch den Träger der Kriegsopferversorgung und Bedürftigkeit i. S. wirtschaftlicher Kausalität vorliegt. Sie leistet neben der Unfallversicherung als einziger Träger „alles aus einer Hand". Betroffene Personen können die „Beschädigtenversorgung" erhalten, sofern sie nachweislich aufgrund bestimmter Kriegsschädigungen unter gesundheitlichen Beeinträchtigungen leiden.

Die Integrationsämter

Für schwerbehinderte Menschen kann das Integrationsamt begleitende Hilfe im Arbeitsleben erbringen und eine fähigkeitsgerechte (behinderungsgerechte) technische Ausstattung des Arbeitsplatzes fördern. Die Integrationsämter haben somit wesentliche Aufgaben bei der Eingliederung schwerbehinderter Menschen in das Arbeitsleben. Sie sind für schwerbehinderte Menschen wie auch für deren Arbeitgeber tätig. Die Leistungen des Integrationsamtes sind eine individuelle, auf die besonderen Anforderungen des Arbeitsplatzes abgestellte Vervollständigung zu den Leistungen der Rehabilitationsträger. Die Leistungen werden nachrangig zu den Leistungen eines ggf. vorrangig zuständigen Leistungsträgers erbracht.

5.3 Wichtige Leistungserbringer von Leistungen zur Teilhabe

Leitungserbringer zur medizinischen Rehabilitation	
Ambulant	
Ambulante Versorgung in der Rehabilitation durch Ärzte	• Frühzeitige Erkennung des Reha-Bedarfs • Zeitnahe Einleitung erforderlicher Leistungen • Beratung zu den Leistungen der med. Reha • Koordination verschiedener Leistungen mit den beteiligten Leistungserbringern • Begleitung des gesamten Reha-Prozesses
Ambulante Rehabilitationszentren	• Verwirklichung des Prinzips „ambulant vor stationär" • Wohnortnahe Angebote von interdisziplinären therapeutischen Maßnahmen • Beachtung der Rahmenempfehlungen zur ambulanten medizinischen Rehabilitation
Stationär	
Allgemeinkrankenhäuser mit Abteilungen mit spezieller Ausrichtung	• Einige Krankenhäuser verfügen zur Sicherstellung des Angebots über spezielle Reha-Abteilungen • Ärztliche und pflegerische Hilfeleistung • Anwendung aktivierender, trainierender und ausgleichender Methoden zur Behandlung
Stationäre Rehabilitationseinrichtungen (Rehabilitationskliniken)	• Aufgrund der Schwere und Art der bestehenden oder drohenden Behinderung werden Angebote gemacht, welche auf anderem Wege nicht zu erbringen sind • Den PatientInnen wird die Möglichkeit eröffnet, sich ohne äußere Einflüsse der eigenen Reha mit voller Aufmerksamkeit zu widmen
Berufsgenossenschaftliche Unfallkliniken	• Unfallmedizinische Ausrichtung • Orientierung am Berufsgenossenschaftlichen Grundsatz für die ganzheitliche Betreuung der unfallverletzten Menschen

Leitungserbringer zur medizinischen Rehabilitation (Fortsetzung)	
Stationär	
Übergangseinrichtungen	• Unterstützung abhängigkeitserkrankter sowie psychisch kranker Menschen im Prozess der Verselbständigung • Psycho- und sozialtherapeutische Betreuung

Leistungserbringer zur Teilhabe am Arbeitsleben	
Berufsbildungswerke (BBW)	• Gewährleistung der beruflichen (Erst-)Ausbildung von Jugendlichen mit Behinderung • Ggf. Berufsvorbereitung, insbesondere bei physischer oder psychischer Beeinträchtigung • Arbeitserprobung • Unterstützung bei der persönlichen Entwicklung
Berufsförderungswerke (BFW)	• Fort- und Weiterbildung bzw. Umschulung erwachsener Menschen mit Behinderung • Integration in den ersten Arbeitsmarkt durch individuelle Maßnahmen • Entwicklung und Förderung sozialer und gesundheitlicher Kompetenzen • Maßnahmen der Berufsfindung und Berufsvorbereitung
Berufliche Trainingszentren (BTZ)	• Berufliche Rehabilitation von Menschen mit psychischen Behinderungen
Inklusionsbetriebe	• Ermöglichung des Einstiegs in den allgemeinen Arbeitsmarkt bei ortsüblicher Bezahlung • Anteil schwerbehinderter Mitarbeiter und Mitarbeiterinnen zwischen 25 und 50 Prozent
Werkstätten für Menschen mit Behinderung	• Eingliederung von Menschen mit Behinderung in das Arbeitsleben • Sicherstellung einer angemessenen beruflichen Bildung • Sicherstellung der Wettbewerbsfähigkeit zumindest auf dem besonderen Arbeitsmarkt

5.4 Definitionen der Schlüsselqualifikationen nach IMBA/MELBA

Kognitive Merkmale

Arbeitsplanung

Die Fähigkeit zur Arbeitsplanung besteht darin, eine gestellte Arbeitsaufgabe unter Berücksichtigung der technischen, administrativen und personellen Bedingungen im Hinblick auf ein optimales Zusammenwirken der einzelnen Elemente zu einem effektiven Ergebnis gliedern und strukturieren zu können.

Auffassung

Auffassung ist die Fähigkeit, für die Arbeitstätigkeit relevante Signale (beobachtete Vorgänge, gelesene/gehörte Informationen, Vorstellungsinhalte) erkennen, verstehen und darüber hinaus in ihrer Bedeutung erfassen zu können.

Auffassung ist abhängig von der jeweiligen Ausprägung der Komponenten Tempo, Genauigkeit, Umfang

Aufmerksamkeit

Aufmerksamkeit ist die Fähigkeit, Signale der mittelbaren Arbeitsumgebung wahrnehmen und ggf. darauf reagieren zu können.

Konzentration

Konzentration ist die Fähigkeit, die Aufmerksamkeit willkürlich auf die unmittelbar den eigenen Arbeitsvollzug betreffenden Inhalte richten zu können.

Auch bei konzentrierter Tätigkeit ist in der Regel Aufmerksamkeit bezüglich der mittelbaren Arbeitsumgebung gegeben.

Lernen/Merken

Lernen/Merken ist die Fähigkeit, arbeitsrelevante Informationen auffassen, im Gedächtnis speichern und zu einem gegebenen Zeitpunkt verfügbar machen zu können.

Lernen/Merken ist bestimmt durch die jeweilige Ausprägung der Komponenten Lerngeschwindigkeit, Umfang und Komplexität des Materials.

Problemlösen

Problemlösen ist die Fähigkeit, neuartige Fragestellungen und Situationen in ihrer Bedeutung rechtzeitig erkennen und innerhalb einer angemessenen Frist durch den Einsatz verschiedener Strategien (Kreativität, Analyse, Planung etc.) sach- und personengerecht lösen zu können.

Derartige Fragestellungen können bestehen in neuartigen Aufgaben, interpersonalen Konflikten, dem Ausfall von Mitteln, die bisher zur Erfüllung des Arbeitsauftrages genutzt wurden usw.

Umstellung

Umstellung ist die Fähigkeit, sich in angemessener Zeit an ständig wechselnde Arbeitsaufgaben anpassen zu können.

Vorstellung

Vorstellung ist die Fähigkeit, sich realistisch die verschiedenen Eigenschaften von arbeitsrelevanten Gegenständen (Formen, Farben, Grössen, Töne usw.), Vorgängen, Strukturen sowie die Ergebnisse kreativ-schöpferischer Prozesse vergegenwärtigen zu können.

Soziale Merkmale

Durchsetzung

Durchsetzung ist die Fähigkeit, in angemessener Weise arbeitsrelevante eigene Ziele, Bewertungen und handlungspraktische Vorstellungen mit anderen zusammen oder durch andere, die sonst eigene Tendenzen verfolgt hätten, in der Arbeit realisieren zu können.

Führungsfähigkeit

Führungsfähigkeit ist die Fähigkeit, die Mitarbeiter gemäß ihren Fähigkeiten und Qualifikationen in zweckmäßiger Art und Weise in die Aufgabenerledigung einbeziehen zu können,

- eine produktive Arbeitsatmosphäre schaffen zu können;
- Entscheidungen treffen zu können;
- Forderungen durchsetzen zu können;
- Aufgabenerledigung organisieren zu können;
- den Stand der Aufgabenerfüllung analysieren zu können.

Kontaktfähigkeit

Kontaktfähigkeit besteht darin, mit betriebsfremden oder betriebsinternen Kunden, Auftraggebern, Klienten etc. arbeitsrelevante Interaktionen aufnehmen und durchführen zu können.

Zur Kontaktfähigkeit gehört nicht die problembezogene Interaktion mit Mitarbeitern oder Kollegen (Teamarbeit).

Kritikfähigkeit

Kritikfähigkeit ist die Fähigkeit, Verhaltensweisen anderer im Zusammenhang mit dem Arbeitsprozess und das Arbeitsergebnis auf sachbezogene Richtigkeit hin prüfen und bewerten sowie ggf. auf Fehler hinweisen zu können.

Kritisierbarkeit

Kritisierbarkeit ist die Fähigkeit, mit dem Arbeitsprozess im Zusammenhang stehende eigene Verhaltensweisen und das selbsterbrachte Arbeitsergebnis von anderen auf sachbezogene Richtigkeit hin prüfen und bewerten lassen zu können.

Teamarbeit

Die Fähigkeit zur Teamarbeit besteht darin, in unmittelbarer Abhängigkeit von Kollegen, Mitarbeitern und Vorgesetzten bei gegenseitiger Akzeptanz der persönlichen

Eigenschaften und Qualifikationen gemeinsam einen Arbeitsauftrag erfüllen zu können.

Art der Arbeitsausführung

Ausdauer

Ausdauer ist die Fähigkeit, sich innerhalb eines Arbeitsabschnittes einer Arbeitsaufgabe stetig zuwenden zu können, auch wenn diese kaum variiert.

Kritische Kontrolle

Kritische Kontrolle ist die Fähigkeit, mit dem Arbeitsprozess im Zusammenhang stehende eigene Verhaltensweisen und das selbsterbrachte Arbeitsergebnis auf sachbezogene Richtigkeit hin prüfen und bewerten zu können.

Misserfolgstoleranz

Misserfolgstoleranz ist die Fähigkeit, sich einer Arbeitsaufgabe auch dann stetig zuwenden zu können, wenn ihre Erfüllung nicht gesichert ist.

Ordnungsbereitschaft

Ordnungsbereitschaft befähigt dazu, Arbeitsmittel und Arbeitsmaterial am Arbeitsplatz in gutem Zustand und in vereinbarter Anordnung bereithalten zu können.

Pünktlichkeit

Pünktlichkeit ist die Fähigkeit, vereinbarte Termine (Arbeitszeit, Pausenzeit, Lieferzeit etc.) einhalten zu können.

Selbstständigkeit

Selbstständigkeit ist die Fähigkeit, innerhalb eines durch Ausbildung und Erfahrung abgesteckten Rahmens arbeitsrelevante Entscheidungen treffen und in die Tat umsetzen zu können. Selbstständigkeit bedarf damit der Fähigkeit zu eigenverantwortlichem Handeln.

Sorgfalt

Sorgfalt ist die Fähigkeit, Arbeiten korrekt, gewissenhaft und umsichtig verrichten zu können.

Verantwortung

Die Fähigkeit zu verantwortlichem Handeln besteht darin, für die Erbringung eines vereinbarten Arbeitsergebnisses gemäß zeitlichen und sachlichen Übereinkünften einstehen zu können. Zu den sachlichen Übereinkünften zählt dabei

- die Qualität des Arbeitsergebnisses,
- gewissenhafter Umgang mit Sachmitteln,
- Zuverlässigkeit (zeitlich und inhaltlich) in der Zusammenarbeit mit anderen
- umsichtiges Verhalten zur Vermeidung von Personenschäden und Behinderungen des Arbeitsablaufes,
- Kenntnis der entsprechenden Sicherheitsvorschriften und die Fähigkeit, diese anzuwenden.

Psychomotorische Merkmale

Antrieb

Antrieb ist die Fähigkeit, unter den am Arbeitsplatz gegebenen Bedingungen die zur Erfüllung der geforderten Arbeitstätigkeit notwendige psychische und physische Energie bereitstellen zu können.

Feinmotorik

Diese Fähigkeit besteht darin, Hand-, Finger- und/oder Fußbewegungen willkürlich und koordiniert ausführen zu können.

Reaktionsgeschwindigkeit

Reaktionsgeschwindigkeit ist die Fähigkeit, bei wechselnden Arbeitsbelastungen auf alle arbeitsrelevanten Signale in Sekundenschnelle richtig reagieren zu können.

Kulturtechniken/Kommunikation

Lesen

Diese Fähigkeit besteht darin, arbeitsrelevante schriftlich dargebotene Informationen (in der Landessprache) verstehen zu können.

Rechnen

Diese Fähigkeit besteht darin, arbeitsrelevante Beziehungen zwischen Zahlen verstehen und anwenden zu können.

Schreiben

Diese Fähigkeit besteht darin, arbeitsrelevante Informationen (in der Landessprache) schriftlich festhalten zu können.

Sprechen

Diese Fähigkeit besteht darin, mit Hilfe der Sprachorgane arbeitsrelevante Informationen übermitteln zu können. Dieses beinhaltet sowohl die Kommunikation mittels unartikulierter Laute, z. B. Pfeifen, als auch die Kommunikation mittels Sprache (Landessprache).

5.5 Kompetenzprofil der Case ManagerInnen im Feld der Rehabilitation

Einschätzung von Studierenden in CM-Lehrveranstaltungen

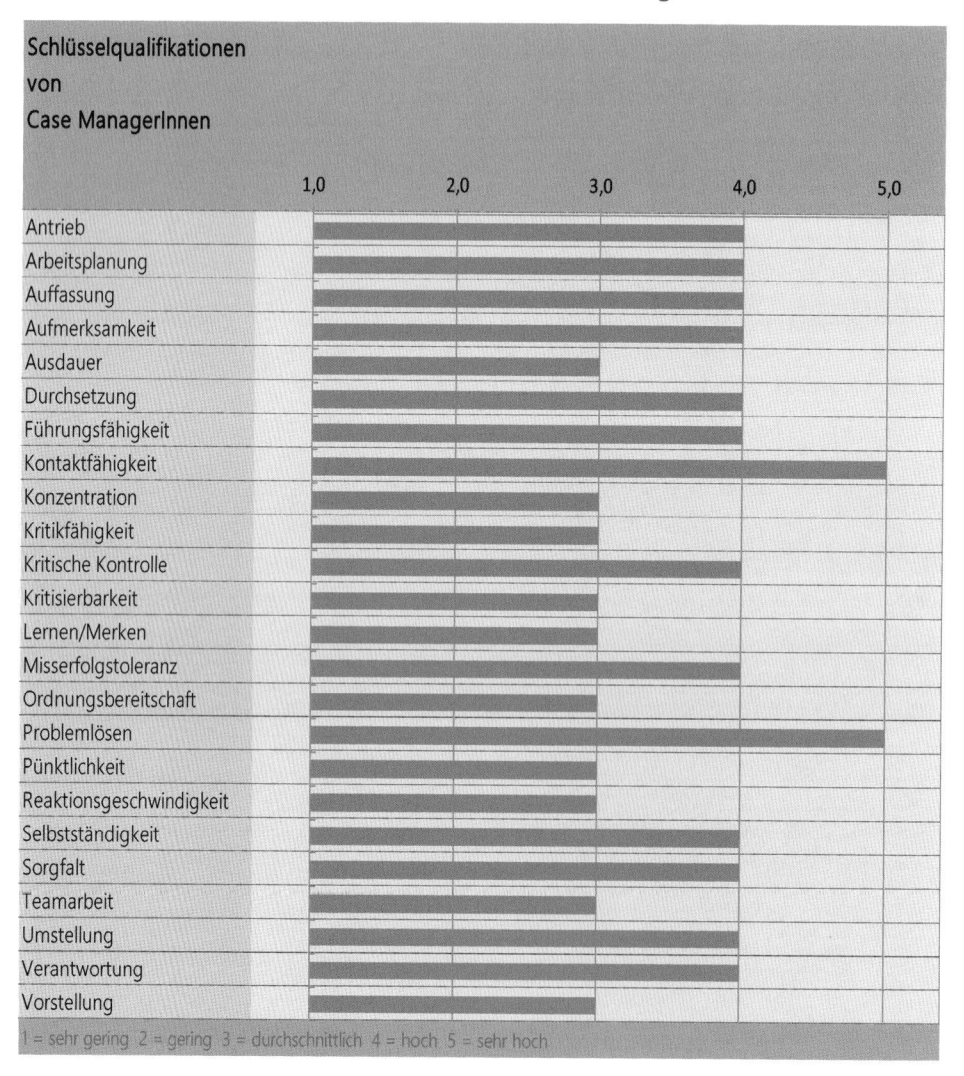

Schlüsselqualifikationen von Case ManagerInnen	1,0	2,0	3,0	4,0	5,0
Antrieb				4,0	
Arbeitsplanung				4,0	
Auffassung				4,0	
Aufmerksamkeit				4,0	
Ausdauer			3,0		
Durchsetzung				4,0	
Führungsfähigkeit				4,0	
Kontaktfähigkeit					5,0
Konzentration			3,0		
Kritikfähigkeit			3,0		
Kritische Kontrolle				4,0	
Kritisierbarkeit			3,0		
Lernen/Merken				4,0	
Misserfolgstoleranz				4,0	
Ordnungsbereitschaft			3,0		
Problemlösen					5,0
Pünktlichkeit				4,0	
Reaktionsgeschwindigkeit			3,0		
Selbstständigkeit				4,0	
Sorgfalt			3,0		
Teamarbeit				4,0	
Umstellung				4,0	
Verantwortung				4,0	
Vorstellung			3,0		

1 = sehr gering 2 = gering 3 = durchschnittlich 4 = hoch 5 = sehr hoch

5.6 Prozessdiagrammsymbole

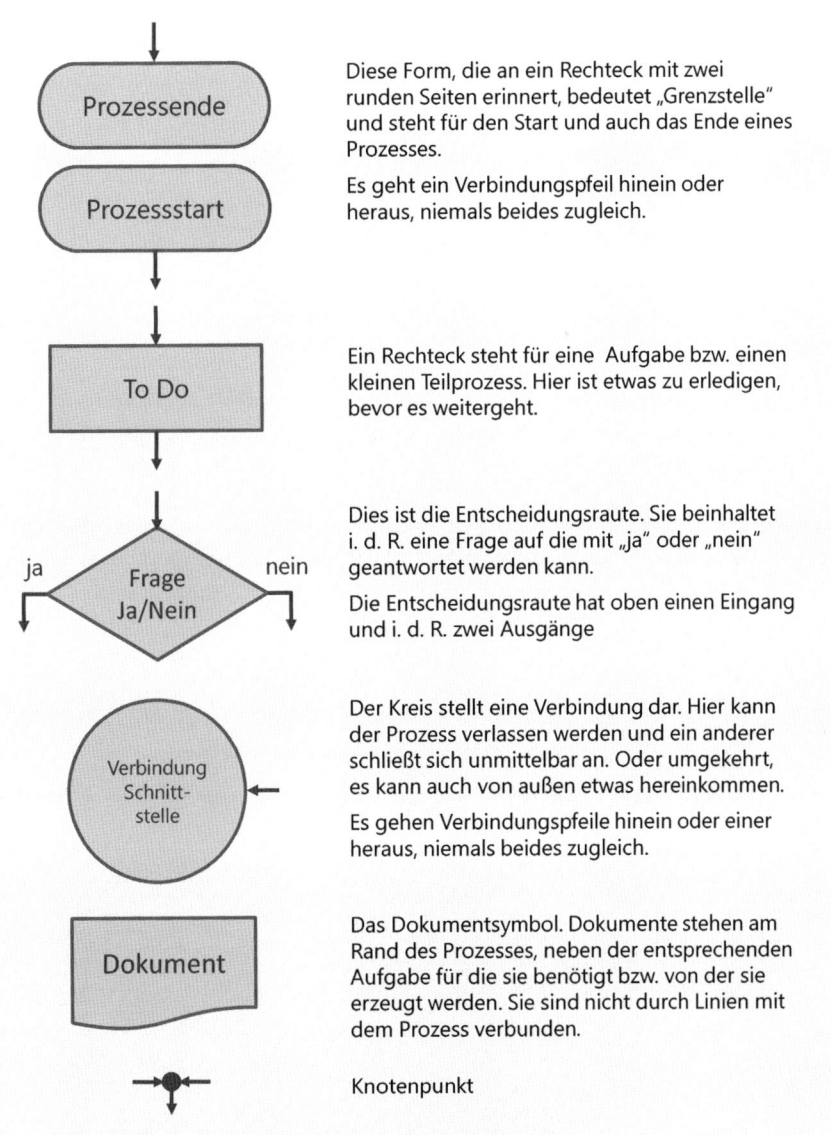

Prozessende / Prozessstart: Diese Form, die an ein Rechteck mit zwei runden Seiten erinnert, bedeutet „Grenzstelle" und steht für den Start und auch das Ende eines Prozesses.

Es geht ein Verbindungspfeil hinein oder heraus, niemals beides zugleich.

To Do: Ein Rechteck steht für eine Aufgabe bzw. einen kleinen Teilprozess. Hier ist etwas zu erledigen, bevor es weitergeht.

Frage Ja/Nein: Dies ist die Entscheidungsraute. Sie beinhaltet i. d. R. eine Frage auf die mit „ja" oder „nein" geantwortet werden kann.

Die Entscheidungsraute hat oben einen Eingang und i. d. R. zwei Ausgänge

Verbindung Schnittstelle: Der Kreis stellt eine Verbindung dar. Hier kann der Prozess verlassen werden und ein anderer schließt sich unmittelbar an. Oder umgekehrt, es kann auch von außen etwas hereinkommen.

Es gehen Verbindungspfeile hinein oder einer heraus, niemals beides zugleich.

Dokument: Das Dokumentsymbol. Dokumente stehen am Rand des Prozesses, neben der entsprechenden Aufgabe für die sie benötigt bzw. von der sie erzeugt werden. Sie sind nicht durch Linien mit dem Prozess verbunden.

Knotenpunkt

Im Prozessmodell werden Start und Ende sowie Aufgaben und Entscheidungsrauten durchnummeriert, idealerweise in 10er-Schritten. Das dient bei der Prozessbeschreibung als Orientierungshilfe.

5.7 Abbildungsverzeichnis

Abbildung 1: Das Gesundheits-Krankheits-Kontinuum in Anlehnung an Antonovsky 7
Abbildung 2: Die Bedeutung von Integration auf dem Weg zu einer inklusiven Gesellschaft (eigene Darstellung) 14
Abbildung 3: Das Bio-psycho-soziale Modell der WHO 17
Abbildung 4: Das Theoriemodell der Rehabilitation (Quelle: Gerdes und Weis 2000) 20
Abbildung 5: Die Phasen der Krankheitsverarbeitung (in Anlehnung an Kübler-Ross) 21
Abbildung 6: Der Traumaverarbeitungsprozess (vgl. Haiss, Schmidt-Tanger) .. 23
Abbildung 7: Sonderfall gesetzliche Unfallversicherung (eigene Darstellung) .. 27
Abbildung 8: Effektivität und Effizienz (eigene Darstellung) 42
Abbildung 9: Eigene Darstellung in Anlehnung an Pfaff 43
Abbildung 10: Unkoordinierte Leistungsangebote (eigene Darstellung) 50
Abbildung 11: Standardprogramme mit kompatiblen Schnittstellen und Bedarfsorientierung (eigene Darstellung) 51
Abbildung 12: DAV, VAV und SAV- der gesetzlichen Unfallversicherung (eigene Darstellung in Anlehnung an Auhuber/Oberscheven/Kranig/Bühren) 52
Abbildung 13: individuelle bedarfsgerechte Zusammenstellung kompatibler Leistungsangeboten (eigene Darstellung) 53
Abbildung 14: Der Demingkreis nach Deming (eigene Darstellung) 54
Abbildung 15: Der Phasenkreis des Case Managements (eigene Darstellung). 56
Abbildung 16: Die Rollen/Funktionen der Case ManagerInnen 59
Abbildung 17: Die Individuelle Handlungskompetenz 64
Abbildung 18: Die fünf Phasen der Beratung (eigene Darstellung) 77
Abbildung 19: Management Ebenen im Case Management (eigene Darstellung) 81
Abbildung 20: Die Problematik der Fallauswahl (eigene Darstellung) 85
Abbildung 21: Die Wirkung von Zielen (eigene Darstellung) 91
Abbildung 22: Zielsystem (eigene Darstellung) 93

Abbildung 23: Ausschnitt aus einem Zielsystem aus der Suchttherapie 94
Abbildung 24: In sechs Schritten zum Zielsystem (eigene Darstellung) 95
Abbildung 25: Der Zusammenhang von Haltungsziel, Ergebnisziel und
Verhalten an einem Beispiel (eigene Darstellung) 97
Abbildung 26: Der Reha-Plan als Steuerungsinstrument im Netzwerk 98
Abbildung 27: Beispiel für eine Prozesslandkarte (eigene Darstellung) 103
Abbildung 28: Geschäftsprozess "Zuständigkeitsklärung nach §14 SGB IX" ... 107
Abbildung 29: Modelle zur Verortung der koordinierenden Stelle im Netzwerk
(eigene Darstellung) 113
Abbildung 30: Aufgaben im Qualitätsmanagement der GKV 131

5.8 Tabellenverzeichnis

Tabelle 1: Abgrenzungsmerkmale von Information, Beratung und
Therapie 69

Tabelle 2: Die QS-Programme der Rehabilitationsträger (eigene Darstellung) 117

Tabelle 3: Zielbereiche, Ziele und Indikatoren für ein Qualitätssicherungsnetzwerk in der Suchtrehabilitation 119

Tabelle 4: Recht - Arbeitsrecht - Individualarbeitsrecht - Kollektives
Arbeitsrecht 150

5.9 Literaturverzeichnis

Achner, Heike (2009): Ärzte in der Antike. Mainz am Rhein: von Zabern.

Ackerknecht, Erwin Heinz (1985): Kurze Geschichte der Psychiatrie. 3., verb. Aufl. Stuttgart: Enke.

Aly, Götz (2013): Die Belasteten. "Euthanasie" 1939-1945: eine Gesellschaftsgeschichte. Frankfurt a. M.: Fischer-Taschenbuch-Verl.

Amelung, Volker Eric; Brümmer, Anika (2012): Managed Care. Neue Wege im Gesundheitsmanagement. 5. [aktualisierte und umfassend erw.] Aufl. Wiesbaden: Gabler.

Antonovsky, Aaron (1980, ©1979): Health, stress, and coping. 1st ed. San Francisco: Jossey-Bass Publishers (Jossey-Bass social and behavioral science series).

Arendt, Walter (©1972): Kennzeichen sozial. Wege und Ziele der sozialen Sicherung. Stuttgart: W. Kohlhammer.

Bach, Heinz; Bleidich, Ulrich; Rath, Waldtraut; Hudelmayer, Dieter; Jussen, Heribert; Kröhnert, Otto et al. (1978-1990): Handbuch der Sonderpädagogik. 12 Bd. Berlin: Carl Marhold.

Bach, Heinz; Bleidich, Ulrich; Rath, Waldtraut; Hudelmayer, Dieter; Jussen, Heribert; Kröhnert, Otto et al. (1978-1990): Handbuch der Sonderpädagogik. 12 Bände. Berlin: Carl Marhold (4).

Bachmann, Walter (1985): Das unselige Erbe des Christentums: Die Wechselbälge. Zur Geschichte d. Heilpädag. Giessen: Inst. für Heil- u. Sonderpädag. (Giessener Dokumentationsreihe Heil- und Sonderpädagogik, Bd. 6).

Ballod, Franz (1912): Prolegomena zur Geschichte der zwerghaften Götter in Aegypten. Inaugural-Dissertation. Moskau, Juni 1912.

Barnett, Mary; Dixon, Michael (1998): Götter und Mythen des alten Ägypten. Bindlach [u. a.]: Gondrom.

BAuA: Broschüre "Psychische Belastung und Beanspruchung im Berufsleben". Online verfügbar unter http://www.baua.de/cae/servlet/contentblob/673898/publicationFile/, zuletzt geprüft am 07.04.2015.

Becker, Andrea; Theunissen, Georg (2002): Nutzerbefragung. Ein Empowerment-Instrument zur Bestimmung von Lebensqualität.

Behrens, Michael; Dietrich, Andreas; Habekost, Doris; Kocy-Rensing, Gabriele; Lücking, Arne; Toepler, Edwin (2011): Gemeinsame Mindeststandards im Rehabilitationsmanagement; Trauma und Berufskrankheit, S. 1-7.

Bejarano Alomia, Pedro Paul (2009): Kindstötung. Kriminologische, rechtsgeschichtliche und rechtsvergleichende Überlegungen nach Abschaffung des § 217 StGB a. F. Dissertation.

Bengel, Jürgen; Mittag, Oskar (Hg.) (2016): Psychologie in der medizinischen Rehabilitation. Ein Lehr- und Praxishandbuch. 1. Aufl. 2016. Online verfügbar unter http://dx.doi.org/10.1007/978-3-662-47972-8.

Bengel, Jürgen; Strittmatter, Regine; Willmann, Hildegard (1999): Was erhält Menschen gesund? Antonowskys Modell der Salutogenese-Diskussionsstand und Stellenwert. Erweiterte Neuauflage. Köln: FCHE (Forschung und Praxis der Gesundheitsförderung, 6).

Beschel, Erich (1977): Geschichte. In: Gustav O. Kanter und Otto Speck (Hg.): Pädagogik der Lernebehinderten, Bd. 4. Berlin: Carl Marhold Verlagsbuchhandlung (Handbuch der Sonderpädagogik, 4), S. 113–147.

Bianca Frohne; Ivette Nuckel; Jan Ulrich Büttner: Ausgegrenzt und abgeschoben? Das Leben körperlich und geistig beeinträchtigter Menschen im Mittelalter. Online verfügbar unter http://elib.suub.uni-bremen.de/edocs/00102562-1.pdf.

Bickel, Marcel H. (2007): Die Lehrbücher und Gesamtdarstellungen der Geschichte der Medizin, 1696-2000. Ein Beitrag zur medizinischen Historiographie. Basel: Schwabe.

Bielefeldt, Heiner (2009): Zum Innovationspotenzial der UN-Behindertenrechtskonvention. 3., aktualisierte und erw. Aufl. Berlin: Dt. Inst. für Menschenrechte (Essay / Deutsches Institut für Menschenrechte, 5).

Biesalski, Konrad (1926): Grundriß der Krüppelfürsorge. 3. Auflage des Leitfadens. Leipzig.

Blasius, Dirk (1994): "Einfache Seelenstörung". Geschichte der deutschen Psychiatrie 1800-1945. Orig.-Ausg. Frankfurt am Main: Fischer-Taschenbuch-Verl. (Fischer, 11738: Geschichte).

Blumenthal, Wolfgang; Ferdinand Schliehe (Hg.) (2009): Teilhabe als Ziel der Rehabilitation. 100 Jahre Zusammenwirken in der Deutschen Vereinigung für Rehabilitation e. V.; [Festschrift 100 Jahre DVfR]. Unter Mitarbeit von Ferdinand Schliehe. Heidelberg: DVfR.

BMAS (2012): Umsetzung und Akzeptanz des Persönlichen Budgets. Endbericht. Hg. v. Bundesministerium für Arbeit und Soziales BMAS. Prognos (Forschungsbericht, 433).

BMAS (2013): Das Persönliche Budget für Menschen mit Behinderungen. Gute Beispiele aus der Praxis. Hg. v. Bundesministerium für Arbeit und Soziales BMAS. BMAS. Bonn (Trägerübergreifendes Persönliches Budget).

BMAS (2014): Das trägerübergreifende Persönliche Budget. Hg. v. Bundesministerium für Arbeit und Soziales BMAS. Bonn (Trägerübergreifendes Persönliches Budget).

Bösl, Elsbeth (2009): Politiken der Normalisierung. Zur Geschichte der Behindertenpolitik in der Bundesrepublik Deutschland. Bielefeld: transcript (Disability studies, Bd. 4).

Bostelaar, René A. (Hg.) (2008): Case-Management im Krankenhaus. Aufsätze zum Kölner Modell in Theorie und Praxis. Hannover: Schlütersche (Pflege).

Bracken, Helmut von (1972): Mehrfachbehinderung als heilpädagogische Aufgabe. In: Světluše Solarová und Heinz Bach (Hg.): Mehrfachbehinderte Kinder und Jugendliche. Aktuelle und grundlegende Beiträge zur Mehrfachbehinderung. Berlin: Marhold, S. 10–40.

Brand, Karl-Werner; Büsser, Detlef; Rucht, Dieter (1983): Aufbruch in eine andere Gesellschaft. Neue soziale Bewegungen in der Bundesrepublik. Frankfurt, New York: Campus.

Bräuer, Helmut; Czok, Karl (2001): Die Stadt als Kommunikationsraum. Beiträge zur Stadtgeschichte vom Mittelalter bis ins 20. Jahrhundert: Festschrift für Karl Czok zum 75. Geburtstag. Leipzig: Leipziger Univ.-Verl.

Brüggemann, Helga; Ehret-Ivankovic, Kristina; Klütmann, Christopher (2006): Systemische Beratung in fünf Gängen. Ein Leitfaden. Göttingen: Vandenhoeck & Ruprecht.

Brunner, Hellmut (1998): Die Weisheitsbücher der Ägypter. Lehren für das Leben. Neuaufl. Düsseldorf, Zürich: Artemis & Winkler.

Bundesarbeitsgemeinschaft für Rehabilitation (BAR) (2010): Arbeitshilfe für die Rehabilitation und Teilhabe psychisch kranker und behinderter Menschen. Frankfurt am Main, S. 1–56. Online verfügbar unter http://www.bar-frankfurt.de/fileadmin/dateiliste/publikationen/arbeitshilfen/downloads/Arbeitshilfe_Psych.pdf.

Bundesministerium für Arbeit und Soziales BMAS: Teilhabebericht 2013 BMAS. Teilhabebericht der Bundesregierung über die Lebenslagen von Menschen mit Beeinträchtigungen. Teilhabe - Beeinträchtigung - Behinderung 2013, zuletzt geprüft am 12.03.2015.

Bundeszentrale für gesundheitliche Aufklärung (BZgA), alle Rechte vorbehalten: Was erhält Menschen gesund? Antonovskys Modell der Salutogenese, zuletzt geprüft am 01.10.2015.

Connan, Jaques; Macke, André; Macke-Ribet, Christiane: Das Geheimnis der Mumien, S. 34-41. In: Spektrum der Wissenschaft 2001 (8). Online verfügbar unter http://www.spektrum.de/magazin/das-geheimnis-der-mumien/827862; http://www.spektrum.de/thema/mumien/1301298.

Coqueuginot, Hélène; Dutour, Oliver; Arensburg, Baruch (July): Earliest Cranio-Encephalic Trauma from the Levantine Middle Palaeolithic. 3D Reappraisal of the Qafzeh 11 Skull, Consequences of Pediatric Brain Damage on Individual Life Condition and Social Care. Unter Mitarbeit von Bernard Vandermeersch und Anne-Marie Tillier. In: PloS one, July (9). Online verfügbar unter http://www.ncbi.nlm.nih.gov/pmc/articles/PMC4105503/?report=classic.

Curic, Anton (1999): Die Medizin der Pharaonen. Heilkunst im alten Ägypten. Eltville/Rhein: Eco.

Deming, William Edwards (2000): Out of the crisis. 1. MIT Press ed. Cambridge Mass.: Cambridge Univ. Pr.

Deutsch, Carl Christian; Häßler, Frank (2008): Kindstod und Kindstötung. Berlin: MWV Med.-Wiss. Verl.-Ges.

Deutsche Vereinigung zur Förderung der Körperbehindertenfürsorge (1951-1962): Jahrbuch der Fürsorge für Körperbehinderte. Zeitschrift für Krüppelfürsorge: Thieme.

Deutsches Institut für Menschenrechte (Hg.): Handbuch für Inklusion, zuletzt geprüft am 12.03.2015.

DGCC (Hrsg.) (2009): Rahmenempfehlungen zum Handlungskonzept Case Management, hrsg. von der Deutschen Gesellschaft für Care und Case Management, Economica. Heidelberg

DGUV (2013): Das Reha-Management der Deutschen Gesetzlichen Unfallversicherung. -Handlungsleitfaden-. 1., neue Ausg. Berlin: Deutsche Gesetzliche Unfallversicherung.

DIMDI (Hg.) (2012): ICF - Internationale Klassifikation der Funktionsfähigkeit, Behinderung und Gesundheit. Deutsches Institut für Medizinische Dokumentation und Information. Unveränd. Nachdr. Köln: DIMDI.

Dreyer, Anne (2013): Empowerment - defizit-blickwinkel und problematik der erlernten hilflosigkeit. [S. l.]: Grin Verlag.

DVfR (Hg.): Probleme der Hilfsmittelversorgung: Lösungsoptionen 2009, zuletzt geprüft am 12.03.2015.

Eckart, Wolfgang U. (2005): Geschichte der Medizin. 5., korrigierte und aktualisierte Aufl. Heidelberg: Springer.

Eckart, Wolfgang Uwe; Jütte, Robert (2007): Medizingeschichte. Eine Einführung. Köln [u. a.]: Böhlau (UTB Medizin, Geschichte, 2903).

Eikötter, Mirko (2017): Inklusion und Arbeit. Zwischen Rechts- und Ermessensanspruch: Rechte und Leistungen zur Teilhabe am Arbeitsleben von Menschen mit Behinderungen nach Inkrafttreten der UN-Behindertenrechtskonvention in Deutschland. 1. Auflage (Inklusive Bildung).

Eißing, Eva (2012): Prävention und Rehabilitation. [professionelle Pflege in allen Altersstufen]; 44 Tabellen. 3., überarb. Aufl. Hg. v. Annette Lauber. Stuttgart, New York: Thieme (Verstehen & pflegen, 4).

Enquete-Kommission „Zukunft des Bürgerschaftlichen Engagements" Deutscher Bundestag (2002): Bürgerschaftliches Engagement und Zivilgesellschaft. Wiesbaden, s. l.: VS Verlag für Sozialwissenschaften (Zukunft des Bürgerschaftlichen Engagements (Enquete-Kommission), 1). Online verfügbar unter http://dx.doi.org/10.1007/978-3-322-93263-1.

Ewers, Michael (2005): Case Management in Theorie und Praxis. 2., erg. Aufl. Bern: Huber (Pflegemanagement).

Faltermaier, Toni (2017): Gesundheitspsychologie. 2., überarbeitete und erweiterte Auflage. Stuttgart: Verlag W. Kohlhammer (Kohlhammer Kenntnis und Können, Band 571).

Fandrey, Walter (1990): Krüppel, Idioten, Irre. Zur Sozialgeschichte behinderter Menschen in Deutschland. 1. Aufl. Stuttgart: Silberburg-Verlag (Silberburg Wissenschaft Geschichte, 277).

Feuser, Georg (2000): Geistigbehinderte gibt es nicht. Projektionen und Artefakte in der Geistigbehindertenpädagogik. In: Hermann Stüssel (Hg.): Das Puzzle muss vollständig sein. Alle - auch Menschen mit Down-Syndrom - haben "ihren" Platz. Gütersloh: Verl. Jakob van Hoddis im Förderkreis Wohnen - Arbeit - Freizeit (Schriftenreihe "Da sein, wo alle sind", Nr. 3), S. 189–205.

Feuser, Georg (2000): Geistigbehinderte gibt es nicht. Projektionen und Artefakte in der Geistigbehindertenpädagogik. In: Hermann Stüssel (Hg.): Das Puzzle muss vollständig sein. Alle - auch Menschen mit Down-Syndrom - haben "ihren" Platz. Gütersloh: Verl. Jakob van Hoddis im Förderkreis Wohnen - Arbeit - Freizeit (Schriftenreihe "Da sein, wo alle sind", Nr. 3), S. 189–205.

Fichtner, Gerhard (Hrsg.) (2013): CORPUS HIPPOCRATICUM. Bibliographie der hippokratischen und pseudohippokratischen Werke. weitergeführt durch die Arbeitsstelle „Galen als Vermittler, Interpret und Vollender der antiken Medizin. Berlin-Brandenburgische Akademie der Wissenschaften. Berlin.

Fischer, Burkhart (2007): Hören - Sehen - Blicken - Zählen. Teilleistungen und ihre Störungen. 2., vollst. überarb. Aufl. Bern: Huber.

Fischer-Elfert, Hans-Werner (1996): "Lache nicht über den Blinden und verspotte nicht den Zwerg!". Über den Umgang mit Behinderten im Alten Ägypten. In: Max Liedke (Hg.): Behinderung als pädagogische und pädagogische Herausforderung. Historische und systematische Aspekte: Julius Klinkhardt (Schriftenreihe zum Bayerischen Schulmuseum Ichenhausen, 14), S. 93–118.

Fischer-Epe, Maren (2011): Coaching. Miteinander Ziele erreichen. Vollst. überarb. Neuausg., Orig.-Ausg. Reinbek b. Hamburg: Rowohlt (rororo, 62713).

Flashar, Hellmut (Hg.) (1971): Antike Medizin. 221. Aufl. Darmstadt: Wissenschaftliche Buchgesellschaft Darmstadt (Wege der Forschung).

Flotzinger, Norbert (2013): Systemisches Krisenmanagement unter besonderer Berucksichtigung von Human Ressources. [S.l.]: Grin Verlag.

Fornefeld, Barbara (2009): Grundwissen Geistigbehindertenpädagogik. 4., überab. u. erw. Aufl. München: Reinhardt (UTB. Sonderpädagogik, 8431).

Franzkowiak, Peter; Sabo, Peter (1998): Dokumente der Gesundheitsförderung. 2. Aufl. Mainz: Sabo (Reihe "Blickpunkt Gesundheit", 1).

Frehe, Horst (2004): Zur historischen Entwicklung der Diskriminierung Behinderter. Online verfügbar unter http://www.forsea.de/projekte/2004_marsch/zur_historischen_entwicklung_der_diskriminierung_behinderter.pdf, zuletzt geprüft am 22.07.2015.

Frenz, Thomas (1996): Mittelalterliche Auffassungen von Krankheit und Behinderung und ihre Folgen für die Behandlung behinderter Schüler. In: Max Liedke (Hg.): Behinderung als pädagogische und pädagogische Herausforderung. Historische und systematische Aspekte: Julius Klinkhardt (Schriftenreihe zum Bayerischen Schulmuseum Ichenhausen, 14), S. 151–160.

Friedlander, Henry (2001): Der Weg zum NS-Genozid. Von der Euthanasie zur Endlösung. München: Heyne-Verl. Online verfügbar unter http://www.gbv.de/dms/faz-rez/F19980216HILL---100.pdf.

Friedrich, Daniela (2007): Empowerment in der Gemeinwesenarbeit. München: GRIN Verlag GmbH.

Fritsch, Irmingard (2007): Dämon - Opfer - Ware. Das Menschenbild in der Arbeit mit Menschen mit Behinderungen im gesellschaftlichen und historischen Kontext. Berlin, Münster: Lit (Forum Behindertenpädagogik, Bd. 12).

Froese, Eckehard (2008): Instrumente zur Optimierung der Qualität der Rehabilitation. In: Physikalische Medizin, Rehabilitationsmedizin, Kurortmedizin (Phys Med Rehab Kuror) 5/2008 (18(5)), S. 237–239. DOI: 10.1055/s-0028-1082316.

Frommelt, Peter; Lösslein, Hubert (2010): NeuroRehabilitation. Ein Praxisbuch für interdisziplinäre Teams. [3. Aufl.]. Berlin: Springer.

Fuchs, Harry (2004): Medizinische Leistungen zur Rehabilitation und integrierten Versorgung. In: Die Rehabilitation 5/2004 (43 (5)), S. 325–334. DOI: 10.1055/s-2004-828495.

Fuchs, Harry (2012): SGB IX - Rehabilitation und Teilhabe behinderter Menschen. Mit Behindertengleichstellungsgesetz, Leitfaden zur Selbsthilfeförderung, Schwerbehinderten-Ausgleichsabgabeverordnung, Werkstättenverordnung, Versorgungsmedizinverordnung, Handlungsempfehlung "Persönliches Budget", Kinderhilfebehandlung- und Chroniker-Richtlinie, Bundesversorgungsgesetz und weiteren wichtigen Vorschriften; Textausg. 7., neu bearb. Aufl., Stand: 1.1.2012, Sonderausg. München, [München]: Dt. Taschenbuch-Verl.; Beck (dtv, 5755: Beck-Texte im dtv).

Fuchs, Petra (2001): "Körperbehinderte" zwischen Selbstaufgabe und Emanzipation. Selbsthilfe, Integration, Aussonderung. Neuwied: Luchterhand (Beiträge zur Integration).

Gaede, Peter-Matthias (2008): Das alte Ägypten. Hamburg: Gruner + Jahr (Geo-Epoche, 32).

Germer, Renate (1993): Mumien. Zeugen des Pharaonenreiches. Frankfurt am Main, Wien: Büchergilde Gutenberg.

Germer, Renate (2002): Die Heilpflanzen der Ägypter. Düsseldorf: Artemis & Winkler.

Girard, René (1992): Ausstoßung und Verfolgung. Eine historische Theorie des Sündenbocks. Ungekürzte Ausg. Frankfurt am Main: Fischer-Taschenbuch-Verl. (Fischer-Taschenbücher, 11090: Sozialwissenschaft).

Girard, René (2011): Das Heilige und die Gewalt. Unter Mitarbeit von Elisabeth Mainberger-Ruh. 2. Aufl. Ostfildern: Patmos-Verl.

Golder, Werner (2007): Hippokrates und das Corpus Hippocraticum. Eine Einführung für Philologen und Mediziner. Würzburg: Königshausen & Neumann.

Göthling, Stefan; Schirbort, Kerstin (2011): People First-eine Empowermentbewegung von Menschen mit Lernschwierigkeiten. Ein Blick zurück und einer nach vorne.

In: Wolfram Kulig, Kerstin Schirbort und Michael Schubert (Hg.): Empowerment behinderter Menschen: Theorien, Konzepte, Best-Practice. Stuttgart: Kohlhammer, S. 57–65.

Grant, Michael; Hazel, John (1993): Lexikon der antiken Mythen und Gestalten. Im Textteil ungekürzte Ausg., 9. Aufl., 62. - 69. Tsd. München: Dt. Taschenbuch-Verl. (dtv, 3181).

Griep, Thomas (2014): Warum manchen Menschen das Lesen so schwer fällt. Ursachen, Diagnostik und Therapie der Teilleistungsstörung Dyslexie. Univ., Bachelorarbeit u. d. T.: Griep, Thomas: Die neurobiologischen Grundlagen des Lesenlernens und der Dyslexie--Bremen, 2012. Hamburg: Bachelor + Master Publ. Online verfügbar unter http://www.diplomica-verlag.de/.

Gstach, Johannes (2014): Kretinismus und Blödsinn. Zur fachlich-wissenschaftlichen Entdeckung und Konstruktion von Phänomenen der geistig-mentalen Auffälligkeit zwischen 1780 und 1900 und deren Bedeutung für Fragen der Erziehung und Behandlung. Bad Heilbrunn: Klinkhardt, Julius (Klinkhardt forschung).

Hagen, Rose-Marie; Hagen, Rainer (2005): Ägypten. Menschen, Götter, Pharaonen. [Jubiläumsausg.]. Köln: Taschen.

Hänsel, Dagmar (2014): Sonderschullehrerausbildung im Nationalsozialismus. Bad Heilbrunn: Klinkhardt, Julius.

Heinemann, Evelyn (1989): Hexen und Hexenangst. Eine psychoanalytische Studie über den Hexenwahn der frühen Neuzeit. Frankfurt am Main: Fischer Taschenbuch Verl (Geist ger Psyche).

Helck, Wolfgang; Otto, Eberhard; Westendorf, Wolfhart (1972-1992): Lexikon der Ägyptologie. Wiesbaden: O. Harrassowitz.

Herzig, Arno; Deventer, Jörg; Rau, Susanne; Conrad, Anne; Beckert, Sven; Schmidt, Burghart; Wohlfeil, Rainer (2002): Zeitenwenden. Herrschaft, Selbstbehauptung und Integration zwischen Reformation und Liberalismus: Festgabe für Arno Herzig zum 65. Geburtstag. Münster: Lit (Geschichte, Bd. 39).

Heusser, Peter (1999): Akademische Forschung in der anthroposophischen Medizin. Beispiel Hygiogenese: Natur- und geisteswissenschaftliche Zugänge zur Selbstheilungskraft des Menschen. Bern: P. Lang (Komplementäre Medizin im interdisziplinären Diskurs, Band 3).

Heymer, Armin (1995): Die Pygmäen. Menschenforschung im afrikanischen Regenwald: Geschichte, Evolution, Soziologie, Ökologie, Ethologie, Akkulturation, Zukunft. München: List Verlag.

Hoppe, Garnet Katharina (2012): Selbstkonzept und Empowerment bei Menschen mit geistiger Behinderung. 1. Aufl. Freiburg im Breisgau: Centaurus Verlag & Media (Gender and Diversity, 6).

Hurrelmann, Klaus (1994): Familienstreß, Schulstreß, Freizeitstreß. Gesundheitsförderung für Kinder und Jugendliche. 2., unveränd. Aufl. Weinheim: Beltz (Beltz grüne Reihe).

Ilberg, Johannes (1971): Aus Galens Praxis. Ein Kulturbild aus der römischen Kaiserzeit. In: Hellmut Flashar (Hg.): Antike Medizin, Bd. 221. 221. Aufl. Darmstadt: Wissenschaftliche Buchgesellschaft Darmstadt (Wege der Forschung), S. 361–416.

Isecke, Angelika: Inklusion im Bildungssystem. Situation und Entwicklungstendenzen in Deutschland und ausgewählten EU-Staaten.

Jankrift, Kay Peter (2005): Mit Gott und schwarzer Magie. Medizin im Mittelalter. Darmstadt: Wissenschaftliche Buchgesellschaft.

Jochheim, Kurt-Alphons; Grober, Julius; Schmidt, Klaus L.; Arnim, Dankwart von (1995): Lehrbuch der physikalischen Medizin und Rehabilitation. 6., völlig neubearb. und erw. Aufl. Stuttgart: G. Fischer.

Kanter, Gustav O.; Speck, Otto (Hg.) (1977): Pädagogik der Lernebehinderten. Berlin: Carl Marhold Verlagsbuchhandlung (Handbuch der Sonderpädagogik, 4).

Kastl, Jörg Michael (2010): Einführung in die Soziologie der Behinderung. 1. Aufl. Wiesbaden: VS-Verl. (Lehrbuch).

Knuf, Andreas; Osterfeld, Margret; Seibert, Ulrich; Aderhold, Volkmar (2014): Selbstbefähigung fördern. Empowerment und psychiatrische Arbeit. Reprint der Ausgabe von 2007, unveränd. Nachdr. der 3. [i. e. 5.] Aufl. Köln: Psychiatrie Verlag (Fachwissen).

Köbsell, Swantje (2013): Sonderpädagogik-nein danke. Sonderpädagogik und die Krüppel-und Behindertenpädagogik. In: Eckhard Rohrmann (Hg.): Aus der Geschichte lernen, Zukunft zu gestalten. Inklusive Bildung und Erziehung in Vergangenheit, Gegenwart und Zukunft. Marburg: Tectum-Verl., S. 95–108.

Kock C, Fuhrmann R (1992): Neurologische Frührehabilitation ein dringendes Erfordernis. Rehabilitation 31, 217-219. Die Rehabilitation (32). Online verfügbar unter http://www.schaedel-hirnpatienten.de/informieren/fruehrehabilitation/geschichte-der-fruehrehabilitation/index.html.

Koeniger, Ernst (1959): Aus der Geschichte der Heilkunst. München: Prestel.

Kohlhuber, Martina; Braig, Stefanie; Beutel, Martin; Toepler; Peter, Richard (2005): Integrierte Versorgung von Klienten in Suchtberatungsstellen. Erste Ergebnisse der wissenschaftlichen Begleitung des Projekts Integriertes Qualitätsmanagement Sucht (IQMS). In: Gesundheitswesen 07/2005 (67), S. 20. DOI: 10.1055/s-2005-920608.

Kollesch, Jutta; Nickel, Diethard (1994): Antike Heilkunst. Ausgewählte Texte aus dem medizinischen Schriften der Griechen und Römer. Stuttgart: Reclam (Universal-Bibliothek, Nr. 9305).

Kolta, Kamal Sabri; Schwarzmann-Schafhauser, Doris (2000): Die Heilkunde im alten Ägypten. Magie und Ratio in der Krankheitsvorstellung und therapeutischen Praxis. Stuttgart: F. Steiner (Sudhoffs Archiv. Beihefte, Heft 42).

Kortüm, Hans-Henning (Hg.) (2001): Krieg im Mittelalter. Berlin: Akademie Verl.

Krause, Olaf (2009): Der Arzt und sein Instrumentarium in der römischen Legion. 1. Aufl. Remshalden: Greiner, Bernhard A (Provinzialrömische Studien, 3).

Krug, Antje (1993): Heilkunst und Heilkult. Medizin in der Antike. 2. durchgesehene und erw. Aufl. München: Beck.

Kulig, Wolfram; Schirbort, Kerstin; Schubert, Michael (Hg.) (2011): Empowerment behinderter Menschen: Theorien, Konzepte, Best-Practice. Stuttgart: Kohlhammer.

Kulig, Wolfram; Theunissen, Georg: Selbstbestimmung und Empowerment.

Kulig, Wolfram; Theunissen, Georg: Selbstbestimmung und Empowerment.

Lange, Fritz; Schede, F. & Hohmann Prof., G: Ergebnisse der Kriegsorthopädie. In: Ergebnisse der Chirurgie und Orthopädie, 13. Band, S. 647–820.

Lauer, Stefan (2006): Case Management in der Rehabilitation von Unfallverletzten,. In: Wolf Rainer Wendt, Peter Löcherbach und Waltraud Baur (Hg.): Case Management in der Entwicklung. Stand und Perspektiven in der Praxis. Heidelberg: Economica-Verl. (Gesundheitswesen in der Praxis).

Lenz, Albert (Hg.) (2011, 2011): Empowerment. Handbuch für die ressourcenorientierte Praxis. Tübingen: DGVT-Verl (Fortschritte der Gemeindepsychologie und Gesundheitsförderung, 22).

Leven, Karl-Heinz (2005): Antike Medizin. Ein Lexikon. München: Beck.

Liedke, Max (Hg.) (1996): Behinderung als pädagogische und pädagogische Herausforderung. Historische und systematische Aspekte: Julius Klinkhardt (Schriftenreihe zum Bayerischen Schulmuseum Ichenhausen, 14).

Link, Jochen (2011): Schwerbehinderung. 1. Auflage. München: Haufe-Lexware GmbH & Co. KG (Haufe TaschenGuide).

Löcherbach, Peter (2005): Case-Management. Fall- und Systemsteuerung in der sozialen Arbeit. 3., aktualisierte Aufl. München, Basel: E. Reinhardt (Soziale Arbeit).

Lotze, Rudolf: Von der „Krüppelfürsorge" zur Rehabilitation von Menschen mit Behinderung. 90 Jahre Deutsche Vereinigung für die Rehabilitation Behinderter e. V. Online verfügbar unter http://www.dvfr.de/fileadmin/download/Publikationen_Schriftenreihe/weitere_Publikationen/90_Jahre_DVfR_komplett_neu.pdf, zuletzt geprüft am 24.07.2015.

Lütz, Manfred (2005): Vom Gesundheitswah n Vom Gesundheitswahn zur Lebenslust. In: Die Gesellschaft und die Krankheit. Perspektiven und Ansichten der Individualpsychologie, Bd. 31. Göttingen: Vandenhoeck & Ruprecht (Beiträge zur Individualpsychologie, Bd. 31), S. 11–32.

Meade, Philip: Chancen und Grenzen von Empowerment - dargestellt an den Beispielen von Bewegungen arbeitender Kinder und Psychiatrie-Erfah... Online verfügbar unter http://www w.fh-koeln.de/Inter-View/Kindheiten/Texte/Brasilien/empowerment.pdf, zuletzt geprüft am 25.03.2015.

Mehl, Andreas (1996): Der Umgang mit Behinderten in Griechenland. In: Max Liedke (Hg.): Behinderung als pädagogische und pädagogische Herausforderung. Historische und systematische Aspekte: Julius Klinkhardt (Schriftenreihe zum Bayerischen Schulmuseum Ichenhausen, 14), S. 119–136.

Mennemann, Hugo (2011): Rahmenempfehlungen zum Handlungskonzept Case-Management. Verabschiedet vom Vorstand am 14. Januar 2008 in Mainz. 2. Aufl. Heidelberg: medhochzwei Verl.

Merkens, Luise (1981): Fürsorge und Erziehung bei Körperbehinderten. Eine historische Grundlegung zur Körperbehindertenpädagogik bis 1920. Berlin: Marhold (Sonderpädagogische Manuskripte).

Metz-Becker, Marita (2012): Kindsmord und Neonatizid. Kulturwissenschaftliche Perspektiven auf die Geschichte der Kindstötung. Marburg: Jonas Verlag.

Middendorff, Elke; Apolinarski, Beate; Poskowsky, Jonas; Kandulla, Maren; Netz, Nicolai; Naumann, Heike; Buck, Daniel: Die wirtschaftliche und soziale Lage der Studierenden in Deutschland 2012. Online verfügbar unter http://www.studentenwerke.de/sites/default/files/01_20-SE-Hauptbericht.pdf, zuletzt geprüft am 12.03.2015.

Migge, Björn (2014): Handbuch Coaching und Beratung. Wirkungsvolle Modelle, kommentierte Falldarstellungen, zahlreiche Übungen; mit umfangreichen Downloadmaterialien. 3., überarb. und stark erw. Aufl. Weinheim u. a.: Beltz (Weiterbildung - Qualifikation).

Monzer, Michael (2013): Case Management Grundlagen. Heidelberg: Medhochzwei (Case Management in der Praxis).

Mülheims, Laurenz; Hummel, Karin; Peters-Lange, Susanne (Hg.) (2015): Handbuch Sozialversicherungswissenschaft. 1. Aufl. 2015. Wiesbaden: Springer Fachmedien Wiesbaden. Online verfügbar unter http://dx.doi.org/10.1007/978-3-658-08840-8.

Mürner, Christian; Sierck, Udo (2013): Behinderung. Chronik eines Jahrhunderts. Lizenzausg. Bonn: Bpb Bundeszentrale für Politische Bildung (Schriftenreihe / Bundeszentrale für Politische Bildung, 1391).

Nachtschatt, Eva; Ramm, Diana: Die Leistungen zur Teilhabe an Bildung im Bundesteilhabegesetz. Stellungnahme des Bundesrates und Gegenäußerung der Bundesregierung (Beitrag D52-2016 unter www.reha-recht.de, D52-2016). Online verfügbar unter www.reha-recht.de/fachbeitraege/beitrag/artikel/beitrag-d52-2016/.

Nestmann, Frank (Hg.): Das Handbuch der Beratung. Band 1: Disziplinen und Zugänge Band 2: Ansätze, Methoden und Felder. 2. Auflage. 2 Bände. Tübingen: DGVT-Verl.

Nußbeck, Susanne (2014): Einführung in die Beratungspsychologie. Mit 3 Tabellen, 94 Übungsfragen und Online-Antworten. 3., aktualisierte Aufl. München [u. a.]: Reinhardt (UTB, 2784).

Osten, Philipp (2004): Die Modellanstalt. Über den Aufbau einer "modernen Krüppelfürsorge" 1905-1933. Frankfurt am Main: Mabuse-Verlag (Mabuse-Verlag Wissenschaft, 79).

Paetz, Henriette; Theunissen, Georg (2010): Autismus. Neues Denken - Empowerment - Best-Practice. Stuttgart: W. Kohlhammer (Heil- und Sonderpädagogik).

Pastior, Oskar (1980): Wechselbalg. Gedichte, 1977-1980. Spenge: K. Ramm.

Petersen, Nils (2003): Geistigbehinderte Menschen - im Gefüge von Gesellschaft, Diakonie und Kirche. Dissertation. Münster: Lit (Heidelberger Studien zur Praktischen Theologie, Bd. 7).

Petro, Wolfgang (2000): Pneumologische Prävention und Rehabilitation. Berlin, Heidelberg: Springer Berlin Heidelberg.

Pfaff, Holger (Hg.) (2010): Lehrbuch Versorgungsforschung. Systematik - Methodik - Anwendung; mit 19 Tabellen. Stuttgart: Schattauer.

Pfeffer, Marina Elisabeth (1969): Einrichtungen der sozialen Sicherung in der griechischen und römischen Antike. Unter besonderer Berücksichtigung der Sicherung bei Krankheit. Teilw. zugl.: Köln, Univ., Diss., 1967. Berlin: Duncker & Humblot (Versicherungsforschung, 5).

Plangger, Sascha (2009): Die UN-Behindertenrechtskonvention. bidok Bibliothek; Digitale Bibliothek zur Integrativen und inklusiven Pädagogik. Online verfügbar unter http://bidok.uibk.ac.at/library/works-plangger-konvention.html.

Popescu-Willigmann, Silvester (2014): Behinderung: Eine nicht etymologische Begriffsklärung. In: Silvester Popescu-Willigmann (Hg.): Berufliche Bewältigungsstrategien und ‚Behinderung'. Wiesbaden: Springer Fachmedien Wiesbaden, S. 29–66.

Popescu-Willigmann, Silvester (Hg.) (2014): Berufliche Bewältigungsstrategien und ‚Behinderung'. Wiesbaden: Springer Fachmedien Wiesbaden.

Radatz, Sonja (2006): Einführung in das systemische Coaching. 1. Aufl. Heidelberg: Carl-Auer-Verl. (Compact).

Rainer, Marcia (2013): Der Sündenbock - zeitlose Notwendigkeit eines gesellschaftlichen Phänomens. [S.l.]: Grin Verlag.

Raschke, Joachim (1988): Soziale Bewegungen. Ein historisch-systematischer Grundriss. [2. Aufl.]. Frankfurt a.M: Campus.

Raug, Hans-Joachim (2004): Psychiatrische Diagnostik. In: Wulf Rössler (Hg.): Psychiatrische Rehabilitation. Berlin u. a.: Springer, S. 45-54.

Rauschmann Dr., Michael A. (2001): Die Deutsche Orthopädische Gesellschaft von 1918–1932. Entwicklungen und Strömungen. In: Der Orthopäde 2001 (10), S. 685–695.

Reisch, Ludwig (1996): Zum Umgang mit mit Behinderten in urgeschichtlicher Zeit. In: Max Liedke (Hg.): Behinderung als pädagogische und pädagogische Herausforderung. Historische und systematische Aspekte: Julius Klinkhardt (Schriftenreihe zum Bayerischen Schulmuseum Ichenhausen, 14), S. 47–60.

Reker, Thomas (2004): Rehabilitationsdiagnostik. In: Wulf Rössler (Hg.): Psychiatrische Rehabilitation. Berlin u. a.: Springer, S. 55-63.

Repschläger, Marion (2011): Sport und Medizin in der griechisch-römischen Antike. Die Wurzeln der modernen Sportmedizin, Physiotherapie und Trainingslehre. Hamburg: Diplomica Verlag.

Rogers, Carl R. (2015): Der neue Mensch. Unter Mitarbeit von Brigitte Stein. 10. Aufl. Stuttgart: Klett-Cotta (Konzepte der Humanwissenschaften).

Rogers, Carl Ransom (1972): Die klientenzentrierte Gesprächspsychotherapie. München: Kindler.

Rohrmann, Eckhard (Hg.) (2013): Aus der Geschichte lernen, Zukunft zu gestalten. Inklusive Bildung und Erziehung in Vergangenheit, Gegenwart und Zukunft. Marburg: Tectum-Verl.

Romppel, Matthias; Grande, Gesine (2016): Gesundheitspsychologische Diagnostik. In: Jürgen Bengel und Oskar Mittag (Hg.): Psychologie in der medizinischen Rehabilitation. Ein Lehr- und Praxishandbuch. 1. Aufl. 2016, S. 63.

Rose, Martha L. (2003): The staff of Oedipus. Transforming disability in ancient Greece. Ann Arbor: University of Michigan Press (Corporealities).

Rösger, Alfons (1996): Der Umgang mit Behinderten im römischen Reich. In: Max Liedke (Hg.): Behinderung als pädagogische und pädagogische Herausforderung. Historische und systematische Aspekte: Julius Klinkhardt (Schriftenreihe zum Bayerischen Schulmuseum Ichenhausen, 14), S. 137–150.

Rössler, Wulf (Hg.) (2004): Psychiatrische Rehabilitation. Berlin u. a.: Springer.

Rucht, Dieter (1994): Modernisierung und neue soziale Bewegungen. Deutschland, Frankreich und USA im Vergleich. Frankfurt u. a.: Campus-Verl. (Theorie und Gesellschaft, Bd. 32).

Rüegger, Cornelia: Die soziale Dimension psychischer Krankheit und Gesundheit. Eine handlungstheoretische Wissensbasis der Klinischen Sozialen Arbeit in der Psychiatrie. Master-Thesis, Coburg.

Rüegger, Cornelia (2012): Die soziale Dimension psychischer Krankheit und Gesundheit. Eine handlungstheoretische Wissensbasis der Klinischen Sozialen Arbeit in der Psychiatrie: Zentralstelle für Klinische Sozialarbeit (ZKS).

Sachße, Christoph (2002): Traditionslinien bürgerschaftlichen Engagements. In: Bürgerschaftliches Engagement und Zivilgesellschaft. Wiesbaden, s. l.: VS Verlag für Sozialwissenschaften (Zukunft des Bürgerschaftlichen Engagements (Enquete-Kommission), 1), S. 23–28.

Saldern, Matthias von (2012): Inklusion. Deutschland zwischen Gewohnheit und Menschenrecht. 1., neue Ausg. Norderstedt: Books on Demand (Schule in Deutschland, 6).

Schlegel, Karl F. (Hg.) (1983): Der Körperbehinderte in Mythologie und Kunst. Stuttgart, New York: Thieme.

Schlippe, Arist von; Schweitzer, Jochen (2016): Lehrbuch der systemischen Therapie und Beratung. 3., unveränderte Auflage. Göttingen, Bristol, CT, U. S. A.: Vandenhoeck & Ruprecht.

Schlummer, Werner (2011): Empowerment. Grundlage für erfolgreiche Mitwirkung und Teilhabe. In: Wolfram Kulig, Kerstin Schirbort und Michael Schubert (Hg.): Empowerment behinderter Menschen: Theorien, Konzepte, Best-Practice. Stuttgart: Kohlhammer, S. 31–46.

Schmelzer, Marion (2012): Kindstötung in der frühen Neuzeit. München: GRIN Verlag GmbH.

Schmid, Martin; Schu, Martina (2011): Forschung zu Case Management. Stand und Perspektiven. In: Rainer Wendt und Peter Löcherbach (Hg.): Case Management in der Entwicklung. Stand und Perspektiven in der Praxis. 2., überarb. Aufl. Heidelberg: Medhochzwei (Case Management in der Praxis), S. 261–290.

Schmid, Martin; Schu, Martina; Vogt, Irmgard (2012): Motivational Case Management. Ein Manual für die Drogen- und Suchthilfe. Heidelberg: Medhochzwei (Case Management in der Praxis).

Schmuhl, Hans-Walter (1987): Rassenhygiene, Nationalsozialismus, Euthanasie. Von der Verhütung zur Vernichtung "lebensunwerten Lebens," 1890-1945. Göttingen: Vandenhoeck & Ruprecht (Kritische Studien zur Geschichtswissenschaft, Bd. 75).

Schnoor, Heike (2011): Psychodynamische Beratung. Gottingen: Vandenhoeck & Ruprecht.

Schubert, Charlotte (2005): Der hippokratische Eid. Medizin und Ethik von der Antike bis heute. Darmstadt: Wissenschaftliche Buchgesellschaft.

Schuchard, Erika (1996): Integration: Zauberformel oder Konzeption eines pädagogischen Weges wechselseitiger Interaktion. In: Eduard Zwierlein (Hg.): Handbuch Integration und Ausgrenzung. Behinderte Mitmenschen in der Gesellschaft. Neuwied, Kriftel, Berlin: Luchterhand.

Schumacher, Josef (1965): Die Anfänge abendländischer Medizin in der griechischen Antike: Kohlhammer.

Schuntermann, Michael F.: Behinderung und Rehabilitation. Die Konzepte der WHO und des deutschen Sozialrechts. In: Die neue Sonderschule. Zeitschrift für Theorie und Praxis der pädagogischen Rehabilitation, Bd. 44, S. 342–363.

Schuntermann, Michael F.: Internationale Klassifikation der Funktionsfähigkeit, Behinderung und Gesundheit (ICF) der Weltgesundheitsorganisation (WHO). Kurzdarstellung.

Schuntermann, Michael F. (2009): Einführung in die ICF. Grundkurs - Übungen - offene Fragen; [mit CD-ROM, Vollversion der ICF]. 3. überarb. Aufl. Heidelberg: Ecomed Medizin.

Schwalb, Helmut (Hg.) (2009): Inklusion, Partizipation und Empowerment in der Behindertenarbeit. Best-Practice-Beispiele: Wohnen - Leben - Arbeit - Freizeit. Stuttgart: Kohlhammer (Heil- und Sonderpädagogik).

Schwalb, Helmut (Hg.) (2012): Inklusion, Partizipation und Empowerment in der Behindertenarbeit. Best-practice-Beispiele: Wohnen - Leben - Arbeit - Freizeit. 2. Aufl. Stuttgart: Kohlhammer (Heil- und Sonderpädagogik).

Smith, Edwin (1966): Papyrus Edwin Smith - Ein medizinisches Lehrbuch aus dem Alten Aegypten. Wund- und Unfallchirurgie, Zaubersprüche gegen Seuchen, verschiedene Rezepte. Bern, Stuttgart: Huber.

Solarová, Světluše; Bach, Heinz (Hg.) (1972): Mehrfachbehinderte Kinder und Jugendliche. Aktuelle und grundlegende Beiträge zur Mehrfachbehinderung. Berlin: Marhold.

Solarová, Světluše; Dupuis, Gregor (1983): Geschichte der Sonderpädagogik. Stuttgart: W. Kohlhammer.

Speck, Otto (1977): Frühförderung entwicklungsgefährdeter Kinder. Der pädagogische Beitrag zu einer interdisziplinären Aufgabe. 1. Aufl. München, Basel: E. Reinhardt (Behindertenhilfe durch Erziehung, Unterricht und Therapie, Bd. 1).

Spree, Reinhard (1981): Soziale Ungleichheit vor Krankheit und Tod. Zur Sozialgeschichte des Gesundheitsbereichs im Deutschen Kaiserreich. Göttingen: Vandenhoeck & Ruprecht (Kleine Vandenhoeck-Reihe, 1471).

Srajer, Horst (2006): Kleine Bibliothek für Gehörlose, Schwerhörige und interessierte Leser. Norderstedt: BoD, Books on Demand (Kleine Bibliothek für Gehörlose, Schwerhörige und interessierte Leser: Philosophische Betrachtungen zu den Uraltfragen der Menschheit und den dunklen Seiten der Geschichte, 1).

Stadler, Hans; Wilken, Udo (2004): Pädagogik bei Körperbehinderung. Weinheim, Basel, Berlin: Beltz (UTB, 2378). Online verfügbar unter http%3A//www.worldcat.org/oclc/76711127, zuletzt geprüft am 07.09.2015.

Stark, Wolfgang: Beratung und empowerment. empowerment-orientierte Beratung? In: Frank Nestmann (Hg.): Das Handbuch der Beratung. Band 1: Disziplinen und Zugänge Band 2: Ansätze, Methoden und Felder. 2. Auflage. 2 Bände. Tübingen: DGVT-Verl, -535-546.

Stephan, Joachim (2011): Die altägyptische Medizin und ihre Spuren in der abendländischen Medizingeschichte. Berlin: LIT Verl. (Ägyptologie, 1).

Storch, Maja; Krause, Frank (2014): Selbstmanagement - ressourcenorientiert. Grundlagen und Trainingsmanual für die Arbeit mit dem Zürcher Ressourcen-Modell (ZRM). 5., erweiterte und vollständig überarbeitete Auflage. Bern: Verlag Hans Huber (ZRM-Bibliothek).

Strachota, Andrea (2002): Heilpädagogik und Medizin. Eine Beziehungsgeschichte. Wien: Literas (Schriften zur Sonder- und Heilpädagogik und ihren Nachbardisziplinen).

Stüssel, Hermann (Hg.) (2000): Das Puzzle muss vollständig sein. Alle - auch Menschen mit Down-Syndrom - haben "ihren" Platz. Gütersloh: Verl. Jakob van Hoddis im Förderkreis Wohnen - Arbeit - Freizeit (Schriftenreihe "Da sein, wo alle sind", Nr. 3).

Szagun, Anna-Katharina (1983): Behinderung: ein gesellschaftliches, theologisches und pädagogisches Problem. Göttingen: Vandenhoeck [und] Ruprecht (Analysen und Projekte zum Religionsunterricht, 16).

Tännsjö, Torbjörn (2006): Zur Ethik des Tötens. Neue Anstösse zur Reflexion eines umstrittenen Problems. Berlin: Lit (Ethik in der Praxis. Kontroversen Practical ethics. Controversies, Bd. 25).

Tennstredt, Florian; Hammerschmidt, Peter: Der Weg zur Sozialarbeit. Von der Armenpflege bis zur Konstituierung des Wohlfahrtsstaates in der Weimarer Republik, S. 63–76.

Thaller, Tina (2010): Persönliche Assistenz in Österreich, Deutschland und Schweden. Für Menschen mit intellektueller, körperlicher, psychischer Beeinträchtigung oder Sinnesbehinderung in Österreich. Saarbrücken: VDM Verlag Dr. Müller.

Theunissen, Georg: Begleitung ohne Engagement genügt nicht - assistierende Hilfen im Lichte von Empowerment.

Theunissen, Georg: Behindertenarbeit im Zeichen einer Umorientierung. Inclusion, Partizipation und Empowerment.

Theunissen, Georg: Empowerment - Als Konzept für die Behindertenarbeit kritisch reflektiert.

Theunissen, Georg: Empowerment durch positive Verhaltensunterstützung? Zum Umgang mit herausforderndem Verhalten bei Menschen mit geistiger Behinderung.

Theunissen, Georg: Empowerment für Menschen mit Behinderung.

Theunissen, Georg (1995): Empowerment und Heilpädagogik. Ein Lehrbuch. Freiburg im Breisgau: Lambertus.

Theunissen, Georg (1999): Wege aus der Hospitalisierung. Empowerment in der Arbeit mit schwerstbehinderten Menschen. Bonn: Psychaitrieverl.

Theunissen, Georg (2000): Schulische Reformen im Lichte von Empowerment. Impulse für die Arbeit mit lernbehinderten und benachteiligten Schülern. S. l.

Theunissen, Georg (2002): Handbuch Empowerment und Heilpädagogik. Freiburg im Breisgau: Lambertus.

Theunissen, Georg (2007): Empowerment behinderter Menschen. Inklusion, Bildung, Heilpädagogik, Soziale Arbeit. Freiburg im Breisgau: Lambertus.

Theunissen, Georg (2013): Empowerment und Inklusion behinderter Menschen. Eine Einführung in Heilpädagogik und Soziale Arbeit. 3., aktual. Aufl. Freiburg im Breisgau: Lambertus.

Theunissen, Georg (2015): Bibliothek: Theunissen - Die Independent Living Bewegung. Universität Innsbruck. Online verfügbar unter http://bidok.uibk.ac.at/library/beh3-4-01-theunissen-independent.html, zuletzt aktualisiert am 28.01.2015, zuletzt geprüft am 25.03.2015.

Theunissen, Georg; Paetz, Henriette (2011): Autismus. Neues Denken - Empowerment - Best-Practice. Stuttgart: Kohlhammer.

Theunissen, Georg; Plaute, Wolfgang (1995): Empowerment und Heilpädagogik. Ein Lehrbuch. Freiburg im Breisgau: Lambertus-Verl.

Theunissen, Georg; Schirbort, Kerstin: Inklusion statt Aussonderung - Zitiert und reflektiert aus der Empowerment-Geschichte von A. Souza.

Thiery, Ludwig; Bryant, Margaret (2008): Das Kölner Curriculum. In: René A. Bostelaar (Hg.): Case-Management im Krankenhaus. Aufsätze zum Kölner Modell in Theorie und Praxis. Hannover: Schlütersche (Pflege), S. 10.

Thole, Werner (Hg.) (2012): Grundriss soziale Arbeit. Ein einführendes Handbuch. 4. Aufl. Wiesbaden: VS Verl. für Sozialwiss.

Thomann, Klaus-Dieter (1995): Das behinderte Kind. "Krüppelfürsorge" und Orthopädie in Deutschland, 1886-1920. Stuttgart, New York: G. Fischer (Forschungen zur neueren Medizin- und Biologiegeschichte, Bd. 5).

Toepler, Edwin (2008): Qualitätsnetzwerke in der Rehabilitation. In: Prävention und Rehabilitation 20 (4/2008), S. 160–167.

Toepler, Edwin (2012): Erfolgsfaktoren für die Zusammenarbeit in einem Netzwerk. In: Trauma und Berufskrankheit 14, S. 140–143. DOI: 10.1007/s10039-011-1770-8.

Toepler, Edwin (2012): Gute Reha ist mehr als reine Krankenbehandlung. Zur Reha-Qualitätssicherung im Sinne der Patienten. In: Sozialrecht und Praxis 22 (6), S. 353–360, zuletzt geprüft am 13.07.2012.

Tuor-Kurth, Christina (2010): Kindesaussetzung und Moral in der Antike. Jüdische und christliche Kritik am Nichtaufziehen und Töten neugeborener Kinder. Göttingen: Vandenhoeck & Ruprecht (Forschungen zur Kirchen- und Dogmengeschichte, Bd. 101).

Uexküll, Thure von; Adler, Rolf H. (Hg.) (2003): Psychosomatische Medizin. Modelle ärztlichen Denkens und Handelns; mit 130 Tabellen. 6., neu bearb. und erw. Aufl. München: Urban & Fischer. Online verfügbar unter http://d-nb.info/966138988/04.

van Riet, Nora; Wouters, Harry (2008): Case-Management. Ein Lehr- und Arbeitsbuch über die Organisation und Koordination von Leistungen im Sozial- und Gesundheitswesen. 2. Aufl. Luzern: Interact. Online verfügbar unter http://www.socialnet.de/rezensionen/isbn.php?isbn=978-3-906413-12-9.

Vereinte Nationen A/RES/217 A (III) Generalversammlung (1948): Resolution der Generalversammlung. 17 A (III). Allgemeine Erklärung der Menschenrechte (A/RES/217, UN-Doc. 217/A-(III)). Dritte Tagung; 183. Plenarsitzung. Online verfügbar unter http://www.un.org/depts/german/menschenrechte/aemr.pdf.

Verhoeven, Ursula (1997): Der Totenkult in Ägypten. Ägypten. Die Welt der Pharaonen. Köln: Könemann. Online verfügbar unter http://archiv.ub.uni-heidelberg.de/propylaeumdok/2145/1/Verhoeven_Der_Totenkult_1997.pdf.

Waehlert, Lilia; Beivers, Andreas; Auhuber, Thomas C. (2015): Ordnungspolitische Herausforderungen und Handlungsbedarfe für die Versorgungsstruktur und Vergütung von Krankenhäusern. Ansatzpunkte zur Verknüpfung von Qualität und Wirtschaftlichkeit. In: Laurenz Mülheims, Karin Hummel und Susanne Peters-Lange (Hg.): Handbuch Sozialversicherungswissenschaft. 1. Aufl. 2015. Wiesbaden: Springer Fachmedien Wiesbaden.

Wagner, Andreas: Empowerment. Möglichkeiten und Grenzen geistig behinderter Menschen zu einem selbstbestimmten Leben zu finden. Lebenshilfe für geistig Behinderte, Bundesvereinigung (Hg.). In: Fachdienst der Lebenshilfe. Marburg 1994, Heft 3, 4-5., Bd. 3, S. 4–5. Online verfügbar unter http://www.a-wagner-online.de/empowerment/empinh.htm.

Wagner, Rainer (2004): Einführung in das Behindertenrecht. 1. Aufl. Berlin: Springer.

Waser, Magdalena (2010): Behinderte in der hellenistisch-römischen Kleinplastik. Bronzefiguren. Diplomarbeit.

Weinbach, Hanna (2010): "Die haben uns sehr bestärkt in der Sache, dass wir das schaffen" Kriterien für die Gestaltung von guten Beratungsangeboten zum Persönlichen Budget. In: Vierteljahresschrift für Heilpädagogik und ihre Nachbargebiete (VHN) 79 (3), S. 212–223. DOI: 10.2378/vhn2010.art18d.

Welti, Felix (2005): Behinderung und Rehabilitation im sozialen Rechtsstaat. Freiheit, Gleichheit und Teilhabe behinderter Menschen. Tübingen: Mohr Siebeck (Jus publicum, Bd. 139).

Wendt, Rainer; Löcherbach, Peter (Hg.) (2011): Case Management in der Entwicklung. Stand und Perspektiven in der Praxis. 2., überarb. Aufl. Heidelberg: Medhochzwei (Case Management in der Praxis).

Wendt, Wolf Rainer (2008): Geschichte der Sozialen Arbeit. Band 1; Die Gesellschaft vor der sozialen Frage. 5., [völlig neubearb.] Aufl. Stuttgart: Lucius & Lucius (UTB Soziale Arbeit, 3093). Online verfügbar unter http://www.utb-studi-e-book.de/9783838530932.

Wendt, Wolf Rainer (2008): Geschichte der Sozialen Arbeit. Band 2; Die Profession im Wandel ihrer Verhältnisse. 5., völlig neubearb. Aufl. Stuttgart: Lucius & Lucius (UTB Soziale Arbeit, 3094). Online verfügbar unter http://www.utb-studi-e-book.de/9783838530949.

Wendt, Wolf Rainer (2014): Case Management im Sozial- und Gesundheitswesen. Eine Einführung. 6., aktualisierte Auflage, rev. Ausg. Freiburg im Breisgau: Lambertus.

Wendt, Wolf Rainer; Löcherbach, Peter; Baur, Waltraud (Hg.) (2006): Case Management in der Entwicklung. Stand und Perspektiven in der Praxis. Heidelberg: Economica-Verl. (Gesundheitswesen in der Praxis). Online verfügbar unter http://deposit.ddb.de/cgi-bin/dokserv?id=2796872&prov=M&dok_var=1&dok_ext=htm.

Westendorf, Wolfhart (1992): Erwachen der Heilkunst. Die Medizin im alten Ägypten. Zürich: Artemis & Winkler.

Wilmanns, J. C. (1995): Der Sanitätsdienst im Römischen Reich. Eine sozialgeschichtliche Studie zum römischen Militärsanitätswesen nebst einer Prosopographie des

Sanitätspersonals. Hildesheim, New York: Olms-Weidmann (Medizin der Antike, Bd. 2).

Wohlers, Michael (1999): Heilige Krankheit. Epilepsie in antiker Medizin, Astrologie und Religion. Marburg: N. G. Elwert (Marburger theologische Studien, 57).

Zimmermann, Ingo; Rüter, Jens; Wiebel, Burkhard; Pilenko, Alisha; Bettinger, Frank (2013): Anatomie des Ausschlusses. Theorie und Praxis einer Kritischen Sozialen Arbeit. Wiesbaden: Springer VS (Perspektiven kritischer Sozialer Arbeit, 18). Online verfügbar unter http://dx.doi.org/10.1007/978-3-658-00772-0.

Zurhorst, Günter; Gottschalk-Mazouz, Niels (2008): Gesundheit und Krankheit. Göttingen: Vandenhoeck u. Ruprecht (Philosophie und Psychologie im Dialog, Bd. 4).

Zwierlein, Eduard (Hg.) (1996): Handbuch Integration und Ausgrenzung. Behinderte Mitmenschen in der Gesellschaft. Neuwied, Kriftel, Berlin: Luchterhand.

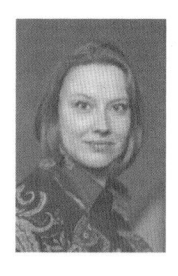

Nina Lichtenberg M.A.
war von 2013-2017 Lehrkraft für besondere Aufgaben
im Fachbereich Sozialversicherung
an der Hochschule Bonn-Rhein-Sieg

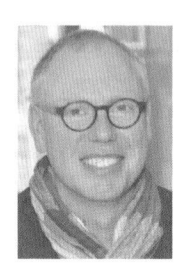

Prof. Dr. Christian Rexrodt
ist seit 2005 Professor für Case Management
im Fachbereich Sozialversicherung
an der Hochschule Bonn-Rhein-Sieg

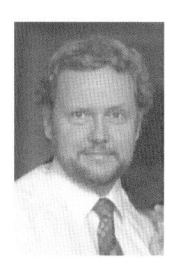

Prof. Dr. Edwin Toepler
ist seit 2005 Professor für Case Management
im Fachbereich Sozialversicherung
an der Hochschule Bonn-Rhein-Sieg

ISBN 978-3-7450-2434-0

www.epubli.de